Uterine Fibroids

子宫肌瘤

原著 [美] John C. Petrozza

主译 李亚楠 黄向华

中国科学技术出版社

·北 京·

图书在版编目（CIP）数据

子宫肌瘤 /（美）约翰 · C. 佩特罗扎 (John C. Petrozza) 原著；李亚楠，黄向华主译. —北京：中国科学技术出版社，2022.1

书名原文：Uterine Fibroids

ISBN 978-7-5046-9291-7

Ⅰ. ①子… Ⅱ. ①约… ②李… ③黄… Ⅲ. ①子宫肿瘤—防治 Ⅳ. ① R737.33

中国版本图书馆 CIP 数据核字 (2021) 第 225508 号

著作权合同登记号：01-2021-4963

策划编辑 靳 婷 延 锦
责任编辑 靳 婷
文字编辑 郭仕薪
装帧设计 佳木水轩
责任印制 李晓霖

出 版 中国科学技术出版社
发 行 中国科学技术出版社有限公司发行部
地 址 北京市海淀区中关村南大街 16 号
邮 编 100081
发行电话 010-62173865
传 真 010-62179148
网 址 http://www.cspbooks.com.cn

开 本 889mm × 1194mm 1/16
字 数 304 千字
印 张 11.5
版 次 2022 年 1 月第 1 版
印 次 2022 年 1 月第 1 次印刷
印 刷 天津翔远印刷有限公司
书 号 ISBN 978-7-5046-9291-7/R · 2816
定 价 138.00 元

版权声明

Uterine Fibroids / ISBN：978-1-4987-3920-7

补充说明：本书配套视频已更新至网络，读者可通过扫描右侧二维码，关注出版社“焦点医学”官方微信，后台回复“子宫肌瘤”，即可获得视频下载观看。

译者名单

主　译　李亚楠　黄向华

译　者（以姓氏笔画为序）

亓文博　刘义彬　闫　璐　李亚楠

张明乐　张敬坤　赵金钗　黄向华

谢艳玲

内容提要

本书引进自世界知名的 CRC 出版集团，由国际生殖内分泌学家 John C. Petrozza 教授及 50 余位来自哈佛大学医学院麻省总院、克利夫兰诊所、梅奥诊所、约翰斯·霍普金斯大学医学院、波士顿大学、布朗大学等国际知名院校的专家共同打造，对子宫肌瘤的发病机制、诊断、治疗等方面的新进展进行了阐述，不仅讨论了环境、饮食因素对子宫肌瘤的影响，以及肌瘤的遗传学、分类，及其对内膜、生殖的影响，还讨论了 GnRHa、芳香化酶抑制剂、雌激素受体调节剂、氨甲环酸等药物在肌瘤治疗中的应用，以及腹腔镜、宫腔镜、机器人手术、子宫动脉栓塞术、磁共振引导下超声聚焦等新技术新理念。本书立意新颖，内容丰富，从临床实际出发，紧贴医患共同关注的子宫肌瘤发生、替代疗法、术后康复、复发治疗等问题，运用图表对最新的循证医学证据进行归纳总结，同时针对不同类型的子宫肌瘤配有不同手术路径的操作视频，不仅可以满足妇产科医生在实际工作中的需求，还可以启发临床医生进行相关思考及进一步研究，对该领域感兴趣的医学生及科研人员亦可从中获益。

主译简介

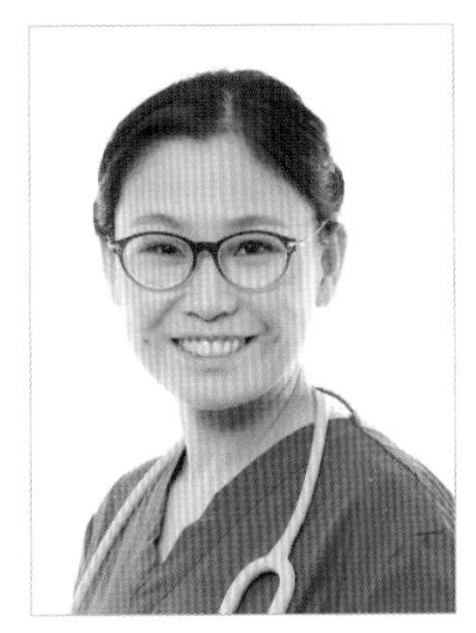

李亚楠　博士，河北医科大学第二医院妇科主治医生。河北医科大学妇产科学学系秘书，河北医科大学第二医院妇产科学教研室秘书。河北省医学会妇产科学分会盆底学组、河北省医师协会妇产科学分会阴道镜和宫颈病理学组成员兼秘书。自 2014 年以来一直从事临床一线的医疗、科研和教学工作。作为主研人参与国家自然科学基金项目及省级科技计划项目 5 项，作为第四完成人获河北省科学技术进步奖一等奖 1 项。发表论文 10 篇，其中 SCI 收载论文 8 篇。

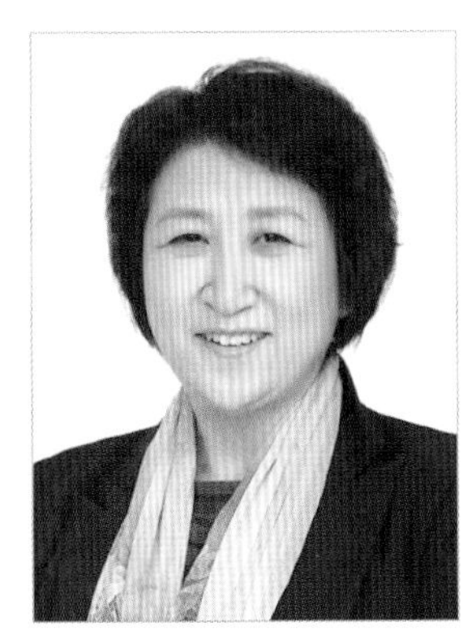

黄向华　主任医师，二级教授，博士研究生导师。河北医科大学第二医院妇产科主任、妇产科学教研室主任，河北医科大学妇产科学学系主任。河北省妇产科质量管理与控制中心主任，河北省妇产疾病临床研究中心主任。中华医学会妇产科学分会委员，中国医师协会妇产科医师分会常委，中华医学会妇产科学分会盆底学组委员，中国医师协会妇产科医师分会女性生殖道畸形学组副组长，河北省医学会妇产科学分会及石家庄市医学会妇产科学分会主任委员，河北省医师协会妇产科医师分会候任主任委员，《中华妇产科杂志》编委，《实用妇产科杂志》《中国计划生育与妇产科》《中国妇产科临床》等期刊常务编委。自 1984 年以来，一直从事妇产科的医疗、教学和科研工作，积累了丰富的临床经验。擅长普通妇科、妇科泌尿及盆底重建，以及妇科肿瘤等领域的各种阴式、开腹、腹腔镜和根治性手术，通过创新与钻研解决了大量的疑难和复杂疾病，对复杂生殖道畸形的诊治也有独到之处。作为项目负责人承担国家自然科学基金 3 项，作为第一完成人获河北省科学技术进步奖一等奖和三等奖各 1 项，获国家专利 3 项。参编临床指南 10 项，发表 SCI 收载论文 20 余篇，中文核心期刊 100 余篇。

中文版序

我们很高兴看到又一部有关子宫肌瘤的译著出版，诚如我们又引进了一种西洋乐器，加入我们有关子宫肌瘤的交响“演奏”。

通常，我们用五个“最”来介绍子宫肌瘤，子宫肌瘤是最常见的妇科肿瘤、是问题最多的妇科肿瘤、是处理方案最多的肿瘤、是治疗最难抉择的肿瘤、是最能体现“四化”的肿瘤。这“四化”就是规范化、个体化、微创化和人性化。

所以我们翻阅这部译著，一起看著者是如何讨论子宫肌瘤的，这是一个非常有意思和有意义的问题。

国内学者就子宫肌瘤发表过许多报道，也出版过很多专著，比如王世阆的《子宫肌瘤》（1985 年）、《子宫肌瘤与子宫腺肌病》（2008 年），石一复的《子宫肌瘤的现代化治疗》（2007 年），郎景和、石一复、王智彪的《子宫肌瘤》（2014 年），程蔚蔚的《子宫肌瘤》（2020 年）等。这些著作中包含的内容都很丰富，反映出我国学者对子宫肌瘤研究和实践的深入与广泛。

这本译著内容涉猎全面，叙述简明，特别是其中对子宫肌瘤发生遗传和分子机制的论述，对社会和医疗卫生的消耗及价值的披露，非常有参考价值；对 GnRHa、芳香化酶抑制剂，选择性雌激素受体调节剂等药物治疗进行了详细的阐述；对手术治疗的介绍也比较全面，除了腹腔镜手术、宫腔镜手术、机器人手术外，对介入治疗，如放射介入、超声介入也进行了介绍；对子宫肌瘤与妊娠、子宫肌瘤恶变及其他相关问题也都展开了很好的说明。因为著者是生殖医学专家，其内容阐释的倾向显而易见。

“他山之石，可以攻玉。”这部有关子宫肌瘤的著作将提高国内学者对子宫肌瘤的重视程度，从而进一步推动我们的工作。

我也希望“一石激起千层浪”，让我们对这样一种最普通的妇科良性肿瘤进行更多、更深入的研究，如雌激素依赖性肿瘤的预防、子宫肌瘤的临床与病理分类细化、子宫肌瘤恶变的机制与防范、子宫肌瘤的处理（特别是保护子宫或保留子宫的处理）、手术选择及利弊分析，以及弥漫性腹膜平滑肌瘤病、静脉内平滑肌瘤病等很多问题，都值得我们深入探究。

期望通过本书，帮助国内学者找到新的实践起点和新的研究动向。这也是我为本书作序时的一点想法和期冀。

感谢本书的著者及各位译者，感谢国内读者同道！

北京协和医院
中国工程院院士 郎景和

译者前言

子宫肌瘤是最常见的妇科良性肿瘤，在育龄女性中的发病率高达20%～80%，在不孕症女性中发病率为5%～10%或更高。近年来，子宫肌瘤的发病机制、诊断、治疗技术飞速发展，一部系统阐述子宫肌瘤研究前沿及临床实践进展的著作，将会非常有益于妇产科医师的临床、科研及教学工作。

Uterine Fibroids 一书由美国哈佛大学麻省总医院生殖中心生殖医学兼IVF部主任、麻省总医院综合肌瘤项目联席主任John C. Petrozza联合众多权威专家共同编写。Petrozza教授擅长生殖外科手术，如子宫肌瘤、子宫内膜异位症、子宫畸形及输卵管修复手术。全书共29章，系统阐述了子宫肌瘤的发病机制、诊断、治疗等方面的研究现状，并对未来的研究方向提出了建议。书中所述内容新颖，实用性强，不仅讨论了环境、饮食因素对子宫肌瘤的影响，以及子宫肌瘤的遗传学、分类，对内膜、生殖的影响，还讨论了GnRHa、芳香化酶抑制剂、雌激素受体调节剂、氨甲环酸等药物在子宫肌瘤治疗中的应用，以及腹腔镜、宫腔镜、机器人手术、子宫动脉栓塞术、磁共振引导下超声聚焦等新技术和新理念。

感谢中国科学技术出版社在本书引进出版过程中的大力支持，本书的译者均为河北医科大学第二医院妇科临床一线的医师。在新冠肺炎疫情防控的大背景下，在繁忙的工作之余，各位译者付出了巨大的心血和辛勤的汗水，在此表示衷心的感谢！由于书中涉及部分药物及操作器械尚未在国内上市，中文译者中可能存在一些表述不当或欠妥之处，恳请广大读者和同道不吝赐教！

河北医科大学第二医院 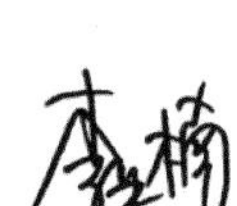 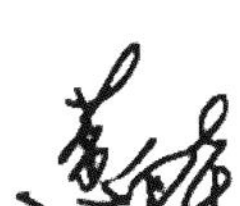

目　录

第 1 章　子宫肌瘤的医疗费用

The Health Care Costs of Uterine Fibroids

May-Tal Sauerbrun-Cutler　Eden R. Cardozo　著

李亚楠　译　　刘义彬　校

一、背景

美国每年约有 588 164 名女性寻求子宫肌瘤的治疗[1]。根据研究人群和方法的不同，估计患病率为 4.5%～68.6%[2]。这种宽泛的范围很可能是大多数肌瘤无症状所致，除非患者出现症状，否则不会被发现。子宫肌瘤的高患病率，以及这种疾病的慢性和复发性（在未行子宫切除术等根治性治疗的情况下）使子宫肌瘤成为医疗费用最高的疾病之一。子宫肌瘤的估计年费用高于乳腺癌、结肠癌和卵巢癌，几乎是美国糖尿病估计年费用的 1/5（表 1-1）[1]。

表 1-1　美国各种疾病的估计年费用

疾　病	估计年费用（美元）
糖尿病[3]	192 728 897 856.00
子宫肌瘤	34 369 314 704.00
乳腺癌[4]	16 057 400 853.77
结肠癌[4]	14 055 718 520.64
卵巢癌[4]	5 063 759 062.27

所有成本均以 2010 年的美元计算 [经 Elsevier 许可转载，引自 *Am J Obstet Gynecol.* 2012;206（3）, Cardozo ER et al., The estimated annual cost of uterine leiomyomata in the United States，211.el–9. ©2012 版权所有]

肌瘤可以通过药物、手术或替代性的非手术方式治疗。一般来说，只有子宫切除术是根治性的，因此寻求其他治疗方式的患者可能需要额外的门诊就诊、住院治疗，损失工作时间或将来的手术，并可能因肌瘤而经历未来的产科并发症。这些直接费用（手术、住院、门诊、药物）和间接费用（损失的工作时间）在研究中通过使用国家数据库、医院收费、保险报销和医生收费进行了量化。Cardozo 等进行了文献系统回顾和敏感性分析，其中包括产科并发症及直接和间接费用，并确定美国子宫肌瘤每年的社会总成本为 59 亿～344 亿美元[1]。表 1-2 选自 Cardozo 等的研究，按直接、间接和产科费用对子宫肌瘤的年度估算费用进行了细分。

二、直接费用

直接费用包括手术、医疗管理、住院、门诊和药费。两项研究报道称，子宫肌瘤确诊后 1 年内，每个患者的平均直接费用分别为 9473 美元[5]和 9319 美元[6]。然而，实施外科手术 1 年内的直接费用要高得多，使用第三方支付数据库、保险公司支付的费用及患者支付的费用（免赔额和共同支付费用）估算为 15 878～21 603 美元[7-10]。手术费用是造成这一费用负担的一大原因。每年估计有 20 万例子宫切除术和 30 万例肌瘤切除术治疗子宫肌瘤[11, 12]。子宫切除术、子宫肌瘤切除

表 1-2 子宫肌瘤的年度总费用估计

	总费用估计			
	低（美元）	占总数百分比（%）	高（美元）	占总数百分比（%）
直接费用				
药物、住院、门诊	3 271 956 332	55.54%	5 096 441 060	14.83%
手术	829 213 571	14.07%	4 312 422 131	12.55%
间接费用				
失业	1 552 509 693	26.35%	17 201 602 940	50.05%
自然流产	983 035	0.02%	110 698 973	0.32%
早产	52 056 948	0.88%	1 468 626 480	4.27%
剖宫产分娩	184 938 975	3.14%	6 179 523 120	17.98%
年度预算总额	5 891 658 554	100.00%	34 369 314 704	100.00%

所有成本均以 2010 年的美元计算［经 Elsevier 许可转载，引自 *Am J Obstet Gynecol.* 2012;206（3），Cardozo ER et al.，The estimated annual cost of uterine leiomyomata in the United States，211.e1–9.©2012 版权所有］

术和子宫动脉栓塞术的费用范围十分相似，每个患者的估计费用为 6287～14850 美元，而子宫内膜消融术费用较低，约为 4943 美元[8, 13]。表 1-3 显示了每种外科手术估计的高费用和低费用，以及接受每种干预的女性所占的百分比。表 1-3 也包括子宫肌瘤的医疗管理费用，其中包括药物费用及住院和门诊医生就诊情况。通过将每年接受每种治疗的女性人数范围乘以一系列公布的估计直接费用，估计美国每年子宫肌瘤的直接费用为 41 亿～94 亿美元[1]。

需要注意的是，虽然手术费用可能是子宫肌瘤总医疗费用的主要驱动因素，但如果患者接受手术治疗，其一生的总费用可能会更低。表 1-3 显示子宫肌瘤非手术治疗的年度总费用高于手术治疗。Carls 等研究发现，尽管在短期内手术费用高于期待治疗，但节约的长期费用也应加以重视，子宫切除术后 3 年的患者与非手术患者相比，每年的医疗费用显著降低约 1000 美元[8]。

三、间接费用

大多数研究通过检查缺勤和残障费用来估算子宫肌瘤的间接费用，这些费用基于第三方付款人的回顾性索赔分析和对雇主的估算费用。例如，Carls 等计算这些成本的方法是用日工资的 70% 乘以缺勤天数，并估算出相比非手术患者，手术患者术后 1 年因缺勤产生的雇主费用更高[8]。

据计算，每年因缺勤和短期残疾而损失的工作时间，接受子宫切除术的患者高达 30 075 美元，肌瘤切除术为 25 164 美元，AUE 为 18 836 美元，子宫内膜消融术为 17 385 美元，非手术治疗为 14 282 美元[1, 6, 8]。

因缺勤产生的间接费用，估计每年为 16 亿～172 亿美元，应注意这是对肌瘤间接费用的低估，因为它衡量的是缺勤的天数，而不是与工作生产力下降相关的费用[1]。然而，失业的估计费用仍然很高，占子宫肌瘤年总费用的 26.4%～50.1%（表 1-2）[1]。

表 1-3　子宫肌瘤的估计直接费用

	每种干预涉及的女性范围	费用估计（美元）	总费用估计（美元）
药物管理			
药物、住院、门诊		5563 [5]～8665 [6]	3 271 956 332～5 096 441 060
手术管理			
子宫切除	21.00% [5]～52.90% [8]	6287 [13]～11 538 [8]	776 532 518～3 589 921 782
肌瘤切除	1.00% [14]～5.93% [15]	6805 [13]～14 850 [13]	40 027 010～517 938 300
子宫动脉栓塞	0.20% [14]～1.77% [15]	6805 [13]～12 863 [8]	8 002 680～133 916 693
子宫内膜消融	0.16% [5]～2.43% [15]	4943 [8]～4943 [8]	4 651 363～70 645 356
总直接费用			4 101 169 903～9 408 863 191

寻求治疗肌瘤的女性总数的计算方法是 25—54 岁女性人数（63 930 821 人）乘以基线患病率 0.92%=588 164 人。所有成本均以 2010 年的美元计算 [经 Elsevier 许可转载，引自 *Am J Obstet Gynecol.* 2012;206（3），Cardozo ER et al.，The estimated annual cost of uterine leiomyomata in the United States，211.e1–9. ©2012 版权所有]

四、产科费用

产科并发症也是子宫肌瘤间接医疗费用负担的重要因素。肌瘤导致大量妊娠相关并发症，包括自然流产、早产和剖宫产 [1, 12, 16]。Coronado 等通过比较 2065 名子宫肌瘤妊娠相关并发症女性和有类似并发症但无子宫肌瘤的女性，估计每种产科结局的优势比 [17]。Cardozo 等使用这些优势比来计算子宫肌瘤引起的各种并发症的比例及妊娠期间子宫肌瘤的患病率为 0.37%～10.7% [17, 18]，以确定每年由子宫肌瘤引起的病例数量。公布的个人手术费用和早产儿的终生费用被用来计算可归因于肌瘤的产科结局的估计年度费用（表 1–4）[1]，每年可能高达 776 万美元。

五、未来的研究

随着子宫肌瘤新疗法的发展，需要更多的研究来了解各种治疗方式的费用效益。此外，考虑到这种疾病的慢性性质及其高复发率，对这些研究的长期随访是至关重要的。

表 1–4　与子宫肌瘤相关的产科并发症的估计年费用

产科结局	估计每年由肌瘤引起的病例数量 低～高	每个病例估计费用（美元）	总费用估计（美元）
自然流产	421～12 089	2335 [19]～9157 [20]	983 035～110 698 973
早产	906～25 560	57 458 [21]～57 458 [21]	52 056 948～1 468 626 480
剖宫产分娩	13 455～304 440	13 745 [22]～20 298 [23]	184 938 975～6 179 523 120
产科结局的综合费用			237 978 958～7 758 848 573

所有成本均以 2010 年的美元计算 [经 Elsevier 许可转载，引自 *Am J Obstet Gynecol.* 2012;206（3），Cardozo ER et al.，The estimated annual cost of uterine leiomyomata in the United States，211.e1–9.©2012 版权所有]

参考文献

[1] Cardozo ER, Clark AD, Banks NK, Henne MB, Stegmann BJ, and Segars JH. The estimated annual cost of uterine leiomyomata in the United States. *Am J Obstet Gynecol*. 2012;206(3):211.e1–9.

[2] Stewart EA, Cookson CL, Gandolfo RA, and Schulze Rath R. Epidemiology of uterine fibroids: A systematic review. *BJOG*. 2017;124(10):1501–12.

[3] Association AD. Economic costs of diabetes in the U.S. In 2007. *Diabetes Care*. 2008;31(3):596–615.

[4] National Cancer Institute. *Cancer Trends Progress Report 2009/2010 Update: Costs of Cancer Care*. https://progressre port.cancer.gov/sites/default/files/archive/report2009.pdf

[5] Hartmann KE, Birnbaum H, Ben–Hamadi R et al. Annual costs associated with diagnosis of uterine leiomyomata. *Obstet Gynecol*. 2006;108(4):930–7.

[6] Lee DW, Ozminkowski RJ, Carls GS, Wang S, Gibson TB, and Stewart EA. The direct and indirect cost burden of clini cally significant and symptomatic uterine fibroids. *J Occup Environ Med*. 2007;49(5):493–506.

[7] Soliman AM, Yang H, Du EX, Kelkar SS, and Winkel C. The direct and indirect costs of uterine fibroid tumors: A system atic review of the literature between 2000 and 2013. *Am J Obstet Gynecol*. 2015;213(2):141–60.

[8] Carls GS, Lee DW, Ozminkowski RJ, Wang S, Gibson TB, and Stewart E. What are the total costs of surgical treat ment for uterine fibroids? *J Womens Health (Larchmt)*. 2008;17(7):1119–32.

[9] Epstein AJ, Groeneveld PW, Harhay MO, Yang F, and Polsky D. Impact of minimally invasive surgery on medical spending and employee absenteeism. *JAMA Surg*. 2013;148(7):641–7.

[10] Dembek CJ, Pelletier EM, Isaacson KB, and Spies JB. Payer costs in patients undergoing uterine artery embolization, hys terectomy, or myomectomy for treatment of uterine fibroids. *J Vasc Interv Radiol*. 2007;18(10):1207–13.

[11] Wu JM, Wechter ME, Geller EJ, Nguyen TV, and Visco AG. Hysterectomy rates in the United States, 2003. *Obstet Gynecol*. 2007;110(5):1091–5.

[12] Farquhar CM and Steiner CA. Hysterectomy rates in the United States 1990–1997. *Obstet Gynecol*. 2002;99(2):229–34.

[13] Mauskopf J, Flynn M, Thieda P, Spalding J, and Duchane J. The economic impact of uterine fibroids in the United States: A summary of published estimates. *J Womens Health (Larchmt)*. 2005;14(8):692–703.

[14] Oderda G, Asche C, Jones KP, Merrill RM, and Spalding J. Characterization of therapy and costs for patients with uterine fibroids in Utah Medicaid. *Arch Gynecol Obstet*. 2007;276(3):211–8.

[15] Lee DW, Gibson TB, Carls GS, Ozminkowski RJ, Wang S, and Stewart EA. Uterine fibroid treatment patterns in a popu–lation of insured women. *Fertil Steril*. 2009;91(2):566–74.

[16] Klatsky PC, Tran ND, Caughey AB, and Fujimoto VY. Fibroids and reproductive outcomes: A systematic literature review from conception to delivery. *Am J Obstet Gynecol*. 2008;198(4):357–66.

[17] Coronado GD, Marshall LM, and Schwartz SM. Complications in pregnancy, labor, and delivery with uterine leiomyomas: A population–based study. *Obstet Gynecol*. 2000;95(5):764–9.

[18] Laughlin SK, Baird DD, Savitz DA, Herring AH, and Hartmann KE. Prevalence of uterine leiomyomas in the first trimester of pregnancy: An ultrasound–screening study. *Obstet Gynecol*. 2009;113(3):630–5.

[19] Rocconi RP, Chiang S, Richter HE, and Straughn JM. Management strategies for abnormal early pregnancy: A cost–effectiveness analysis. *J Reprod Med*. 2005;50(7):486–90.

[20] Adams EK and Melvin CL. Costs of maternal conditions attributable to smoking during pregnancy. *Am J Prev Med*. 1998;15(3):212–9.

[21] Behrman RE, Butler AS, Institute of Medicine (U.S.). *Preterm Birth: Causes, Consequences, and Prevention*. Washington, D.C.: National Academies Press; 2007. Committee on Understanding Premature Birth and Assuring Healthy Outcomes.

[22] Healthcare T. The Healthcare Costs of Having a Baby. 2007. http://www.marchofdimes.com/downloads/The_Healthcare_Costs_of_Having_a_Baby.pdf.

[23] Merrill C and Steiner C. Hospitalizations Related to Childbirth, 2003: Statistical Brief #11. In: *Healthcare Cost and Utilization Project (HCUP) Statistical Briefs*. Rockville (MD): Agency for Healthcare Research and Quality (US); 2006.

第 2 章　环境化学物质与子宫肌瘤发病风险

Environmental Chemicals and Risk of Uterine Leiomyomata

Lauren A. Wise　著
李亚楠　译　　刘义彬　校

环境暴露可能通过多种机制影响子宫肌瘤（uterine leiomyomata，UL）的发病风险，包括内分泌紊乱。内分泌干扰物（endocrine-disrupting chemical，EDC）是一种天然存在的化合物或合成化学物质，可以通过模拟类固醇性激素的活性、阻断或改变与激素受体的结合、改变天然激素的产生和分解或改变激素受体的功能来改变内分泌系统的功能。环境化学物质在美国人群中的暴露非常普遍[1]，育龄女性[1]和非裔美国人[2–5]对几种 EDC 的暴露水平最高。鉴于动物和人类的大量证据表明性类固醇激素（雌激素和孕激素）与 UL 病因有关[6]，EDC 和 UL 之间的联系似乎是可信的。在接下来的章节中，我回顾调查了 UL 与一系列环境化学品相关风险的流行病学文献，从研究最广泛的暴露（如吸烟）开始，到研究较少的新兴暴露结束。

一、烟草

烟雾成分可以抑制芳香化酶[7]，并使雌二醇代谢转向效力较低的雌激素[8, 9]。相反，香烟烟雾的成分也可能对子宫产生雌激素相关的影响，从而促进细胞增殖[10]。早期研究主要基于手术 UL 病例，已有报道称吸烟与 UL 风险降低相关[11–15]，与从不吸烟者相比，目前或曾经吸烟者的风险降低幅度为 20%～50%。然而，最近的病例对照[16, 17]和前瞻性队列研究[18, 19]没有发现这种关联。在一项横断面超声筛查的子宫肌瘤研究（uterine fibroid study，UFS）中，吸烟与弥漫性 UL 呈正相关，但与黏膜下或肌壁间 / 浆膜下 UL 无关[20]。据我们所知，目前还没有关于成人被动吸烟暴露与 UL 风险的研究。在生命早期被动吸烟暴露的单独研究中，宫内烟雾暴露［发生率比（incidence rate ratio，IRR）=1.01，95%CI 0.94～1.09］与 UL 风险无关。0—10 岁被动吸烟暴露与 UL 风险的微弱增加相关（IRR=1.06，95%CI 1.01～1.11）[21]。由于吸烟者比不吸烟者寻求常规医疗服务的可能性较小[19]，而且 UL 的偶然发现很常见，所以在解释并非所有女性都接受超声波筛查的研究结果时应谨慎行事。因此，在没有对参与者进行系统超声筛查的吸烟和 UL 研究中，检测偏差是一个令人担忧的问题。

二、己烯雌酚

己烯雌酚（diethylstilbestrol，DES）是一种强有力的内分泌干扰物，产前接触 DES 可导致绝经前女性雌激素相关基因表达[22]和内源性激素的长期变化[23]。因此，与UL风险呈正相关是可能的。虽然在实验室啮齿动物中发现了产前DES暴露与UL的联系[22, 24]，但流行病学数据相互矛盾，可能是因为产前暴露于DES很难评估，而且研究倾向于回忆和报告偏差。一项使用医疗病历记录暴露的前瞻性队列研究发现，产前DES暴露与UL没有关联[25]。第二项前瞻性队列研究发现，在妊娠早期自我报告暴露于DES的女性中，UL的风险增加了21%[26]。两项横断面研究[27, 28]，其中一项是超声筛查研究[28]，发现自我报告的产前DES暴露与UL风险呈正相关。一项研究发现，只有"可能的"，而不是"确定的"产前DES暴露与UL风险相关[28]，这表明回忆偏差可以解释这些结果。为了最大限度地减少报告偏差的影响，未来的研究应该寻找DES暴露的医疗文件。

三、邻苯二甲酸

邻苯二甲酸是一类有机化学品，自20世纪30年代以来一直被用作聚氯乙烯塑料的增塑剂。它已被广泛用于食品包装、医疗器械和药物、玩具和建筑材料，以及化妆品和个人护理产品，如香水、乳液和指甲油[29]。人们越来越担心，接触邻苯二甲酸可能会对生殖健康产生不利影响。对实验动物的研究表明，邻苯二甲酸具有干扰内分泌的特性，并可能通过改变类固醇的合成而对生殖功能产生不利影响[30–38]。体外研究表明，一些邻苯二甲酸具有抗雌激素活性[32, 35, 38]，而另一些则具有弱雌激素活性[39, 40]，这为邻苯二甲酸对激素反应性疾病（如UL）的影响提供了生物学上的可能性。

邻苯二甲酸的暴露通常是通过测量尿液（或血液）中商业用途合成的邻苯二甲酸双酯分子（"母体"分子）的浓度，或在进入生命系统后双酯水解或氧化形成的单酯代谢物的浓度来量化的（表2–1）[41]。单酯代谢物在环境中很少见，因为它只产生于生物转化，因此它是首选的暴露测量物。生物监测研究表明，在美国普通人群中，超过78%的人体内含有可检测到的邻苯二甲酸[2]。

表 2–1　常见邻苯二甲酸酯及其常见代谢物

邻苯二甲酸盐（常见接触来源）	缩　写	代谢物	缩　写
邻苯二甲酸二甲酯（驱虫剂、塑料）	DMP	邻苯二甲酸单甲酯	MMP
邻苯二甲酸二乙酯（香料）	DEP	邻苯二甲酸单乙酯	MEP
邻苯二甲酸二丁酯（指甲油、化妆品、药用涂料、杀虫剂）	DBP	邻苯二甲酸单丁酯	MnBP
		邻苯二甲酸单异丁酯	MiBP
邻苯二甲酸苄基丁酯（胶粘剂、乙烯基地板产品、密封胶、汽车护理产品）	BzBP	邻苯二甲酸单苄酯（包括一些邻苯二甲酸单丁酯）	MBzP
邻苯二甲酸二乙基己酯（软质塑料，包括食品容器、玩具、包装膜）	DEHP	邻苯二甲酸单 –2– 乙基己酯	MEHP
		邻苯二甲酸单 –（2– 乙基 –5– 氧基己基）酯	MEOHP
		邻苯二甲酸单（2– 乙基 –5– 羟基己基）酯	MEHHP
		邻苯二甲酸单 –（2– 乙基 –5– 羧基戊基）酯	MECPP
邻苯二甲酸二辛酯（软质塑料）	DOP	邻苯二甲酸单 –3– 羧丙酯	MCPP
邻苯二甲酸二异壬酯	DiNP	邻苯二甲酸单羧辛酯	MCOP
邻苯二甲酸二异癸酯	DiDP	邻苯二甲酸单羧壬酯	MCNP

美国国家健康和营养调查（National Health and Nutrition Examination Survey，NHANES）数据显示，非洲裔美国人的某些邻苯二甲酸代谢物（MEP、MnBP、MiBP）水平明显高于墨西哥裔美国人和白种人[2, 42, 43]，这种差距随着时间的推移一直存在，在女性中也存在[44]。

5 项流行病学研究通过生物标志物浓度直接评估了与邻苯二甲酸暴露相关的 UL 患病率或发病率，并得出了不确定的结果[44–48]。所有这些研究都是回顾性设计（横断面研究[44, 47]或病例对照[45, 46, 48]）。（第六项研究前瞻性地调查了头发膨松剂作为邻苯二甲酸暴露的可能替代物的使用与 UL 风险的关系，发现首次使用的年龄、使用频率和使用持续时间存在一致的正相关[49]）。5 项"直接"研究中规模最大的一项[44]是对 1227 名女性（151 例 UL 病例）进行的具有代表性的横断面研究，研究发现尿 MBP（MnBP+MiBP）浓度较高的女性更有可能被医生诊断为 UL。几乎没有证据表明 UL 与 MEHP、MEOHP、MEP 或 MBzP 有关。在 NHANES 2001—2004 年贡献数据的女性子集中，当测量有关邻苯二甲酸氧化代谢物的额外数据时，DEHP 的邻苯二甲酸代谢物和 UL 的相关性接近 1.0[44]。具体地说，MEHHP 的优势比（odds ratio，OR）为 0.97（最高比最低的三个四分位数），MEOHP 和 MECPP 是正相关，但不精确。

2016 年一项对 57 名患有和不患有子宫肌瘤的女性（n=30 和 n=27）进行的病例对照研究中，作者计算了 DEHP 代谢物的摩尔总和：∑3–DEHP、邻苯二甲酸单 –2– 乙基己酯（MEHP）、邻苯二甲酸单（2– 乙基 –5– 羟基己基）酯（MEHHP）和邻苯二甲酸单 –（2– 乙基 –5– 氧己基）酯，∑4 –DEHP、∑3–DEHP + 邻苯二甲酸单 –（2– 乙基 –5– 羧基）酯及 ∑5–DEHP、∑4–DEHP + 邻苯二甲酸单 –（2–（羧基甲基己基）酯（2cx-MMHP）[48]。经多因素 Logistic 回归分析调整年龄、腰围和产次后，LOG∑3–DEHP（OR=10.82，95%CI 1.25～93.46）和 ∑4–DEHP（OR=8.78，95%CI 1.03～75.2 9）与 UL 风险呈正相关。

2015 年，一项手术可视化 UL 的横断面研究发现，在调整潜在混杂因素后，尿邻苯二甲酸与 UL 患病率没有明显的关联[47]。一项早期的病例对照研究报道称，UL 患者的尿 MEHP 水平高于对照组[46]。另一项病例对照研究发现，在（普遍的）UL 手术病例中，血清 DEHP 和 MEHP 水平较低[45]。在这项研究中，对照组经超声检查没有 UL[45]，但他们接受了其他住院流程，可能会增加他们的 DEHP 和 MEHP 水平[50]。此外，该研究还测量了 DEHP 的血清浓度[44]，这容易受到实验室设备和其他外部来源的污染。血清 MEHP 浓度也容易受到样本中存在的 DEHP 的污染，因为血清酶能在储存过程中将 DEHP 水解为 MEHP[51]。

2019 年发表的一篇基于 UL 住院手术（n=57）数据的横断面研究也报道了尿邻苯二甲酸代谢物与子宫体积的正相关性，但没有调查 UL 的发病率[148]。个体 DEHP 代谢物（MEHHP、MEOHP、MECPP），∑DEHP（所有 DEHP 代谢物的总和）和 ∑AA（即雄激素代谢物的总和：MBP、MiBP、MBzP、MEHP、MEHHP、MEOHP、MECPP、MEP、MHBP、MCOP 和 MHiBP）的关联性最强。具体地说，∑DEHP 和 ∑AA 邻苯二甲酸增加一倍分别与子宫体积增加 33.2%（95%CI 6.6～66.5）和 26.8%（95%CI 2.2～57.4）相关。

邻苯二甲酸不会在生物体内积累而是迅速排出，这一事实给邻苯二甲酸与健康的研究带来了重大挑战。对 UL 的研究受到回顾性设计的限制，因为邻苯二甲酸暴露评估可能是在 UL 发生数年后进行的。病因上相关的曝光窗口和测量曝光的窗口之间的间隔长是一种可能减弱关联的测量误差形式。另一个曝光测量误差的来源与测量次数有关。除非暴露随着时间的推移是恒定的，否则，与多次测量相比，在单个时间点进行的测量是典型暴露的较不可靠的指标。在 Hoppin 等[52]对 46 名年龄在 35—49 岁的女性的研究中，连续两天第一次晨尿的肌酐校正后的 MBP、MEP、MEHP 和 MBzP 水平的组内相关系数（intraclass correlation coefficient，ICC）为 0.53～0.80。其他研究已经观察到尿邻苯二甲酸水平的 ICC 呈良好到优秀，间隔长达 6 周（0.33～0.66）[53, 54]，但 ICC 在较长时间内较低：＞ 3 个月，19 名男性的 ICC 为 0.28～0.52[55]；＞ 6 个月，29 名儿童的 ICC ＜ 0.30，除了 MBP（0.35）和 MBzP（0.62）[56]。为了优化暴露评估，在多个时间点测量尿邻苯二甲酸是至关重要的。

四、双酚 A

双酚 A（bisphenol A，BPA）是常见的化学品之一，年产量超过 60 亿磅，用于制造聚碳酸酯塑料和环氧树脂，其被用于牙科密封剂、食品罐头套筒和其他产品。生物监测研究表明，93% 的美国普通人群体内含有可检测到的 BPA[57]，大多数女性的血液、尿液和母乳中都检测到了 BPA[1, 58–60]。化学上，BPA 与强效非甾体雌激素 DES 密切相关，DES 已知对生殖有不良影响[61, 62]，在大多数研究[26–28, 63]中与 UL 呈正相关，但不是全部[25]。在动物中，BPA 干扰卵母细胞成熟[64–72]、卵巢内类固醇合成[73–75]、女性生殖器官发育[76, 77]和生育[78]。出生时皮下注射 BPA 的远交系雌性 CD-1 小鼠比未暴露的小鼠更容易发生 UL[79]，暴露于 BPA 的大鼠雌激素反应基因受到抑制[80]。在组织培养研究中，BPA 促进子宫肌层细胞增殖、UL 细胞增殖和子宫肿瘤形成[81, 82]。

在以前的流行病学研究中，大多数研究中[83–85]（但不是全部[47]）BPA 暴露与 UL 风险增加相关。在 2013 年对中国女性进行的一项病例对照研究中，病例组平均（± SD）尿 BPA 浓度（17.6 ± 2.3ng/ml）显著高于对照组（11.8 ± 1.7ng/ml）[83]。2013 年对中国女性的另一项研究（研究设计和 UL 分类方法不详）[85]中，病例组尿 BPA（13.9 ± 12.7ng/ml）高于对照组（8.5 ± 12.2ng/ml），但无显著性差异。另一种苯酚、壬基酚，在病例组中显著高于对照组[85]，这一发现后来被重复[86]。在 2011 年对中国女性的一项研究中，根据肿瘤大小将病例分为 3 组（轻度、中度和重度）。对照组通过经阴道超声检查证实无 UL。与“轻度 UL 病例或对照”相比，“中度 / 重度 UL 病例”的血清 BPA 水平较高[84]。然而，血液并不是评估暴露于非持久性化学物质（如 BPA）的最佳基质，因为可能存在外部污染[50]。此外，血清 BPA 水平大约比尿液低一个数量级，许多人的血清水平低于检测极限[87]。

BPA 的两种替代化学品（双酚 S 和双酚 F）已经推向市场，现在是最新酚类小组的一部分，可以在美国疾病控制与预防中心（Centers for Disease Control and Prevention，CDC）进行检测。

五、多氯联苯

多氯联苯（polychlorinated biphenyl，PCB）是环境中普遍存在的有机氯化合物，会在体内脂肪中积聚，并显示出干扰内分泌的特性。尽管美国的 PCB 已被禁止使用[88]，水平也一直在下降，但在大多数人群中仍有它的存在[5, 89, 90]。血清中的 PCB 水平反映了长期暴露[88]，根据同类物质类型的不同，PCB 的半衰期为 1～10 年[90]。体外和动物模型显示，PCB 可以与雌激素受体结合[91–93]，增加促性腺激素释放激素水平，并影响脑垂体分泌和释放黄体生成激素[94]。PCB 与波罗的海灰海豹（halichoerus grypus）中更大的 UL 风险有关[95, 96]，并假设会增加人类的 UL 风险。在一项来自五大湖研究[97]的横断面分析中，UL 风险与血清 PCB 水平呈正相关。风险的增加与总 PCB、雌激素 PCB、抗雌激素 PCB 和类二噁英样 PCB 有关，每 ng/g 增量的 OR 范围为 1.6～1.9[97]。在一项病例对照研究中[98]，UL 患者皮下脂肪中检测到的 PCB 浓度明显高于对照组。在 2015 年的一项横断面研究中，在大网膜脂肪中测量的 PCB（PCB99、138、146、153、196 和 206）与手术诊断的 UL 相关，每 1-SD 增量的 OR 从范围为 1.5～1.9 [99]。

在环境生活方式与子宫肌瘤（study of environment lifestyle and fibroid，SELF）的研究中，选定的预测因子和 PCB 的某些关联的强度因 PCB 氯化程度的不同而不同 [149]。例如，体重指数每增加 5kg/m^2，三取代和四取代 PCB 的总浓度降低 2.9%（95%CI 4.6%～1.2%），五取代和六取代 PCB 的总浓度降低 8.3%（95%CI 10.0%～6.5%），七、八、九和十取代 PCB 的总浓度降低 12.2%（95%CI 13.8%～10.5%）。同样，氯化程度较高的 PCB 与年龄和婴儿期母乳喂养的关联性更强。这些结果与先前关于 PCB 身体负荷预测因素的研究基本一致。表 2-2 显示了流行病学研究中常用的 PCB 分组实例。

最后，黑人女性健康研究报道称，食用海洋长链 ω-3 脂肪酸和富含脂肪的鱼类 [100] 的女性患上 UL 的风险增加 [90, 101, 102]。海洋脂肪酸摄入量最高和最低五分位数（二十碳五烯酸、二十二碳五烯酸和二十二碳六烯酸之和）的发病率比（incidence rate ratio，IRR）为 1.18（95%CI 1.05～1.34，P_{trend}=0.005）[100]。高脂肪鱼类比低脂肪鱼类的 IRR 为 1.13（95%CI 1.00～1.28）[100]。来自 SELF 队列一项前瞻性超声研究的结果也支持海洋长链 omega-3 脂肪酸的摄入量与 UL 发病率存在关联，即摄入二十二碳六烯酸与 UL 发病率高 49% 相关（四分位数 4 比 1：IRR 1.49，95%CI 1.04～2.14，P_{trend}=0.01）[150]。海洋 ω-3 脂肪酸摄入总量与类似的 UL 发病率升高相关（HR1.35，95%CI 0.94～1.93，P_{trend}=0.03）。目前还不清楚是脂肪酸本身还是持久性环境污染物（如 PCB）推动了这种联系。

六、微量元素

几种微量元素已被证明具有干扰内分泌的特性，能够干扰下丘脑－垂体－性腺轴，并与雌激素受体 α 结合并激活。具有这些性质的元素包括铅、汞、镉、铬、钴、铜、镍和锡 [103–107]。现在和以前吸烟与子宫组织中较高的镉和铅含量有关（见烟草部分）[108, 109]。关于重金属和 UL 的研究，

表 2-2　在 UL 研究中潜在有用的多氯联苯分组

分　组	包括 PCB 同类物
Wolff 组 1B（弱苯巴比妥诱导剂，持久性）	187
Wolff 组 2A（潜在抗雌激素和免疫毒性，类二噁英，中度持久）	66，74，105，118，156，167
Wolff 组 2B（潜在抗雌激素和免疫毒性，二噁英活性有限，持久性）	138/158，170
Wolff 组 3（苯巴比妥、CYP1A 和 CYP2B 诱导剂、生物持久性）	99，153，180，196/203，183
类二噁英	105，114，118，156，157，167，189，170，180
三和四取代	28，66，74
五和六取代	99，105，114，118，138/158，146，153，156，157，167
七、八、九和十取代	170，178，180，183，187，189，194，196/203，199，206，209

包括两项对患有和不患有UL的女性子宫组织的体外研究[110, 111]和两项采用横断面设计的流行病学研究[112, 113]，一直是少且不一致的。下文只关注以前在UL流行病学研究中研究过的元素，如铅、镉、钴和汞。

（一）铅

人体铅暴露的主要来源是含铅涂料、食品、饮用水、环境空气、粉尘和土壤[114]。数据表明，铅暴露会干扰卵巢类固醇激素对子宫内膜的刺激[107, 115]。暴露的时间可能很重要。在一项对子宫内、青春期前或青春期后饮用水醋酸铅暴露的大鼠研究中，观察到子宫内暴露组的影响最严重，动情周期被扰乱[116]。这些影响表明铅对下丘脑垂体轴和性腺类固醇生物合成有直接影响。

在人类中，1999—2002年的NHANES评估了铅暴露和自我报告的UL诊断关联性，NHANES是一个全国性的具有代表性的研究人群，涵盖了1425名年龄在20—49岁的绝经前、既没有怀孕也没有哺乳的女性[112]。铅用全血测得。在未经调整的分析中，患有UL女性体内铅的几何平均水平明显高于未患有UL的女性，且铅与UL发病概率呈正相关（第三比第一三分位数：1.41，95%CI 0.70～2.84）。然而，在调整了年龄、种族/民族、确诊前口服避孕药的使用情况和确诊时的吸烟状况后，相关性为0.82（95%CI 0.39～1.74）[112]。在2014年的一项横断面分析中，473名年龄在18—44岁的女性接受了妇科良性疾病适应证的手术（ENDO研究）[113]，调查人员分析了全血中的20种微量元素和尿液中的3种微量元素。全血铅最高三分位数的女性诊断UL的概率高于全血铅最低三分位数的女性（调整后OR=1.31，95%CI 1.02～1.69）。然而，尿铅与UL诊断无关。考虑到横断面设计和所有参与者缺乏超声筛查，无法确定增加铅暴露是否有助于UL的发生，或者肌瘤本身是否为铅的储存库。

（二）镉

人体接触镉的主要来源是香烟烟雾、空气污染和受污染的食物[117]。镉已被证明对啮齿类动物的生殖发育有雌激素干扰作用[118]。卵巢切除后暴露于镉3周的Sprague-Dawley大鼠增加了子宫湿重，促进了乳腺的生长和发育，并诱导了激素调节基因[119]。在子宫中，湿重的增加与子宫内膜的增殖及孕激素受体（PgR）和补体成分C_3的诱导相一致。子宫内暴露于金属也模拟雌激素的效应[119]。在一项关于镉是通过经典的ERα和ERβ相互作用还是通过非基因组机制刺激雌激素敏感型人UL细胞和子宫平滑肌细胞增殖的研究中，发现低浓度的镉确实刺激了雌激素敏感型子宫细胞的增殖，但是通过非基因组的MAPK激活，而不是经典的ER介导的途径[120]。

在NHANES[112]中，全血中测量的镉与自我报告的UL诊断在调整了年龄、种族/民族、诊断前口服避孕药的使用情况和诊断时的吸烟状况之前（但不是在校正后），存在正相关。在ENDO研究[113]中，UL诊断的概率随着全血镉的增加而增加（校正OR=1.44，95%CI 1.02～2.04）。而尿镉与UL诊断无关（校正OR=0.99，95%CI 0.77～1.29）。尿镉被认为是更好的暴露生物标志物。此外，考虑到研究设计的横截面性质，尚不清楚镉和UL正相关（如果是真的）表明镉有助于UL的发展，或者镉只是在UL组织中积累。

（三）钴

接触钴的主要来源是土壤、水、植物和动物（自然来源）、化石燃料和废物燃烧、车辆和飞机尾气、钴和含钴合金的加工、人工髋关节和膝关节、使用从磷酸盐岩石中提取的钴化学品和肥料（人为来源）[121]。钴是一种必不可少的元素，在女性生殖过程中起着重要作用，但在高浓度时是有毒的[122]。动物研究发现，雌性小鼠暴露于钴11.4mg/m^3 13周后，动情周期延长[123]，但类似处理 13 周的大鼠没有观察到影响[124, 125]。

在一项 2014 年对 ENDO 研究数据的横断面分析中[113]，尿钴水平越高，UL 诊断的概率越高（校正 OR=1.31，95%CI 1.02～1.70）[113]。同样，由于研究设计的横截面性质，目前尚不清楚增加钴暴露是否会影响 UL 的发展，或者 UL 是否作为钴积累的储存库。

（四）汞

人类可能通过摄取鱼类、空气污染和牙科汞合金暴露于汞[126]。有关汞与女性生殖功能关系的流行病学研究提供的数据有限。已经描述了暴露在汞中的实验动物的许多影响，包括排卵和动情周期的改变[127–130]，以及垂体 FSH 和 LH 水平的变化[131]。

在 NHANES[112] 中，UL 女性未经校正的全血汞几何均数水平显著高于非 UL 女性，并且在校正年龄、种族 / 民族、诊断前口服避孕药和诊断时吸烟状况之前和之后，与自我报告的 UL 诊断呈正相关，只有汞与 UL 呈正相关（第三个三分位数：1.40，95%CI 0.75～2.64），尽管这种关联并不精确[112]。在一项 2014 年对 Endo 研究数据的横断面分析中，基于 473 名年龄在 18—44 岁的女性因良性妇科指征接受手术[113]的数据，全血或尿汞与 UL 均无明显关联。

七、其他 EDC

其他已研究过的与 UL 风险相关的 EDC 包括二噁英和二苯甲酮类紫外线过滤物质（在防晒霜中发现）。意大利塞维索的一次化学爆炸后测得的高血清二噁英水平与 UL 风险降低相关[132]。这种反向关联可能由二噁英的抗雌激素作用和它通过 TGF-β 途径限制细胞外基质产生的能力来解释[133]。在 ENDO 研究中，没有发现五种二苯甲酮类化学品与 UL 风险有明显的关联[47]。

八、化学混合物的分析

鉴于许多化学物在环境中一起传播并相互关联，人们越来越有兴趣开发新的生物统计学方法来评估化学混合物，而不仅仅是单个化学物。尽管对于哪种方法效果最好还没有达成共识，但有几种方法正在实施和测试中。例如，加权分位数（weighted quantile sum，WQS）和回归可以估计混合物和健康结果的关联，同时解决混合物成分之间的复杂相关结构[134, 135]。通过使用 WQS 方法，研究人员可以估计与给定健康结果最相关的分位数的加权和（跨化学物质），并对表征结果与此加权和之间关联的回归系数进行推断。可以使用 SAS 统计软件运行 WQS 回归。此外，贝叶斯核心机器回归（Bayesian kernel machine regression，BKMR）可用于非参数估计和检验多次曝光的联合效应[136–138]。模拟研究表明，BKMR 在估计暴露 – 反应函数和确定对健康结果贡献最大的混合物成分方面取得了成功[136]。与标准多变量回归模型相比，BKMR 的优势在于该方法考虑了暴露与结果的非线性关系，并且通过同时进行变量选择和健康效应估计，可以更全面地捕捉暴露 – 反应函数中的不确定性。BKMR 分析可以用 R 统计软件运行。最后，随机森林分析是一种新的方法，它为每个预测变量产生单一的重要性度量，并考虑变量之间的相互作用，而不需要模型说明。与多变量回归模型相比，随机森林分析的优势在于，这种方法允许成分之间复杂的相互作用，并且不假设暴露 – 结果的线性关系。随机森林分析可以使用 R 统计软件包中的 RandomForest 软件包进行[139]。

九、对未来研究的建议

对即将到来的 UL 病例使用前瞻性研究设计可以减少误分类，并有助于澄清时间性。通过回顾性研究，如果化学物质水平受到 UL 的影响

（如通过影响化学物质的新陈代谢、影响化学物质水平的行为或生活方式因素），结果可能会有偏倚。在UL发生前收集生物样本和协变量数据可以避免暴露和协变量的反向因果关系和非均衡性错分。

随着时间推移使用超声反复检测UL发生率的研究将会降低结果的错误分类。当≤4个肿瘤及子宫大小＜375ml [19] 时，经阴道超声非常适用于评估UL状态及呈现大小和位置。UL可以在症状出现之前数年未经诊断。在诊所环境中进行超声检查被认为是检测UL，甚至是无症状UL的最佳方法，因为它具有相对于组织学证据的高敏感性和特异性 [140]。它也比其他类型的影像诊断方法（如MRI）侵入性较小 [6]。通过病例状态的重新分类，从“对照”（或“非病例”）组中除去无症状亚临床UL病例来降低关联性的衰减。

重复测量暴露对于非持久性化学物质至关重要，如尿邻苯二甲酸盐代谢物和BPA，由于其半衰期短而具有更高的个体内差异。在环境中更持久的化学物质和可以用更少的测量方法进行生物评估的化学物质将节省成本。化学类别内和跨化学类别的混合物分析可以帮助解决化学品之间的相关性，并回答特定化学物或一组化学物是否与健康有关的问题。

收集关于环境（行为、心理社会、社会经济）因素的额外数据，将有助于控制广泛的潜在混杂因素，并探索可能成为关联修饰因素的因子（如肥胖）。

最后，超出流行病学研究范围的机制途径的评估有助于增加结果的特异性，如有越来越多的研究表明表观遗传学是早期生命暴露于EDC影响UL未来风险的一种机制 [141–144]。

十、未来的研究

未来的研究使用前瞻性设计，具有足够的研究规模，收集广泛的混杂因素的数据，并检查具有较大暴露差异的化学品类，将允许对环境化学物和UL的关联进行评估。在2010年一项由NIEHS资助的研究，SELF很好地解决了环境化学物质对UL发病率影响的重要研究问题 [145, 146]。SELF招募了1300名年龄在23—34岁的非洲裔美国女性，她们在基线时（2010—2012年）经超声检测没有UL。在基线时收集了全面的问卷数据，并随访5年。每20个月收集1次血液和尿液，以便对环境中的化学物质进行重复测量，并由训练有素的超声波医生进行超声波UL的检查。这项针对非裔美国人（EDC暴露和UL的高风险人群）的研究有可能提供大量污染物对UL影响的信息数据，并为UL风险中的种族差异寻求解释。

十一、总结

总之，环境化学物质（尤其是EDC）在UL病发病机制中的作用在生物学上是可信的。在美国，暴露于环境中的化学物质是普遍的，鉴于大量的化学物质在环境中一起迁移，考虑它们对UL的单独和综合影响是很重要的。早期关于产前DES暴露的报道表明了EDC对UL发展的可能作用，新的人类数据表明了选定的EDC与UL [44–46, 83–85, 97–99] 的关联性，最近的研究显示了UL在更多暴露于邻苯二甲酸、PCB和BPA的女性中，发病率增加的提示性证据，但是关于铅 [113, 147]、镉 [113, 147]、汞 [147]、钴 [113] 和其他微量元素作用的证据更为模糊。尽管这些研究中有许多支持暴露于更高水平的EDC会增加UL风险的假设，但有些研究表明了生物上似是而非的反向关联（如二噁英 [132]），而且大多数关于EDC和UL的流行病学研究都是小规模、回顾性的设计，并且依赖于对UL和化学物质暴露的次优测量(如非持久性EDC的血样)。因此，暴露于环境中的化学物质在多大程度上解释UL发病率的黑人和白种人差异，还有待证明。

识别影响 UL 风险的 EDC 可增加对 UL 发展机制的理解。EDC 是潜在的可改变的风险因素。因此，如果研究发现其对 UL 有不利影响，则为 UL 的初级预防提供了机会（如政府对化学品的监管）。考虑到许多 EDC（90% 以上暴露）无处不在及育龄女性(30% 以上)终身患 UL 的高风险，即使是很小的关联，如果是真的，也会对公共健康产生巨大影响。然而，将 UL 与 EDC 联系起来的证据仍然很薄弱，需要在这一领域进行更多的研究。

声明

Wise 医生感谢 Amelia 医生、Wesselink 医生、JenniferWeuve 医生以及 BirgitClaus 医生在本项工作多方面的有益反馈。

参考文献

[1] Centers for Disease Control and Prevention (CDC) and Department of Health and Human Services. *Fourth National Report on Human Exposure to Environmental Chemicals*. Atlanta: CDC; 2009.

[2] Silva MJ, Barr DB, Reidy JA et al. Urinary levels of seven phthalate metabolites in the U.S. population from the National Health and Nutrition Examination Survey (NHANES) 1999–2000. *Environ Health Perspect*. 2004;112:331–8.

[3] Axelrad DA, Goodman S, and Woodruff TJ. PCB body burdens in US women of childbearing age 2001–2002: An evaluation of alternate summary metrics of NHANES data. *Environ Res*. 2009;109:368–78.

[4] Axelrad DA and Cohen J. Calculating summary statistics for population chemical biomonitoring in women of childbearing age with adjustment for age-specific natality. *Environ Res*. 2011;111: 149–55.

[5] Sjodin A, Jones RS, Caudill SP, Wong LY, Turner WE, and Calafat AM. Polybrominated diphenyl ethers, polychlorinated biphenyls, and persistent pesticides in serum from the national health and nutrition examination survey: 2003–2008. *Environ Sci Technol*. 2014;48: 753–60.

[6] Wise LA and Laughlin-Tommaso SK. Uterine Leiomyomata. In: Goldman MB, Troisi R, and Rexrode KM (eds). *Women and Health*. 2nd ed. San Diego, CA: Academic Press, 2013, pp. 285–306.

[7] Barbieri RL, McShane PM, and Ryan KJ. Constituents of cigarette smoke inhibit human granulosa cell aromatase. *Fertil Steril*. 1986;46:232–6.

[8] Michnovicz JJ, Hershcopf RJ, Nagunuma H, Bradlow HL, and Fishman J. Increased 2-hydroxylation of estradiol as a possible mechanism for the anti-estrogenic effect of cigarette smoking. *N Engl J Med*. 1986;315:1305–9.

[9] Bradlow L. Variations in estrogen metabolism. In: Snow R and Hall P, (eds). *Steroid Contraceptives and Women's Response*. New York: Plenum Press, 1994, pp. 171–8.

[10] Ohtake F, Takeyama K, Matsumoto T et al. Modulation of oestrogen receptor signalling by association with the activated dioxin receptor. *Nature*. 2003;423:545–50.

[11] Ross RK, Pike MC, Vessey MP, Bull D, Yeates D, and Casagrande JT. Risk factors for uterine fibroids: Reduced risk associated with oral contraceptives. *Br Med J Clin Res Ed*. 1986;293:359–62.

[12] Lumbiganon P, Rugpao S, Phandhu-fung S, Laopaiboon M, Vudhikamraksa N, and Werawatakul Y. Protective effect of depot-medroxyprogesterone acetate on surgically treated uterine leiomyomas: A multicentre case-control study. *Br J Obstet Gynaecol*. 1996;103:909–14.

[13] Romieu I, Walker AM, and Jick S. Determinants of uterine fibroids. *Post Mark Surveill*. 1991;5:119–33.

[14] Parazzini F, Negri E, La Vecchia C et al. Uterine myomas and smoking. Results from an Italian study. *J Reprod Med*. 1996;41: 316–20.

[15] Templeman C, Marshall SF, Clarke CA et al. Risk factors for surgically removed fibroids in a large cohort of teachers. *Fertil Steril*. 2009;92:1436–46.

[16] Faerstein E, Szklo M, and Rosenshein N. Risk factors for uterine leiomyoma: A practice-based case-control study. I. African-American heritage, reproductive history, body size, and smoking. *Am J Epidemiol*. 2001;153:1–10.

[17] Chen CR, Buck GM, Courey NG, Perez KM, and Wactawski-Wende J. Risk factors for uterine fibroids among women under-going tubal sterilization. *Am J Epidemiol*. 2001;153:20–6.

[18] Marshall LM, Spiegelman D, Manson JE et al. Risk of uterine leiomyomata among premenopausal women in rela-tion to body size and cigarette smoking. *Epidemiology*. 1998;9:511–7.

[19] Wise LA, Palmer JR, Harlow BL et al. Risk of uterine leio-myomata in relation to tobacco, alcohol and caffeine con-sumption in the Black Women's Health Study. *Hum Reprod*. 2004;19:1746–54.

[20] Dragomir AD, Schroeder JC, Connolly A et al. Potential risk factors associated with subtypes of uterine leiomyomata. *Reprod Sci*. 2010;17:1029–35.

[21] Wise LA, Radin RG, Palmer JR, and Rosenberg L. Association of intrauterine and early life factors with uterine leiomyomata in black women. *Ann Epidemiol*. 2012;22:847–54.

[22] Greathouse KL, Cook JD, Lin K et al. Identification of uterine leiomyoma genes developmentally reprogrammed by neonatal exposure to diethylstilbestrol. *Reprod Sci*. 2008;15:765–78.

[23] Wise LA, Troisi R, Hatch EE, Titus LJ, Rothman KJ, and Harlow BL. Prenatal diethylstilbestrol exposure and reproductive hormones in premenopausal women. *J Dev Orig Health Dis*. 2015;6:208–16.

[24] Newbold R. Cellular and molecular effects of developmental exposure to diethylstilbestrol: Implications for other environmental estrogens. *Environ Health Perspect*. 1995;103:83–7.

[25] Wise LA, Palmer JR, Rowlings K et al. Risk of benign gynecologic tumors in relation to prenatal diethylstilbestrol expo-sure. *Obstet Gynecol*. 2005;105:167–73.

[26] Mahalingaiah S, Hart JE, Wise LA, Terry KL, Boynton-Jarrett R, and Missmer SA. Prenatal diethylstilbestrol exposure and risk of uterine leiomyomata in the Nurses' Health Study II. *Am J Epidemiol*. 2013;179:186–91.

[27] D'Aloisio AA, Baird DD, DeRoo LA, and Sandler DP. Association of intrauterine and early-life exposures with diagnosis of uterine leiomyomata by 35 years of age in the Sister Study. *Environ Health Perspect*. 2010;118:375–81.

[28] Baird DD and Newbold R. Prenatal diethylstilbestrol (DES) exposure is associated with uterine leiomyoma development. *Reprod Toxicol*. 2005;20:81–4.

[29] Blount BC, Silva MJ, Caudill SP et al. Levels of seven urinary phthalate metabolites in a human reference population. *Environ Health Perspect*. 2000;108:979–82.

[30] Agarwal DK, Lawrence WH, and Autian J. Antifertility and

mutagenic effects in mice from parenteral administration of di-2-ethylhexyl phthalate (DEHP). *J Toxicol Environ Health*. 1985;16:71–84.

[31] Agarwal DK, Lawrence WH, Turner JE, and Autian J. Effects of parenteral di-(2-ethylhexyl)phthalate (DEHP) on gonadal biochemistry, pathology, and reproductive performance of mice. *J Toxicol Environ Health*. 1989;26:39–59.

[32] Lamb JC, Chapin RE, Teague J, Lawton AD, and Reel JR. Reproductive effects of four phthalic acid esters in the mouse. *Toxicol Appl Pharmacol*. 1987;88:255–69.

[33] Berman E and Laskey JW. Altered steroidogenesis in whole-ovary and adrenal culture in cycling rats. *Reprod Toxicol*. 1993;7:349–58.

[34] Laskey JW and Berman E. Steroidogenic assessment using ovary culture in cycling rats: Effects of bis(2-diethylhexyl)phthalate on ovarian steroid production. *Reprod Toxicol*. 1993;7:25–33.

[35] Davis BJ, Maronpot RR, and Heindel JJ. Di-(2-ethylhexyl) phthalate suppresses estradiol and ovulation in cycling rats. *Toxicol Appl Pharmacol*. 1994;128:216–23.

[36] Arcadi FA, Costa C, Imperatore C et al. Oral toxicity of bis(2-ethylhexyl) phthalate during pregnancy and suckling in the Long-Evans rat. *Food Chem Toxicol*. 1998;36:963–70.

[37] Lovekamp TN and Davis BJ. Mono-(2-ethylhexyl) phthalate suppresses aromatase transcript levels and estradiol production in cultured rat granulosa cells. *Toxicol Appl Pharmacol*. 2001;172:217–24.

[38] Davis BJ, Weaver R, Gaines LJ, and Heindel JJ. Mono-(2-ethylhexyl) phthalate suppresses estradiol production independent of FSH-cAMP stimulation in rat granulosa cells. *Toxicol Appl Pharmacol*. 1994;128:224–8.

[39] Picard K, Lhuguenot J-C, Lavier-Canivenc M-C, and Chagnon M-C. Estrogenic activity and metabolism of *n*-butyl benzyl phthalate *in vitro*: Identification of the active molecule(s). *Toxicol Appl Pharmacol*. 2001;172:108–18.

[40] Harris CA, Henttu P, Parker MG, and Sumpter JP. The estrogenic activity of phthalate esters *in vitro*. *Environ Health Perspect*. 1997;105:802–11.

[41] Hauser R and Calafat AM. Phthalates and human health. *Occup Environ Med*. 2005;62:806–18.

[42] Centers for Disease Control and Prevention. *Fourth Report on Human Exposure to Environmental Chemicals, Updated Tables*, (September 2013). Atlanta, GA: U.S. Department of Health and Human Services, Centers for Disease Control and Prevention; 2013. http://www.cdc.gov/exposurereport/

[43] Centers for Disease Control and Prevention. *Fourth Report on Human Exposure to Environmental Chemicals*. Atlanta, GA: U.S. Department of Health and Human Services, Centers for Disease Control and Prevention; 2009. http://www.cdc.gov/exposurereport/

[44] Weuve J, Hauser R, Calafat AM, Missmer SA, and Wise LA. Association of exposure to phthalates with endometriosis and uterine leiomyomata: Findings from NHANES, 1999–2004. *Environ Health Perspect*. 2010;118:825–32.

[45] Luisi S, Latini G, de Felice C et al. Low serum concentrations of di-(2-ethylhexyl)phthalate in women with uterine fibromatosis. *Gynecol Endocrinol*. 2006;22:92–5.

[46] Huang PC, Tsai EM, Li WF et al. Association between phthalate exposure and glutathione *S*-transferase M1 polymorphism in adenomyosis, leiomyoma and endometriosis. *Hum Reprod*. 2010;25:986–94.

[47] Pollack AZ, Buck Louis GM, Chen Z et al. Bisphenol A, benzophenone-type ultraviolet filters, and phthalates in relation to uterine leiomyoma. *Environ Res*. 2015;137:101–7.

[48] Kim YA, Kho Y, Chun KC et al. Increased urinary phthalate levels in women with uterine leiomyoma: A case-control study. *Int J Environ Res Public Health*. 2016;13.

[49] Wise LA, Palmer JR, Reich D, Cozier YC, and Rosenberg L. Hair relaxer use and risk of uterine leiomyomata in African-American women. *Am J Epidemiol*. 2012;175:432–40.

[50] Calafat AM, Koch HM, Swan SH et al. Misuse of blood serum to assess exposure to bisphenol A and phthalates. *Breast Cancer Res*. 2013;15:403.

[51] Kato K, Silva MJ, Brock JW et al. Quantitative detection of nine phthalate metabolites in human serum using reversed-phase high-performance liquid chromatography-electrospray ionization-tandem mass spectrometry. *J Anal Toxicol*. 2003;27:284–9.

[52] Hoppin JA, Brock JW, Davis BJ, and Baird DD. Reproducibility of urinary phthalate metabolites in first morning urine samples. *Environ Health Perspect*. 2002;110:515–8.

[53] Adibi JJ, Whyatt RM, Williams PL et al. Characterization of phthalate exposure among pregnant women assessed by repeat air and urine samples. *Environ Health Perspect*. 2008;116:467–73.

[54] Baird DD, Saldana TM, Nepomnaschy PA et al. Withinperson variability in urinary phthalate metabolite concentrations: Measurements from specimens after long-term frozen storage. *J Expo Sci Environ Epidemiol*. 2010;20:169–75.

[55] Hauser R, Meeker JD, Park S, Silva MJ, and Calafat AM. Temporal variability of urinary phthalate metabolite levels in men of reproductive age. *Environ Health Perspect*. 2004;112:1734–40.

[56] Teitelbaum SL, Britton JA, Calafat AM et al. Temporal variability in urinary concentrations of phthalate metabolites, phytoestrogens and phenols among minority children in the United States. *Environ Res*. 2008;106:257–69.

[57] Calafat AM, Ye X, Wong LY, Reidy JA, and Needham LL. Exposure of the U.S. population to bisphenol A and 4-tertiary octylphenol: 2003–2004. *Environ Health Perspect*. 2008;116:39–44.

[58] Lee YJ, Ryu HY, Kim HK et al. Maternal and fetal exposure to bisphenol A in Korea. *Reprod Toxicol*. 2008;25:413–9.

[59] Tsutsumi O. Assessment of human contamination of estrogenic endocrine-disrupting chemicals and their risk for human reproduction. *J Steroid Biochem Mol Biol*. 2005; 93:325–30.

[60] Mok-Lin E, Ehrlich S, Williams PL et al. Urinary bisphenol A concentrations and ovarian response among women undergoing IVF. *Int J Androl*. 2010;33:385–93.

[61] Giusti RM, Iwamoto K, and Hatch EE. Diethylstilbestrol revisited: A review of the long-term health effects. *Ann Intern Med*. 1995;122:778–88.

[62] Hoover RN, Hyer M, Pfeiffer RM et al. Adverse health outcomes in women exposed in utero to diethylstilbestrol. *N Engl J Med*. 2011;365:1304–14.

[63] D'Aloisio AA, Baird DD, DeRoo LA, and Sandler DP. Early-life exposures and early onset uterine Leiomyomata in black women in the Sister Study. *Environ Health Perspect*. 2012;120:406–12.

[64] Hunt PA, Koehler KE, Susiarjo M et al. Bisphenol a exposure causes meiotic aneuploidy in the female mouse. *Curr Biol*. 2003;13:546–53.

[65] Can A, Semiz O, and Cinar O. Bisphenol-A induces cell cycle delay and alters centrosome and spindle microtubular organization in oocytes during meiosis. *Mol Hum Reprod*. 2005;11:389–96.

[66] Mohri T and Yoshida S. Estrogen and bisphenol A disrupt spontaneous [Ca(2+)](i) oscillations in mouse oocytes. *Biochem Biophys Res Commun*. 2005;326:166–73.

[67] Mlynarcikova A, Kolena J, Fickova M, and Scsukova S. Alterations in steroid hormone production by porcine ovarian granulosa cells caused by bisphenol A and bisphenol A dimethacrylate. *Mol Cell Endocrinol*. 2005;244:57–62.

[68] Mlynarcikova A, Fickova M, and Scsukova S. The effects of selected phenol and phthalate derivatives on steroid hormone production by cultured porcine granulosa cells. *Altern Lab Anim*. 2007;35:71–7.

[69] Hunt PA, Lawson C, Gieske M et al. Bisphenol A alters early oogenesis and follicle formation in the fetal ovary of the rhesus monkey. *Proc Natl Acad Sci U S A*. 2012; 109:17525–30.

[70] Eichenlaub-Ritter U, Vogt E, Cukurcam S, Sun F, Pacchierotti F, and Parry J. Exposure of mouse oocytes to bisphenol A causes meiotic arrest but not aneuploidy. *Mutat Res*. 2008;651:82–92.

[71] Lenie S, Cortvrindt R, Eichenlaub-Ritter U, and Smitz J. Continuous exposure to bisphenol A during *in vitro* follicular development induces meiotic abnormalities. *Mutat Res*. 2008;651:71–81.

[72] Mlynarcikova A, Nagyova E, Fickova M, and Scsukova S. Effects of selected endocrine disruptors on meiotic maturation, cumulus expansion, synthesis of hyaluronan and progesterone by porcine oocyte-cumulus complexes. *Toxicol In Vitro*. 2009;23:371–7.

[73] Xi W, Lee CK, Yeung WS et al. Effect of perinatal and postnatal

bisphenol A exposure to the regulatory circuits at the hypothalamus–pituitary–gonadal axis of CD–1 mice. *Reprod Toxicol.* 2011;31: 409–17.

[74] Akingbemi BT, Sottas CM, Koulova AI, Klinefelter GR, and Hardy MP. Inhibition of testicular steroidogenesis by the xen–oestrogen bisphenol A is associated with reduced pituitary luteinizing hormone secretion and decreased steroidogenic enzyme gene expression in rat Leydig cells. *Endocrinology.* 2004;145:592–603.

[75] Lenie S and Smitz J. Steroidogenesis–disrupting compounds can be effectively studied for major fertility–related endpoints using *in vitro* cultured mouse follicles. *Toxicol Lett.* 2009;185:143–52.

[76] Kato H, Ota T, Furuhashi T, Ohta Y, and Iguchi T. Changes in reproductive organs of female rats treated with bisphenol A during the neonatal period. *Reprod Toxicol.* 2003;17:283–8.

[77] Hiyama M, Choi EK, Wakitani S et al. Bisphenol–A (BPA) affects reproductive formation across generations in mice. *J Vet Med Sci.* 2011;73:1211–5.

[78] Cabaton NJ, Wadia PR, Rubin BS et al. Perinatal exposure to environmentally relevant levels of bisphenol A decreases fertility and fecundity in CD–1 mice. *Environ Health Perspect.* 2011;119:547–52.

[79] Newbold RR, Jefferson WN, and Padilla–Banks E. Longterm adverse effects of neonatal exposure to bisphenol A on the murine female reproductive tract. *Reprod Toxicol.* 2007;24:253–8.

[80] Greathouse KL, Bredfeldt T, Everitt JI et al. Environmental estrogens differentially engage the histone methyltransferase EZH2 to increase risk of uterine tumorigenesis. *Mol Cancer Res.* 2012;10:546–57.

[81] Wang KH, Kao AP, Chang CC, Lin TC, and Kuo TC. Bisphenol A at environmentally relevant doses induces cyclo–oxygenase–2 expression and promotes invasion of human mesenchymal stem cells derived from uterine myoma tissue. *Taiwan J Obstet Gynecol.* 2013;52:246–52.

[82] Shen Y, Ren ML, Feng X, Cai YL, Gao YX, and Xu Q. An evidence *in vitro* for the influence of bisphenol A on uterine leiomyoma. *Eur J Obstet Gynecol Reprod Biol.* 2014;178:80–3.

[83] Shen Y, Xu Q, Ren M, Feng X, Cai Y, and Gao Y. Measurement of phenolic environmental estrogens in women with uterine leiomyoma. *PLOS ONE.* 2013;8:e79838.

[84] Han MS, Byun JC, Park JE, Kim JY, Chung JY, and Kim JM. Bisphenol–A concentrations from leiomyoma patients by LC/MS. *Toxicol Res.* 2011;27:49–52.

[85] Zhou F, Zhang L, Liu A et al. Measurement of phenolic environmental estrogens in human urine samples by HPLC–MS/MS and primary discussion the possible linkage with uterine leiomyoma. *J Chromatogr B Analyt Technol Biomed Life Sci.* 2013;938:80–5.

[86] Shen Y, Ren ML, Feng X, Gao YX, Xu Q, and Cai YL. Does nonylphenol promote the growth of uterine fibroids? *Eur J Obstet Gynecol Reprod Biol.* 2014;178:134–7.

[87] Teeguarden JG, Calafat AM, Ye X et al. Twenty–four hour human urine and serum profiles of bisphenol a during high–dietary exposure. *Toxicol Sci.* 2011;123:48–57.

[88] Hagmar L, Wallin E, Vessby B, Jonsson BA, Bergman A, and Rylander L. Intra–individual variations and time trends 1991–2001 in human serum levels of PCB, DDE and hexa–chlorobenzene. *Chemosphere.* 2006;64:1507–13.

[89] Longnecker MP, Rogan WJ, and Lucier G. The human health effects of DDT (dichlorodiphenyltrichloroethane) and PCBS (polychlorinated biphenyls) and an overview of organochlorines in public health. *Annu Rev Public Health.* 1997;18:211–44.

[90] Xue J, Liu SV, Zartarian VG, Geller AM, and Schultz BD. Analysis of NHANES measured blood PCBs in the general US population and application of SHEDS model to identify key exposure factors. *J Expo Sci Environ Epidemiol.* 2014;24:615–21.

[91] Korach KS, Sarver P, Chae K, McLachlan JA, and McKinney JD. Estrogen receptor–binding activity of polychlorinated hydroxybiphenyls: Conformationally restricted structural probes. *Mol Pharmacol.* 1988;33:120–6.

[92] Hodges LC, Bergerson JS, Hunter DS, and Walker CL. Estrogenic effects of organochlorine pesticides on uterine leiomyoma cells *in vitro. Toxicol Sci.* 2000;54:355–64.

[93] Hodges LC, Hunter DS, Bergerson JS, Fuchs–Young R, and Walker CL. An *in vivo/in vitro* model to assess endocrine dis–rupting activity of xenoestrogens in uterine leiomyoma. *Ann N Y Acad Sci.* 2001;948:100–11.

[94] Jansen HT, Cooke PS, Porcelli J, Liu TC, and Hansen LG. Estrogenic and antiestrogenic actions of PCBs in the female rat: *In vitro* and *in vivo* studies. *Reprod Toxicol.* 1993; 7:237–48.

[95] Backlin BM, Eriksson L, and Olovsson M. Histology of uterine leiomyoma and occurrence in relation to reproductive activity in the Baltic gray seal (*Halichoerus grypus*). *Vet Pathol.* 2003;40:175–80.

[96] Bredhult C, Backlin BM, Bignert A, and Olovsson M. Study of the relation between the incidence of uterine leiomyomas and the concentrations of PCB and DDT in Baltic gray seals. *Reprod Toxicol.* 2008;25:247–55.

[97] Lambertino A, Turyk M, Anderson H, Freels S, and Persky V. Uterine leiomyomata in a cohort of Great Lakes sport fish consumers. *Environ Res.* 2011;111:565–72.

[98] Qin Y, Leung C, Leung A, Wu S, Zheng J, and Wong M. Persistent organic pollutants and heavy metals in adipose tissues of patients with uterine leiomyomas and the association of these pollutants with seafood diet, BMI, and age. *Environmental Science and Pollution Research.* 2010;17:229–40.

[99] Trabert B, Chen Z, Kannan K et al. Persistent organic pollutants (POPs) and fibroids: Results from the ENDO study. *J Expo Sci Environ Epidemiol.* 2015;25:278–85.

[100] Wise LA, Radin RG, Kumanyika SK, Ruiz–Narvaez EA, Palmer JR, and Rosenberg L. A prospective study of dietary fat and risk of uterine leiomyomata. *Am J Clin Nutr.* 2014;99:1105–16.

[101] McGraw JE and Waller DP. Fish ingestion and congener specific polychlorinated biphenyl and p,p'–dichlorodiphenyldichloroethylene serum concentrations in a great lakes cohort of pregnant African American women. *Environ Int.* 2009;35:557–65.

[102] Mozaffarian D and Rimm EB. Fish intake, contaminants, and human health: Evaluating the risks and the benefits. *JAMA.* 2006;296:1885–99.

[103] Stoica A, Katzenellenbogen BS, and Martin MB. Activation of estrogen receptor–alpha by the heavy metal cadmium. *Mol Endocrinol.* 2000;14:545–53.

[104] Fechner P, Damdimopoulou P, and Gauglitz G. Biosensors paving the way to understanding the interaction between cadmium and the estrogen receptor alpha. *PLOS ONE.* 2011;6:e23048.

[105] Martin MB, Reiter R, Pham T et al. Estrogen–like activity of metals in MCF–7 breast cancer cells. *Endocrinology.* 2003;144:2425–36.

[106] Nasiadek M, Swiatkowska E, Nowinska A, Krawczyk T, Wilczynski JR, and Sapota A. The effect of cadmium on steroid hormones and their receptors in women with uterine myo–mas. *Arch Environ Contam Toxicol.* 2011;60:734–41.

[107] Wide M and Wide L. Estradiol receptor activity in uteri of pregnant mice given lead before implantation. *Fertil Steril.* 1980;34:503–8.

[108] Rzymski P, Niedzielski P, Rzymski P, Tomczyk K, Kozak L, and Poniedzialek B. Metal accumulation in the human uterus varies by pathology and smoking status. *Fertil Steril.* 2016;105:1511–8 e3.

[109] Rzymski P, Rzymski P, Tomczyk K et al. Metal status in human endometrium: Relation to cigarette smoking and histological lesions. *Environ Res.* 2014;132:328–33.

[110] Nasiadek M, Krawczyk T, and Sapota A. Tissue levels of cadmium and trace elements in patients with myoma and uterine cancer. *Hum Exp Toxicol.* 2005;24:623–30.

[111] Cunzhi H, Jiexian J, Xianwen Z, Jingang G, Shumin Z, and Lili D. Serum and tissue levels of six trace elements and copper/zinc ratio in patients with cervical cancer and uterine myoma. *Biol Trace Elem Res.* 2003;94:113–22.

[112] Jackson LW, Zullo MD, and Goldberg JM. The association between heavy metals, endometriosis and uterine myomas among premenopausal women: National Health and Nutrition Examination Survey 1999–2002. *Hum Reprod.* 2008;23:679–87.

[113] Johnstone EB, Louis GM, Parsons PJ et al. Increased urinary cobalt and whole blood concentrations of cadmium and lead in women with uterine leiomyomata: Findings from the ENDO Study. *Reprod*

Toxicol. 2014;49:27–32.

[114] Abadin H, Ashizawa A, Stevens YW et al. *Toxicological Profile for Lead*. Atlanta (GA); 2007.

[115] Wide M. In: *Reproductive and Developmental Toxicity of Metals*. Clarkson TW, Nordberg GF, Sager PR (eds). New York: Plenum Press, 1983, pp. 343–56.

[116] Ronis MJ, Badger TM, Shema SJ, Roberson PK, and Shaikh F. Reproductive toxicity and growth effects in rats exposed to lead at different periods during development. *Toxicol Appl Pharmacol*. 1996;136:361–71.

[117] Faroon O, Ashizawa A, Wright S et al. *Toxicological Profile for Cadmium*. Atlanta (GA); 2012.

[118] Wang HJ, Liu ZP, Jia XD, Chen H, and Tan YJ. Endocrine disruption of cadmium in rats using the OECD enhanced TG 407 test system. *Biomed Environ Sci*. 2014;27:950–9.

[119] Johnson MD, Kenney N, Stoica A et al. Cadmium mimics the *in vivo* effects of estrogen in the uterus and mammary gland. *Nat Med*. 2003;9:1081–4.

[120] Gao X, Yu L, Moore AB, Kissling GE, Waalkes MP, and Dixon D. Cadmium and proliferation in human uterine leiomyoma cells: Evidence of a role for EGFR/MAPK pathways but not classical estrogen receptor pathways. *Environ Health Perspect*. 2015;123:331–6.

[121] Crinnion WJ. The CDC fourth national report on human exposure to environmental chemicals: What it tells us about our toxic burden and how it assist environmental medicine physicians. *Altern Med Rev*. 2010;15:101–9.

[122] Simonsen LO, Harbak H, and Bennekou P. Cobalt metabolism and toxicology—a brief update. *Sci Total Environ*. 2012;432:210–5.

[123] Bucher JR, Elwell MR, Thompson MB, Chou BJ, Renne R, and Ragan HA. Inhalation toxicity studies of cobalt sulfate in F344/N rats and B6C3F1 mice. *Fundam Appl Toxicol*. 1990;15:357–72.

[124] Bucher JR, Hailey JR, Roycroft JR et al. Inhalation toxicity and carcinogenicity studies of cobalt sulfate. *Toxicol Sci*. 1999;49: 56–67.

[125] NTP. Toxicity studies of cobalt sulphate heptahydrate (CAS No. 10026–24–1) in F344/N rats and B6C3F1 mice (inhalation studies). Research Triangle Park: United States Department of Health and Human Services, National Institutes of Health, National Toxicology Program (NIH Publication No. 91–3124), 1991.

[126] Risher JF, De Rosa CT, Jones DE, and Murray HE. Summary report for the expert panel review of the toxicological profile for mercury. *Toxicol Ind Health*. 1999;15:483–516.

[127] Burbacher TM, Shen DD, Liberato N, Grant KS, Cernichiari E, and Clarkson T. Comparison of blood and brain mercury levels in infant monkeys exposed to methylmercury or vaccines containing thimerosal. *Environ Health Perspect*. 2005;113:1015–21.

[128] Stadnicka A. Localization of mercury in the rat ovary after oral administration of mercuric chloride. *Acta Histochem*. 1980;67: 227–33.

[129] Lamperti AA and Printz RH. Localization, accumulation, and toxic effects of mercuric chloride on the reproductive axis of the female hamster. *Biol Reprod*. 1974;11:180–6.

[130] Khan AT, Atkinson A, Graham TC, Thompson SJ, Ali S, and Shireen KF. Effects of inorganic mercury on reproductive performance of mice. *Food Chem Toxicol*. 2004;42:571–7.

[131] Lamperti A and Niewenhuis R. The effects of mercury on the structure and function of the hypothalamo–pituitary axis in the hamster. *Cell Tissue Res*. 1976;170:315–24.

[132] Eskenazi B, Warner M, Samuels S et al. Serum dioxin concentrations and risk of uterine leiomyoma in the Seveso Women's Health Study. *Am J Epidemiol*. 2007;166:79–87.

[133] Gomez–Duran A, Carvajal–Gonzalez JM, Mulero–Navarro S, Santiago–Josefat B, Puga A, and Fernandez–Salguero PM. Fitting a xenobiotic receptor into cell homeostasis: How the dioxin receptor interacts with TGFbeta signaling. *Biochem Pharmacol*. 2009;77:700–12.

[134] Czarnota J, Gennings C, and Wheeler DC. Assessment of weighted quantile sum regression for modeling chemical mixtures and cancer risk. *Cancer Inform*. 2015;14:159–71.

[135] Gennings C, Carrico C, Factor–Litvak P, Krigbaum N, Cirillo PM, and Cohn BA. A cohort study evaluation of maternal PCB exposure related to time to pregnancy in daughters. *Environ Health*. 2013;12:66.

[136] Bobb JF, Valeri L, Claus Henn B et al. Bayesian kernel machine regression for estimating the health effects of multipollutant mixtures. *Biostatistics*. 2015;16:493–508.

[137] Liu D, Lin X, and Ghosh D. Semiparametric regression of multidimensional genetic pathway data: Least–squares kernel machines and linear mixed models. *Biometrics*. 2007; 63:1079–88.

[138] Liu D, Ghosh D, and Lin X. Estimation and testing for the effect of a genetic pathway on a disease outcome using logistic kernel machine regression via logistic mixed models. *BMC Bioinformatics*. 2008;9:292.

[139] Liaw A and Wiener M. Classification and regression by random forest. *R News*. 2002;2(3):18–22. http://CRAN.R–project.org/doc/Rnews/

[140] Dueholm M, Lundorf E, Hansen ES, Ledertoug S, and Olesen F. Accuracy of magnetic resonance imaging and transvaginal ultrasonography in the diagnosis, mapping, and measurement of uterine myomas. *Am J Obstet Gynecol*. 2002;186:409–15.

[141] Katz TA, Yang Q, Trevino LS, Walker CL, and Al–Hendy A. Endocrine–disrupting chemicals and uterine fibroids. *Fertil Steril*. 2016;106:967–77.

[142] Mas A, Stone L, O'Connor PM et al. Developmental exposure to endocrine disruptors expands murine myometrial stem cell compartment as a prerequisite to leiomyoma tumorigenesis. *Stem Cells*. 2017;35:666–78.

[143] Prusinski Fernung LE, Yang Q, Sakamuro D, Kumari A, Mas A, and Al–Hendy A. Endocrine disruptor exposure during development increases incidence of uterine fibroids by altering DNA repair in myometrial stem cells. *Biol Reprod*. 2018;99:735–48.

[144] Prusinski L, Al–Hendy A, and Yang Q. Developmental exposure to endocrine disrupting chemicals alters the epigenome: Identification of reprogrammed targets. *Gynecol Obstet Res*. 2016;3:1–6.

[145] Baird DD, Harmon QE, Upson K et al. A prospective, ultra–sound–based study to evaluate risk factors for uterine fibroid incidence and growth: Methods and results of recruitment. *J Womens Health (Larchmt)*. 2015;24:907–15.

[146] Wise LA. Study of Environment Lifestyle and Fibroids (SELF): Advancing the field of fibroid epidemiology. *J Womens Health (Larchmt)*. 2015;24:862–4.

[147] Jackson LW, Howards PP, Wactawski–Wende J, and Schisterman EF. The association between cadmium, lead and mercury blood levels and reproductive hormones among healthy, premenopausal women. *Hum Reprod*. 2011;26:2887–95.

[148] Zota AR, Geller RJ, Calafat AM, Marfori CQ, Baccarelli AA, and Moawad GN. Phthalates exposure and uterine fibroid burden among women undergoing surgical treatment for fibroids: A preliminary study. *Fertil Steril*. 2019; 111(1):112–21.

[149] Wesselink AK, Bethea TN, McClean M, Weuve J, Williams PL, Hauser R, Sjödin A, Brasky TM, Baird DD, and Wise LA. Predictors of plasma polychlorinated biphenyl concentrations among reproductive–aged black women. *Int J Hyg Environ Health*. 2019;222(7):1001–1010.

[150] Brasky TM, Bethea TN, Wesselink AK, Wegienka GR, Baird DD, and Wise LA. Dietary fat intake and risk of uterine leiomyomata: A prospective ultrasound study. *Am J Epidemiol*, in press.

第 3 章 饮食因素与子宫肌瘤

Dietary Factors and Uterine Fibroids

Holly R. Harris　Stacey A. Missmer　Kathryn L. Terry　著

李亚楠　译　　刘义彬　校

饮食因素可能在肌瘤病因学中起作用，因为他们可能改变内源性激素及其炎症效应。但是，很少有研究探究饮食与子宫肌瘤（uterrine fibroid，UL）风险的关系，也没有明确的饮食关联被建立起来。表 3–1 提供了截至 2016 年 6 月研究饮食因素和 UL 的同行评议研究的特征，观察到的相关性汇总在表 3–2 中。

一、水果和蔬菜

水果和蔬菜含有维生素、矿物质、抗氧化剂和植物化学物质，可以降低肌瘤的风险。饮食和肌瘤风险之间最一致的关联之一是水果和蔬菜的摄入（表 3–3）。前瞻性黑人女性健康（black women's health study，BWHS）队列研究和在中国和意大利进行的病例对照研究都报道了摄入水果和蔬菜降低了 UL 的风险[1–4]。具体地说，BWHS 报道了全部水果和蔬菜加在一起在统计上显著降低的风险，水果比蔬菜的相关性更强，这似乎是由柑橘类水果的显著负相关性导致的[2]。He 等也报道了与水果和蔬菜的总摄入量存在显著的负相关[1]，而 Shen 等报道了与西蓝花、卷心菜、大白菜、西红柿和苹果存在显著负相关[4]，Chiaffarino 等报道了与新鲜水果和绿色蔬菜的摄入量呈显著负相关[3]。动物数据表明，番茄红素，一种具有强抗氧化特性的类胡萝卜素，可以降低 UL 的风险[5]。然而，在病例对照和队列研究中，番茄红素、其他类胡萝卜素、维生素 C 和 E、叶酸和纤维都不能解释水果和蔬菜能够降低风险的原因[2, 6, 7]。BWHS 观察到膳食维生素 A 和肌瘤风险呈负相关，这似乎是由预先形成的维生素 A 驱动的，而不是前维生素 A 类胡萝卜素[2]。相比之下，国家健康和营养检查调查中的一项横断面研究检测了血清微量营养素水平，报道称患有肌瘤的女性的血清维生素 A 浓度高于非 UL 女性，但其他类胡萝卜素或微量营养素的血清水平没有观察到差异[8]。

二、膳食脂肪

反式脂肪摄入影响循环中 IL-6、IL-1β、TNF-α 和其他炎症标志物的水平[9–11]，而包括 IL-6、IL-1 和 TNF-α 在内的标志物已被报道影响消化子宫内膜细胞外基质的酶的分泌[12]。相反，膳食摄入量和血浆 ω-3 脂肪酸水平与炎症细胞因子呈负相关，包括 IL-6、TNF-α 和 TNF-α 受体[13, 14]。ω-6 脂肪酸也被假设通过其抗炎特性来降低肌瘤风险。然而，很少有研究调查饮食脂肪和肌瘤风险之间的联系[3, 7, 15]。BWHS 研究了膳食脂肪和肌瘤风险的关系，报道了摄入特定的长链 ω-3 脂肪酸会显著增加肌瘤的风险，但与总脂肪或其他脂肪亚型没有显著的相关性[15]。然而，

表 3–1 关于饮食因素和子宫肌瘤风险的先前观察研究总结

作者 / 年	研究名称 / 类型	肌瘤病例和对照或研究人群总数	饮食或生物标志物评估方法	评估的暴露	暴露分类	调整变量
基于问卷的饮食评估						
Shen 2016 [4]	基于医院的病例对照研究，南京，中国	纤维瘤 600 例，对照组 600 例	问卷调查	绿茶、蜂蜜、咖啡、大葱、维生素D、大蒜、草莓、葡萄、蔓越莓、蓝莓、核桃、石榴、花椰菜、卷心菜、大白菜、萝卜、西红柿、西瓜、木瓜、柠檬、洋葱、苹果	经常、偶尔、不摄入	年龄、教育
Wise 2014 [15]	2001—2009 年前瞻性队列研究，黑人女性健康研究	2695 例偶发性纤维瘤，12 044 名参与者开始随访	85 项食物频率问卷（FFQ）	总脂肪、饱和脂肪、单不饱和脂肪、多不饱和脂肪、ω-6 脂肪酸摄入量、ω-3 脂肪酸摄入量、ω-6 与 ω-3 脂肪酸的比例、反式脂肪、所有鱼类 / 海鲜、黑肉鱼、其他鱼类 / 海鲜	脂肪摄入量的五分位数；鱼类 / 海鲜摄入量的四分位数	年龄、问卷周期、能量摄入、初潮年龄、胎次、初生年龄、自上次出生以来的年数、是否使用过口服避孕药、首次使用口服避孕药的年龄、酒精、吸烟、体重指数（BMI）、教育、职业、收入、婚姻状况、美国居住地区
He 2013 [1]	基于医院的病例对照研究，北京，中国	肌瘤 73 例，210 控制	简式 FFQ	谷物、大豆、肉类、鱼类、乳制品、鸡蛋、蔬菜和水果、甜点、油炸食品、咸食品	高消耗量（超过 3 天 / 周）、中等消耗量（1~2 天 / 周）、低消耗量（从不 / 少于 1 天 / 周）	年龄、妊娠、产次
Wise 2011 [2]	1997—2009 年前瞻性队列研究，黑人女性健康研究	6627 例偶发性纤维瘤，22 583 名参与者开始随访	68 项 FFQ（1995 年）和 85 项 FFQ（2001 年）	水果和蔬菜总量、蔬菜（总量、十字花科、绿叶、黄色 – 橙色）、水果（总量、柑橘、哈密瓜、苹果、梨和香蕉、橙汁和葡萄柚汁）、维生素 A（总量、膳食、维生素 A 原、预制维生素 A）、维生素 C（总量、膳食）、维生素 E（总量、膳食）、叶酸（总量、膳食）、类胡萝卜素（番茄红素、α- 胡萝卜素、β- 胡萝卜素、胡萝卜素、β- 隐黄质、叶黄素 / 玉米黄质）、纤维（总量、不溶性、可溶性）	不同种类的食物摄入量（即<1/ 天、1/ 天、2~3/ 天、4+/ 天），营养素摄入的五分位数	年龄、时间段、能量摄入、胎次、初生年龄、自上次出生以来的年数、是否使用过口服避孕药、首次使用口服避孕药的年龄、体重指数、吸烟、当前酒精摄入量、多种维生素的使用、教育、收入、婚姻状况、美国居住地区

（续表）

作者 / 年	研究名称 / 类型	肌瘤病例和对照或研究人群总数	饮食或生物标志物评估方法	评估的暴露	暴露分类	调整变量
Wise 2010 [16]	前瞻性队列 1997–2007，黑人女性健康研究	5871 例子宫肌瘤病例，开始时 22 120 名参与者随访	68 项 FFQ（1995 年）和 85 项 FFQ（2001 年）	乳制品（全脂牛奶、高脂牛奶、低脂牛奶、奶酪、冰淇淋、酸奶、黄油）、大豆（全脂大豆食品、豆奶、豆腐、大豆 / 蔬菜汉堡）、钙、磷、钙磷比、膳食维生素 D、丁酸摄入量	食物摄入的不同类别（即< 1/天、1/天、2/天、3/天、4+/天），营养素摄入量的五分类	年龄、时间段、能量摄入、月经初潮年龄、产次、首次分娩年龄、距上次分娩的年数、是否使用过口服避孕药、首次使用口服避孕药的年龄、剧烈运动、体重指数、吸烟、酒精摄入、糖尿病、教育、职业、收入、婚姻状况、地理区域
Radin 2010 [31]	前瞻性队列 1997–2007，黑人女性健康研究	5800 例子宫肌瘤病例，随访开始时 22 861 名参与者	68 项 FFQ（1995 年）和 85 项 FFQ（2001 年）	血糖负荷、血糖指数	五分类	年龄、问卷周期、能量摄入、乳制品的份量、初潮年龄、目前使用激素避孕、体重指数、糖尿病、目前饮酒、吸烟、剧烈体育活动、目前美国居住地区、婚姻状况、家庭收入、职业、教育、产次、首次分娩年龄、距上次分娩的年数
Nagata 2009 [7]	基于医院的病例对照研究，日本岐阜	肌瘤 54 例，231 例对照	169 项 FFQ	总能量、脂肪（总量、SFA、MUFA、PUFA）、膳食纤维、大豆异黄酮、酒精（总量、啤酒 / 淡啤酒、其他类型的酒）	三分类	年龄、体重指数、吸烟、活产数、初潮年龄
Terry 2008 [6]	前瞻性队列 1991–2001，护士健康研究Ⅱ	6302 例子宫肌瘤病例，82 512 名参与者随访开始时	130 项 FFQ（1991、1995 和 1999 评估）	番茄红素、α- 胡萝卜素、β- 胡萝卜素、β- 隐黄素、叶黄素 / 玉米黄质	五分类	年龄、初潮年龄、不孕症、婚姻状况、血统、首次使用口服避孕药的年龄、产次、首次分娩年龄、距上次分娩的年数、体重指数、舒张压、抗高血压治疗、卡路里
Wise 2004 [30]	前瞻性队列 1997–2001，黑人女性健康研究	2177 例子宫肌瘤病例，随访开始时 22 885 名参与者	68 项 FFQ	酒精消费状况、当前酒精消费、酒精消费年限、酒精类型（啤酒、葡萄酒、白酒）、咖啡（含咖啡因、无咖啡因）、茶、软饮料、咖啡因	不同的摄入类别［即几乎从不、< 1、1、2、3、3 杯 / 天或更多］	年龄、时间段、初潮年龄、首次分娩年龄、距上次分娩的年数、口服避孕药的使用、教育、吸烟、当前饮酒量、体重指数

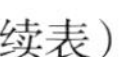

（续表）

作者 / 年	研究名称 / 类型	肌瘤病例和对照或研究人群总数	饮食或生物标志物评估方法	评估的暴露	暴露分类	调整变量
Chiaffarino 1999 [3]	基于医院的病例对照研究，意大利米兰	肌瘤 843 例，1 557 例对照	问卷	牛奶、牛肉和其他红肉、肝脏、胡萝卜、绿色蔬菜、新鲜水果、鸡蛋、火腿、鱼、奶酪、全谷物食品、黄油、人造黄油、油、咖啡、茶、酒精	高、中、低	年龄、教育程度、婚姻状况、产次、体重指数、吸烟、采访的日历年
基于生物标志物的暴露评估						
Baird 2013 [25]	基于健康计划的横断面研究，国家环境健康科学子宫肌瘤研究所	674 名患有肌瘤的参与者，362 名无肌瘤的参与者	用放射免疫分析法测定血浆水平	25- 羟基维生素 D	线性项和 5ng/ml 分类	年龄、初潮年龄、24 岁后的足月妊娠、体重指数、体力活动、种族
Paffoni 2013 [27]	基于不孕症诊所的病例对照研究，意大利米兰	肌瘤 128 例，256 例对照	用放射免疫分析法测定血清水平	25- 羟基维生素 D_3	连续（ng/ml）和分类（＜ 10ng/ml，10～19.9ng/ml，20+ng/ml）	体重指数、产次、种族
Sabry 2013 [26]	基于门诊的横断面研究，埃及索哈格	104 名患有肌瘤的参与者，50 名无肌瘤的参与者	用放射免疫分析法测定血清水平	25- 羟基维生素 D_3	连续（ng/ml）	按族裔分层
Martin 2011 [8]	基于人口的横断面研究，2003—2004 年全国健康和营养检查调查	68 名患有肌瘤的参与者，819 名无肌瘤的参与者	血清水平	β- 胡萝卜素、维生素 A、维生素 B_6、维生素 B_{12}、维生素 C、维生素 E、叶酸	三分类	年龄、种族、体重指数、教育程度、胎次、口服避孕药的使用、首次分娩年龄、最后一次分娩时年龄
Atkinson 2006 [29]	基于健康计划的病例对照研究，美国华盛顿	肌瘤 170 例，173 例对照	气相色谱 – 质谱法测定尿植物雌激素	异黄酮和木脂素	连续（nmol/mg Cr^x）和四分位数	年龄、体重指数、种族、子宫肌瘤家族史、平均木质素或异黄酮排泄量

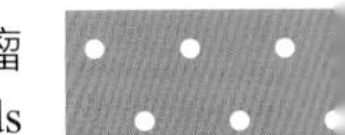

表 3-2 选定的饮食因素与子宫肌瘤之间的关系概述

饮食因素	关联摘要	参考文献
水果和蔬菜	持续降低风险	[1–4]
胡萝卜素	无关联	[2, 6]
脂肪	总体无关联，提示特定长链 ω-3 脂肪酸风险增加	[3, 7, 15]
乳制品	不一致	[1, 3, 16]
膳食维生素 D	无关联	[4, 16]
血浆维生素 D	持续降低风险	[25–27]
鱼类	不一致	[1, 3, 15, 28]
大豆	无关联	[1, 7, 16]
肉类	不一致	[1, 3]
酒精	提示啤酒饮用者风险增加	[3, 7, 30]

表 3-3 评估水果和蔬菜摄入量与子宫肌瘤之间关系的研究的主要结果

作者 / 年	选择的暴露	多变量危险比（HR）或优势比（OR）和 95%CI	份量分类
Shen 2016 [4]	西蓝花	OR=0.55，95%CI=0.32～0.96	连续份量
	卷心菜	OR=0.45，95%CI=0.21～0.95	
	大白菜	OR=0.31，95%CI=0.10～0.95	
	番茄	OR=0.45，95%CI=0.24～0.85	
	苹果	OR=0.41，95%CI=0.21～0.81	
He 2013 [1]	蔬菜及水果	OR=0.4，95%CI=0.2～0.9	高 vs. 低消耗（参考）
Wise 2011 [2]	水果及蔬菜合计	HR=0.90，95%CI=0.82～0.98	≥4 份 / 天 vs.＜1/ 天（参考）
	蔬菜合计	HR=0.97，95%CI=0.89～1.05	≥2 份 / 天 vs.＜4/ 周（参考）
	十字花科	HR=0.97，95%CI=0.89～1.06	≥6 份 / 周 vs.＜1/ 周（参考）
	绿叶的	HR=0.93，95%CI=0.85～1.01	≥6 份 / 周 vs.＜1/ 周（参考）
	黄橙色的	HR=1.00，95%CI=0.92～1.09	≥6 份 / 周 vs.＜1/ 周（参考）
	水果合计	HR=0.89，95%CI=0.81～0.98	≥2 份 / 天 vs.＜2/ 周（参考）
	柑橘类	HR=0.92，95%CI=0.86～1.00	≥3 份 / 周 vs.＜1/ 月（参考）
	哈密瓜	HR=0.95，95%CI=0.86～1.04	≥3 份 / 周 vs.＜1/ 月（参考）
	苹果，梨及香蕉	HR=0.98，95%CI=0.89～1.08	≥3 份 / 周 vs.＜1/ 月（参考）
	橙子及葡萄柚汁	HR=1.02，95%CI=0.93～1.12	≥1 份 / 天 vs.＜1/ 月（参考）
Chiaffarino 1999 [3]	青菜	OR=0.5，95%CI=0.4～0.6	第三 vs. 第一三分位数（参考）

在一项通过健康检查计划登记的日本女性的横断面研究中[7]，或者在一项调查黄油、人造黄油和油脂摄入量的意大利病例对照研究中，没有观察到膳食脂肪和肌瘤的联系[12]。

三、乳制品

乳制品食品还含有多种成分，可通过其抗肿瘤和抗炎作用[16, 17]及对循环雌激素的影响[18]来预防肌瘤。在小鼠模型中，牛奶饮食已被证明可以减少氧化和炎症应激的标记物，包括 TNFα 和 IL-6[17]。此外，研究表明，饮用牛奶还可以增加循环中的胰岛素样生长因子 –I（insulin-like growth factor-I，IGF-I）水平[19–21]，而 IGF-I 被证明能促进培养的肌瘤细胞增殖[22, 23]。Baird 等报道高循环 IGF-I 水平与肌瘤患病率呈负相关[24]。BWHS 研究了乳制品摄入量和肌瘤的关联，发现随着摄入量的增加，患肌瘤的风险降低，低脂和高脂乳制品也观察到了类似的关联[16]。相比之下，中国和意大利的病例对照研究报道与乳制品[1]、牛奶或奶酪[3]没有显著关联。Wise 等还检测了乳制品中常见的维生素、矿物质和脂肪酸，但在校正了乳制品的总摄入量后，没有观察到与这些饮食因素中的任何一个有显著的相关性[16]。

四、维生素 D

虽然人体的维生素 D 水平主要来自阳光照射，但维生素 D 在某些食物中是自然存在的（如富含脂肪的鱼、肝脏和鸡蛋），而其他食物（如牛奶或橙汁），则富含维生素 D。在 BWHS 或一项基于中国的病例对照研究中，膳食维生素 D 与肌瘤风险无关[4, 16]。然而，考虑到只有小部分维生素 D 来自饮食，血浆水平可能是个体维生素 D 水平的更准确的指标，三项横断面研究报道了血浆维生素 D 水平较高的女性患肌瘤的风险降低[25–27]。

五、鱼

在三个不同的地理区域进行的四项研究调查了鱼的摄入量。虽然鱼可能富含多不饱和脂肪，但它也可能是毒素暴露的来源 – 特别是持久性有机污染物（persistent organic pollutants，POP）和其他植物雌激素化合物。中国的一项病例对照研究报道了食用鱼类与肌瘤风险没有关联[1]，而意大利的一项病例对照研究报道了食用鱼类对肌瘤风险的保护作用[3]。在美国，BWHS 观察到食用深色肉鱼会增加风险[15]。在美国中西部地区，食用含有大量 POP 的运动鱼与增加肌瘤风险略有关联[28]。不同国家消费的不同类型的鱼，各式各样的制作方法，以及不同研究中不同的 POP 负荷，使得对这些结果的解读具有挑战性。

六、大豆

在大豆产品摄入量高和低的人群中进行了大豆摄入量调查，但没有明确的关联。在日本的一项病例对照研究中，没有观察到大豆异黄酮与肌瘤风险的显著关联[7]。在中国或美国的 BWHS 的病例对照研究中，大豆摄入量也与肌瘤风险无关[1, 16]。

七、肉类

只有两项研究调查了肉类摄入量与肌瘤风险的关系，但结果不一致。Chiaffario 等观察到牛肉和其他红肉的摄入量越高，患肌瘤的风险就越高[3]，而 He 等没有观察到肉类摄入量和肌瘤风险之间存在关联[1]。

八、酒精

在对此关联进行研究的三项研究中，有两项研究表明饮酒与患肌瘤的风险增加有关。BWHS 研究报道了目前饮酒和饮酒时间较长的女性中，肌瘤的发病风险明显增高，这种关联在啤酒摄入方面最为强烈 [30]。Nagata 等也观察到肌瘤发病风险升高与酒精摄入量增多有关，尤其在啤酒饮用者中 [7]。一项意大利病例对照研究没有观察到酒精摄入量与肌瘤的联系，但是在这项研究中，90% 的女性饮用葡萄酒，只有小部分人喝啤酒 [3]。

综上所述，很少有研究调查饮食因素与肌瘤风险的关联，而且大多数研究在设计上都是横断面的，这严重降低了得出时间性因果结论的能力。到目前为止，饮食和肌瘤风险的一致关联仅限于两个一致的发现，即高水果和蔬菜摄入量降低风险（尽管主要的食物贡献者仍有待确定）和低维生素 D 水平增加风险（尽管阳光与食物来源的影响仍不清楚）。需要更多的研究来阐明其他饮食因素在肌瘤风险中的作用。鉴于 UL 的流行性及其对女性生活的影响，了解这组可改变的风险或预防因素的影响将对临床和公共卫生产生重大影响。

参考文献

[1] He Y, Zeng Q, Dong S, Qin L, Li G, and Wang P. Associations between uterine fibroids and lifestyles including diet, physical activity and stress: A case-control study in China. *Asia Pac J Clin Nutr*. 2013;22(1):109–17.

[2] Wise LA, Radin RG, Palmer JR, Kumanyika SK, Boggs DA, and Rosenberg L. Intake of fruit, vegetables, and carotenoids in relation to risk of uterine leiomyomata. *Am J Clin Nutr*. 2011;94(6):1620–31.

[3] Chiaffarino F, Parazzini F, La Vecchia C, Chatenoud L, Di Cintio E, and Marsico S. Diet and uterine myomas. *Obstet Gynecol*. 1999;94(3):395–8.

[4] Shen Y, Wu Y, Lu Q, and Ren M. Vegetarian diet and reduced uterine fibroids risk: A case-control study in Nanjing, China. *J Obstet Gynaecol Res*. 2016;42(1):87–94.

[5] Sahin K, Ozercan R, Onderci M et al. Lycopene supplementation prevents the development of spontaneous smooth muscle tumors of the oviduct in Japanese quail. *Nutr Cancer*. 2004;50(2):181–9.

[6] Terry KL, Missmer SA, Hankinson SE, Willett WC, and De Vivo I. Lycopene and other carotenoid intake in relation to risk of uterine leiomyomata. *Am J Obstet Gynecol*. 2008;198(1):37.e1–e8.

[7] Nagata C, Nakamura K, Oba S, Hayashi M, Takeda N, and Yasuda K. Association of intakes of fat, dietary fibre, soya isoflavones and alcohol with uterine fibroids in Japanese women. *Br J Nutr*. 2009;101(10):1427–31.

[8] Martin C, Huber L, Thompson M, and Racine E. Serum micronutrient concentrations and risk of uterine fibroids. *J Womens Health (Larchmt)*. 2011;20(6):915–21.

[9] Baer DJ, Judd JT, Clevidence BA, and Tracy RP. Dietary fatty acids affect plasma markers of inflammation in healthy men fed controlled diets: A randomized crossover study. *Am J Clin Nutr*. 2004;79(6):969–73.

[10] Mozaffarian D, Pischon T, Hankinson SE et al. Dietary intake of trans fatty acids and systemic inflammation in women. *Am J Clin Nutr*. 2004;79(4):606–12.

[11] Mozaffarian D, Rimm EB, King IB, Lawler RL, McDonald GB, and Levy WC. Trans fatty acids and systemic inflammation in heart failure. *Am J Clin Nutr*. 2004;80(6):1521–5.

[12] Bischof P. Endocrine, paracrine, and autocrine regulation of trophoblastic metalloproteinases. *Early Pregnancy*. 2001;5(1):30–1.

[13] Ferrucci L, Cherubini A, Bandinelli S et al. Relationship of plasma polyunsaturated fatty acids to circulating inflammatory markers. *J Clin Endocrinol Metab*. 2006;91(2):439–46.

[14] Pischon T, Hankinson SE, Hotamisligil GS, Rifai N, Willett WC, and Rimm EB. Habitual dietary intake of n-3 and n-6 fatty acids in relation to inflammatory markers among US men and women. *Circulation*. 2003;108(2):155–60.

[15] Wise LA, Radin RG, Kumanyika SK, Ruiz-Narváez EA, Palmer JR, and Rosenberg L. Prospective study of dietary fat and risk of uterine leiomyomata. *Am J Clin Nutr*. 2014;99(5):1105–16.

[16] Wise LA, Radin RG, Palmer JR, Kumanyika SK, and Rosenberg L. A prospective study of dairy intake and risk of uterine leiomyomata. *Am J Epidemiol*. 2010;171(2):221–32.

[17] Zemel MB and Sun X. Dietary calcium and dairy products modulate oxidative and inflammatory stress in mice and humans. *J Nutr*. 2008;138(6):1047–52.

[18] Wolford ST and Argoudelis CJ. Measurement of estrogens in cow's milk, human milk, and dairy products. *J Dairy Sci*. 1979;62(9):1458–63.

[19] Giovannucci E, Pollak M, Liu Y et al. Nutritional predictors of insulin-like growth factor I and their relationships to cancer in men. *Cancer Epidemiol Biomarkers Prev*. 2003; 12(2):84–9.

[20] Heaney RP, McCarron DA, Dawson-Hughes B et al. Dietary changes favorably affect bone remodeling in older adults. *J Am Diet Assoc*. 1999;99(10):1228–33.

[21] Holmes MD, Pollak MN, Willett WC, and Hankinson SE. Dietary correlates of plasma insulin-like growth factor i and insulin-like growth factor binding protein 3 concentrations. *Cancer Epidemiol Biomarkers Prev*. 2002;11(9):852–61.

[22] Strawn EY, Novy MJ, Burry KA, and Bethea CL. Insulin-like growth factor I promotes leiomyoma cell growth *in vitro*. *Am J Obstet Gynecol*. 1995;172(6):1837–44.

[23] van der Ven L, Van Buul-Offers S, Gloudemans T et al. Modulation of insulin-like growth factor (IGF) action by IGF-binding proteins in normal, benign, and malignant smooth muscle tissues. *J Clin Endocrinol Metab*. 1996;81(10):3629–35.

[24] Baird D, Travlos G, Wilson R et al. Uterine leiomyomata in relation to insulin-like growth factor-I, insulin, and diabetes. *Epidemiology*. 2009;20(4):604–10.

[25] Baird D, Hill M, Schnectman J, and Hollis B. Vitamin D and the risk of uterine fibroids. *Epidemiology*. 2013;24(3):447–53.

[26] Sabry M, Halder S, Allah A, Roshdy E, Rajaratnam V, and Al-Hendy A. Serum vitamin D3 level inversely correlates with uterine fibroid volume in different ethnic groups: A cross-sectional observational

study. *Int J Womens Health*. 2013;5:93–100.
[27] Paffoni A, Somigliana E, Viganò P et al. Vitamin D status in women with uterine leiomyomas. *J Clin Endocrinol Metab*. 2013; 98(8):E1374–E8.
[28] Lambertino A, Turyk M, Anderson H, Freels S, and Persky V. Uterine leiomyomata in a cohort of Great Lakes sport fish con–sumers. *Environ Res*. 2011;111(4):565–72.
[29] Atkinson C, Lampe JW, Scholes D, Chen C, Wähälä K, and Schwartz SM. Lignan and isoflavone excretion in rela–tion to uterine fibroids: A case–control study of young to middle–aged women in the United States. *Am J Clin Nutr*. 2006;84(3):587–93.
[30] Wise L, Palmer J, Harlow B et al. Risk of uterine leiomyo–mata in relation to tobacco, alcohol and caffeine consumption in the Black Women's Health Study. *Human Reproduction*. 2004;19(8):1746–54.
[31] Radin RG, Palmer JR, Rosenberg L, Kumanyika SK, and Wise LA. Dietary glycemic index and load in relation to risk of uterine leiomyomata in the Black Women's Health Study. *Am J Clin Nutr*. 2010;91(5):1281–8.

第 4 章 肌瘤的类型

Types of Fibroids

Christine C. Skiadas 著

刘义彬 译　李亚楠 校

肌瘤是女性最常见的盆腔肿瘤[1]，早在公元1世纪子宫解剖相关描述中就有介绍[2]。许多肌瘤并未被临床注意，而仅仅在子宫切除标本中被发现[3]。如果用超声进行诊断，50岁前女性累计发病率将高于80%[4]。

对于一些女性，肌瘤具有重要的临床意义。肌瘤的症状通常表现为异常子宫出血、盆腔压迫症状或腹部膨隆。肌瘤亦可以导致不孕或复发性流产。然而，肌瘤的临床表现在女性中差异很大[5, 6]。

肌瘤的临床影响取决于一系列因素，包括位置、数量、大小和一致性。理解这些不同的因素至关重要。此外，肌瘤的组织学和病理学特征，如变性或钙化，也可导致显著的差异表现。虽然大部分子宫平滑肌瘤是良性肿瘤，但也有某些亚群发生了遗传特征变化或突变，从恶性潜能未定的肿瘤到平滑肌肉瘤。本章旨在探讨肌瘤的主要类型，并概述肌瘤的异质性。

一、解剖位置

虽然通常在体检和子宫触诊时进行诊断，但改善的影像学检查及微创诊断技术（包括经阴道超声、生理盐水超声造影及门诊宫腔镜检查）亦可以作为非侵入性诊断方法被采用，能够在临床决策前对肌瘤特征进行进一步的描述。子宫肌瘤的诊断必须排除其他类似症状的妇科疾病[7]。肌瘤在子宫内的解剖位置是最重要的特征之一。

传统来讲，子宫肌瘤依据瘤体与内膜腔的解剖关系进行分类，因为靠近子宫内膜的瘤体对异常子宫出血的症状具有临床意义，并且强烈地影响未来的妊娠结局及治疗方案的选择。第一个针对黏膜下肌瘤的数字分类系统是基于瘤体突向子宫内膜腔的程度进行定义的。Wamsteker 等[8]试图鉴别出可以通过宫腔镜切除术能完全治愈的肌瘤亚群，并设计了一个基于宫腔镜评估和直接观察时肌瘤与附着的子宫肌壁可视角度的分类系统[8]。宫腔内的肌瘤被定义为0型，部分位于肌层的黏膜下肌瘤被定义为1型（如果＞50%的肌瘤位于子宫内膜腔内）或2型（如果＜50%的肌瘤位于腔内）。

国际妇产科联盟（Federation International de Gynecologie et d’Obstetrique，FIGO）将此系统扩展，开发出全面评估异常子宫出血的系统，并于2011年发表[9]。该系统将异常子宫出血的主要原因归纳为结构性（子宫内膜息肉、子宫腺肌病、肌瘤、恶性肿瘤及增生）或非结构性（凝血功能障碍、排卵障碍、子宫内膜相关、医源性及未分类），简写为 PALM-COEIN[10]。开发此分类系统目的是对异常子宫出血的原因进行明确诊断，此定义亦便于开展研究及定制临床管理策略。

虽然这一宽泛的子宫平滑肌瘤单独分类对明确异常子宫出血的病因有帮助，但更多的亚组被归类为“平滑肌瘤”亚类。FIGO 工作组将原来宫腔镜下诊断的黏膜下肌瘤分类进行了再扩展，给出了定义肌瘤位置的 0～8 数值分数，范围从 0 型（完全宫腔内）到 8 型（与子宫无解剖关联）[11, 12]（图 4–1 至图 4–4）。3 型肌壁间肌瘤是肌瘤基底紧邻内膜，4 型则完全位于肌壁间，与内膜无接触。浆膜下肌瘤归类为 5～7 型，其中瘤体＜ 50% 突向浆膜下的属于 5 型，＞ 50% 的则属于 6 型，7 型则是瘤体以浆膜下方式，蒂部生长在子宫外表面 [9]。该分类系统亦可以用两个数字（如 2～5）评价透壁肌瘤，即瘤体自内膜层延展到浆膜层，第一个数字表示瘤体与内膜的关系，第二个数字表示瘤体与浆膜层的关系。8 型子宫肌瘤代表与子宫肌层无关联的肌瘤，包括宫颈肌瘤、阔韧带肌瘤及其他寄生肌瘤 [9]。

二、特殊部位

尽管绝大多数子宫肌瘤发生在子宫体部，但其亦可出现在整个米勒管分化系统中，包括苗勒管发育不全患者的米勒管遗迹 [13]、圆韧带 [14, 15] 及输卵管 [16]。肌瘤可发生在阔韧带内即经常所说的阔韧带肌瘤 [17]。黏膜下肌瘤可脱出宫颈口，表现为阴道肿物 [18, 19]。

肌瘤可沿宫颈基质生长破坏盆腔正常解剖，偶尔会表现为梗阻症状 [20]，并为手术路径及管理

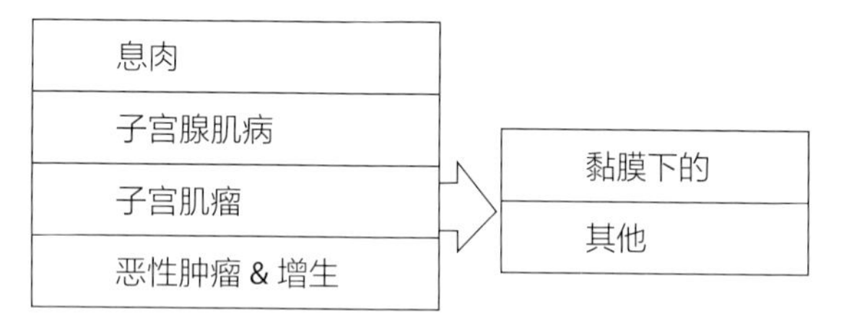

子宫肌瘤
分类系统

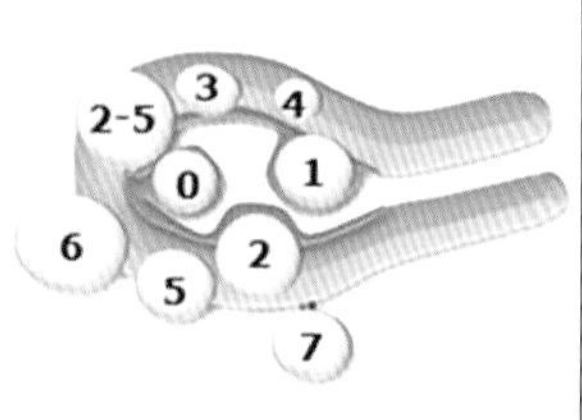

黏膜下肌瘤	0	宫腔内带蒂
	1	＜ 50% 位于肌层
	2	≥ 50% 位于肌层
其他	3	与内膜接触，全部位于肌壁间
	4	肌壁间
	5	浆膜下肌瘤，≥ 50% 位于肌壁间
	5	浆膜下肌瘤，＜ 50% 位于肌壁间
	7	带蒂浆膜下肌瘤
	8	其他类型（特定部位如宫颈、寄生）

透壁肌瘤（同时影响内膜及浆膜）	两个数字并用连接符连接，第一个数字表示与内膜关系，第二个数字表示与浆膜关系。见下例	
	2–5	黏膜下到浆膜下，分别突向内膜层及腹膜腔小于直径的一半

▲ **图 4–1　用于异常子宫出血的 FIGO 分类系统，强调了子宫肌瘤亚分类系统**

黏膜下肌瘤（0～2 型）包含完全黏膜下肌瘤（0 型），＞ 50% 的瘤体突向宫腔（1 型）及＜ 50% 的瘤体突向宫腔（2 型）。肌壁间肌瘤分为 3 型（瘤体基底紧邻内膜）和 4 型（瘤体完全位于肌壁间）。浆膜下肌瘤包括瘤体突向浆膜层但＞ 50% 的瘤体位于肌壁间（5 型），6 型（＜ 50% 的瘤体位于肌壁间）及 7 型，即瘤体有蒂与子宫相连。透壁的子宫肌瘤（从内膜层延伸到浆膜层）用两个数字表示，第一个数字表示瘤体与内膜关系（如 2–5）。8 型子宫肌瘤代表与子宫肌层无关联的肌瘤，包括宫颈肌瘤、阔韧带肌瘤、圆韧带肌瘤及其他寄生肌瘤（经 Munro MG，Critchley HO，Fraser IS，Group FMDW 许可转载，引自 *Fertil Steril.* 2011；95（7）：2204–8，8.e1–3.）

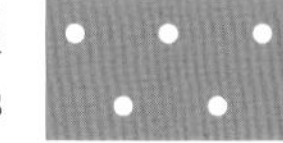

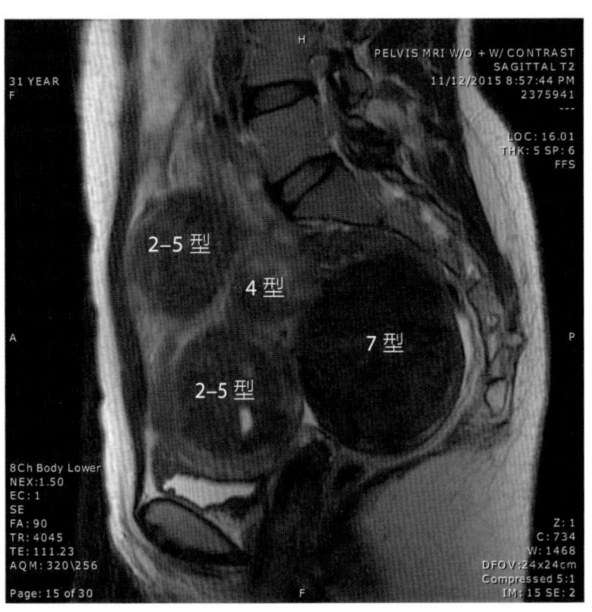

▲ 图 4–2　盆腔 MRI 矢状位显示不同肌瘤类型

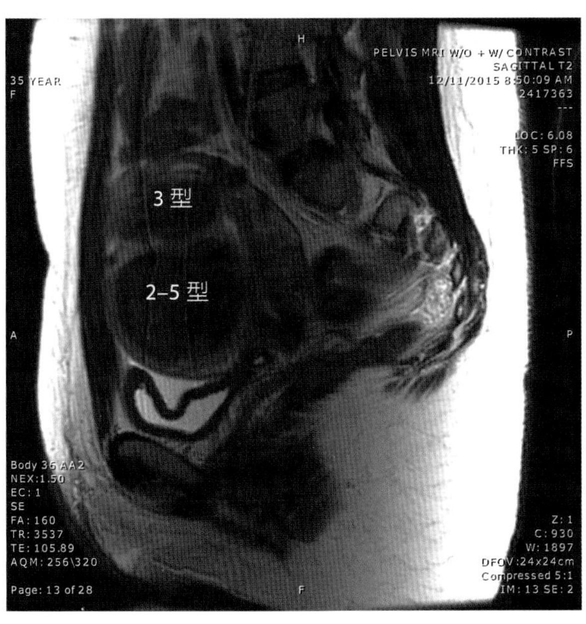

▲ 图 4–3　盆腔 MRI 矢状位显示不同肌瘤类型

带来挑战，也有子宫次全切除术后残余宫颈发生宫颈肌瘤的报道[21]。寄生性病变指肌瘤脱离子宫体在其他部位建立了血供。该类型在 20 世纪 50 年代开始报道[22]。近些年由于微创手术及肌瘤粉碎机器的应用导致对此状况进一步的认识，但发病率低，不到肌瘤的 1%[23]。

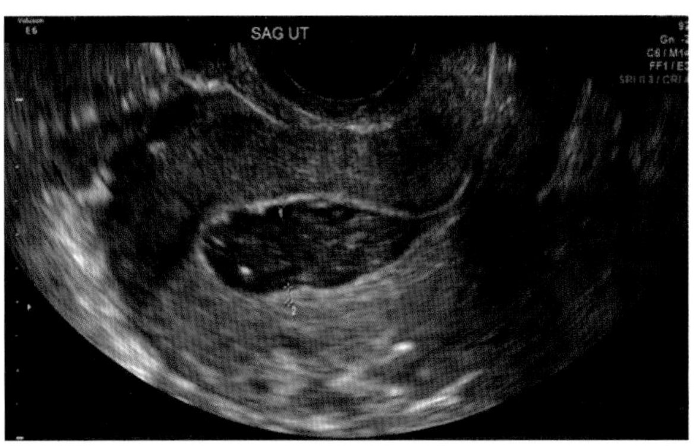

▲ 图 4–4　图 4–2 显示的肌瘤患者于机器人辅助腹腔镜下子宫肌瘤切除术后 3 个月盐水超声造影宫腔图像

三、肌瘤的数量大小及影像学诊断

虽然部分患者表现为单一的肌瘤，但多数患者因不同类型的肌瘤而表现为复合症状[1]。虽然双合诊及腹部查体可诊断子宫肌瘤，但在评估肌瘤大小及范围方面，影像学检查更加精确[24]。20 世纪 50 年代末期，超声被开发应用于妇科并在随后的几十年中飞速发展。经阴道超声的发展能改善子宫内膜及盆腔器官的可视化[26]，并能评估单个肌瘤的大小及位置，使得在出现症状前子宫肌瘤的诊断率增加。Donna Day Baird 等的一项研究中，随机选择城市健康计划的成员接受超声检查，50 岁黑人女性累计子宫肌瘤发病率＞ 80%，而白种人女性发病率接近 70%。有趣的是，51% 的绝经前女性以前没有被诊断出子宫肌瘤，但超声发现存在子宫肌瘤[4]。在另一项针对年轻无症状女性（18—30 岁）的研究中，26% 的黑人女性和 7% 的白种人女性经超声检查发现存在子宫肌瘤[27]。

肌瘤的数量及大小往往协同作用导致症状，数量越多体积越大，其临床意义越大[5]。在 Baird 等进行的超声相关研究中，先前诊断肌瘤的患者的超声测量结果往往比新检测到肌瘤患者的要大[4]。另一项研究显示，有超过 60% 女性在最初的超声诊断中发现患有多发性肌瘤[28]。肌瘤的数量也与种族差异有关，一项研究报道认为与白种人女性相比，黑人女性患多发肌瘤的风险更高（73% vs. 45%）[4]。肌瘤单发多发的原因尚不明确，可能与遗传差异及激素环境有关，如有研究发现患单发与多发肌瘤的女性，其雌[29]孕[30]激素受体表达存在差异。

四、肌瘤生长

肌瘤的生长可能不可预测，且表现出个体差异，包括黑人和白种人女性存在显著的生长差异[31]，甚至同一患者不同肌瘤亦存在差异[5, 28]。Flake 等提出肌瘤的生长可能始于最初的一个主要增殖阶段，随后的演变可能表现为胶原蛋白沉积[32]。他提出的生长阶段列于表 4–1。虽然最初的肌瘤生长发病机制尚不清楚，但是存在“2–hit”假说，即肌细胞发生基因突变，周围的激素环境和来自周围肌细胞的旁分泌因子最终诱导了肌瘤的后续生长和发育[33]。

表 4–1　肌瘤的生长阶段

阶　段	胶原蛋白含量	功能状态
阶段 1	没有或很少	肌细胞增殖
阶段 2	＜ 10%	肌细胞增殖、胶原蛋白合成
阶段 3	10%～50%	此阶段晚期细胞增殖、胶原蛋白合成及早期衰老
阶段 4	＞ 50%	退化

经 Flake GL 许可转载，引自 *Obstet Gynecol Int.* 2013; 2013: 528376.

肌瘤的生长趋势与激素状态相关，罕见青春期前肌瘤的报道，而在整个育龄期肌瘤发病率逐年增加。尽管经典理论是妊娠期肌瘤会生长，但是有超声研究显示，仅 22%～32% 的肌瘤在妊娠期生长[34, 35]，78% 的肌瘤并未增大[34]。绝经后随着月经停止，与肌瘤相关的出血症状消失，大部分肌瘤也会缩小。肌瘤的生长速度被用于诊断子宫平滑肌肉瘤的重要标志，尽管并未在文献中报道。但在一项研究中，增长迅速的子宫肌瘤的肉瘤发生率同非增长迅速的肌瘤并无差异[36]。

肌瘤对雌孕激素有反应，并且已证明雌孕激素受体在肌瘤和正常肌层组织中均有表达[37–39]。然而，由于临床表现的巨大差异，雌激素和孕激素在发病机制中所起的确切作用尚不清楚。因此，预测患者肌瘤生长能力仍然是一项临床难题，第 6 章将进一步讨论肌瘤的生长方式。肌瘤的治疗包括控制激素水平从而达到控制出血及缩小瘤体的目的。第 10～14 章对肌瘤的治疗进行了全面讨论。

五、变性及组织学特征

有时候血液供应无法满足肌瘤生长，从而导致变性。没有变性的肌瘤通常为色白、质韧、切面可见旋涡状的实性病变，而变性的肌瘤可能瘤体中心呈囊性或肌瘤内部变软。变性的肌瘤在影像学检查或手术中表现不典型，常伴有瘤体中央坏死。从病理学上讲，变性可被分类为最常见的玻璃样变性，亦有其他形式的变性包括囊性变、水样变、黏液样变、脂肪样变、红色变性、坏死和钙化[40]。肌瘤钙化被认为是肌瘤变性的长期结果，可以表现为瘤体肌层内的完全钙化，更常见的为肌瘤周围的钙化。罕见平滑肌瘤类型包括弥漫性平滑肌瘤病，其表现为子宫壁内有无数个肌瘤结节，以及绒毛分割状平滑肌瘤、侵犯血管的平滑肌瘤和静脉内平滑肌瘤病[40]。

即使表现“典型”的肌瘤也可以表现出有丝分裂活性以及胶原成分、细胞性或纤维化基质的异质性[32]。在病理学上，有丝分裂计数用于鉴别良性肌瘤、恶性潜能未定的肌瘤或肉瘤[32]。有丝分裂活动（每 10 个高倍视野中大于 10 个或更多的有丝分裂）已成为诊断平滑肌肉瘤的标志之一。此外，细胞异型性和肿瘤细胞坏死在诊断评估中也起作用[18]，我们将在第 23 章中进一步讨论肉瘤。具有某些恶性肿瘤特征但不满足所有肉

瘤诊断标准的平滑肌瘤属于恶性潜能未定的平滑肌瘤[41]。

六、总结

肌瘤是影响女性的最常见的良性妇科疾病之一。先进的诊断技术已使肌瘤的早期诊断率显著增加，并可以进一步地术前评估，以对患者的肌瘤类型进行分类和描述，包括数量，大小和解剖位置。从而能针对患者的症状及生育要求做出个体化的治疗方案。希望随着对不同类型肌瘤（也许在分子和遗传学水平）识别的进一步的改进，治疗选择将变得更加微创，并且更加个体化。

参考文献

[1] Buttram VC and Reiter RC. Uterine leiomyomata: Etiology, symptomatology, and management. *Fertil Steril.* 1981;36(4):433–45.

[2] Speroff L and Fritz MA. *Clinical Gynecologic Endocrinology and Infertility*. 7th ed. Philadelphia: Lippincott Williams & Wilkins; 2005. 1334 pp.

[3] Cramer SF and Patel A. The frequency of uterine leiomyomas. *Am J Clin Pathol.* 1990;94(4):435–8.

[4] Baird DD, Dunson DB, Hill MC, Cousins D, and Schectman JM. High cumulative incidence of uterine leiomyoma in black and white women: Ultrasound evidence. *Am J Obstet Gynecol.* 2003;188(1):100–7.

[5] DeWaay DJ, Syrop CH, Nygaard IE, Davis WA, and Van Voorhis BJ. Natural history of uterine polyps and leiomyomata. *Obstet Gynecol.* 2002;100(1):3–7.

[6] Stewart EA. Uterine fibroids. *N Engl J Med.* 2015;372(17):1646–55.

[7] McLucas B. Diagnosis, imaging and anatomical classification of uterine fibroids. *Best Pract Res Clin Obstet Gynaecol.* 2008;22(4):627–42.

[8] Wamsteker K, Emanuel MH, and de Kruif JH. Transcervical hysteroscopic resection of submucous fibroids for abnormal uterine bleeding: Results regarding the degree of intramural extension. *Obstet Gynecol.* 1993;82(5):736–40.

[9] Munro MG, Critchley HO, Broder MS, Fraser IS, Disorders FWGoM. FIGO classification system (PALM–COEIN) for causes of abnormal uterine bleeding in nongravid women of reproductive age. *Int J Gynaecol Obstet.* 2011;113(1):3–13.

[10] Munro MG, Critchley HO, and Fraser IS. The FIGO classification of causes of abnormal uterine bleeding: Malcolm G. Munro, Hilary O.D. Crithcley, Ian S. Fraser, for the FIGO Working Group on Menstrual Disorders. *Int J Gynaecol Obstet.* 2011;113(1):1–2.

[11] Munro MG. *Abnormal Uterine Bleeding*. Cambridge: New York: Cambridge University Press; 2010. 251 pp.

[12] Munro MG, Critchley HO, Fraser IS, Group FMDW. The FIGO classification of causes of abnormal uterine bleeding in the reproductive years. *Fertil Steril.* 2011;95(7):2204–8, 8.e1–3.

[13] Narayanan R, Mariappan S, Paulraj S, and Shankar B. Imaging of leiomyomas arising from Müllerian remnants in a case of Mayer–Rokitansky–Küster–Hauser syndrome. *BMJ Case Rep.* 2015;2015.

[14] Kirkham JC, Nero CJ, Tambouret RH, and Yoon SS. Leiomyoma and leiomyosarcoma arising from the round ligament of the uterus. *J Am Coll Surg.* 2008;207(3):452.

[15] Vignali M, Bertulessi C, Spreafico C, and Busacca M. A large symptomatic leiomyoma of the round ligament. *J Minim Invasive Gynecol.* 2006;13(5):375–6.

[16] Wen KC, Yang CC, and Wang PH. Primary fallopian tube leiomyoma managed by laparoscopy. *J Minim Invasive Gynecol.* 2005;12(3):193.

[17] Heller DS. Lesions of the broad ligament: A review. *J Minim Invasive Gynecol.* 2015;22(7):1163–8.

[18] Toledo G and Oliva E. Smooth muscle tumors of the uterus: A practical approach. *Arch Pathol Lab Med.* 2008;132(4):595–605.

[19] Matytsina–Quinlan L and Matytsina L. Submucosal uterine fibroid prolapsed into vagina in a symptomatic patient with IUS. *BMJ Case Rep.* 2014;2014:bcr2014203877. doi:10.1136/bcr–2014–203877

[20] Mihmanli V, Cetinkaya N, Kilickaya A, Kilinc A, and Kose D. Giant cervical myoma associated with urinary incontinence and hydroureteronephrosis. *Clin Exp Obstet Gynecol.* 2015;42(5):690–1.

[21] Chu CM, Acholonu UC, Jr., Chang–Jackson SC, and Nezhat FR. Leiomyoma recurrent at the cervical stump: Report of two cases. *J Minim Invasive Gynecol.* 2012;19(1):131–3.

[22] Brody S. Parasitic fibroid. *Am J Obstet Gynecol.* 1953;65(6):1354–6.

[23] Van der Meulen JF, Pijnenborg JM, Boomsma CM, Verberg MF, Geomini PM, and Bongers MY. Parasitic myoma after laparoscopic morcellation: A systematic review of the literature. *BJOG.* 2016;123(1):69–75.

[24] Stoelinga B, Huirne J, Heymans MW, Reekers JA, Ankum WM, and Hehenkamp WJ. The estimated volume of the fibroid uterus: A comparison of ultrasound and bimanual examination versus volume at MRI or hysterectomy. *Eur J Obstet Gynecol Reprod Biol.* 2015;184:89–96.

[25] Donald I, Macvicar J, and Brown T. Investigation of abdominal masses by pulsed ultrasound. *Lancet.* 1958;1(7032):1188–95.

[26] Mendelson EB, Bohm–Velez M, Joseph N, and Neiman HL. Gynecologic imaging: Comparison of transabdominal and transvaginal sonography. *Radiology.* 1988;166(2):321–4.

[27] Marsh EE, Ekpo GE, Cardozo ER, Brocks M, Dune T, and Cohen LS. Racial differences in fibroid prevalence and ultrasound findings in asymptomatic young women (18–30 years old): A pilot study. *Fertil Steril.* 2013;99(7):1951–7.

[28] Mavrelos D, Ben–Nagi J, Holland T, Hoo W, Naftalin J, and Jurkovic D. The natural history of fibroids. *Ultrasound Obstet Gynecol.* 2010;35(2):238–42.

[29] Shao R, Fang L, Xing R, Xiong Y, and Wang Z. Differential expression of estrogen receptor α and β isoforms in multiple and solitary leiomyomas. *Biochem Biophys Res Commun.* 2015;468(1–2):136–42.

[30] Tsigkou A, Reis FM, Lee MH et al. Increased progesterone receptor expression in uterine leiomyoma: Correlation with age, number of leiomyomas, and clinical symptoms. *Fertil Steril.* 2015;104(1):170–5.e1.

[31] Peddada SD, Laughlin SK, Miner K et al. Growth of uterine leiomyomata among premenopausal black and white women. *Proc Natl Acad Sci U S A.* 2008;105(50):19887–92.

[32] Flake GP, Moore AB, Sutton D et al. The natural history of uterine leiomyomas: Light and electron microscopic studies of fibroid phases, interstitial ischemia, inanosis, and reclamation. *Obstet Gynecol Int.* 2013;2013:528376.

[33] Bulun SE. Uterine fibroids. *N Engl J Med.* 2013;369 (14):1344–55.

[34] Aharoni A, Reiter A, Golan D, Paltiely Y, and Sharf M. Patterns of growth of uterine leiomyomas during pregnancy. A prospective

longitudinal study. *Br J Obstet Gynaecol*. 1988;95(5):510–3.
[35] Rosati P, Exacoustòs C, and Mancuso S. Longitudinal evaluation of uterine myoma growth during pregnancy. A sono–graphic study. *J Ultrasound Med*. 1992;11(10):511–5.
[36] Parker WH, Fu YS, and Berek JS. Uterine sarcoma in patients operated on for presumed leiomyoma and rapidly growing leiomyoma. *Obstet Gynecol*. 1994;83(3):414–8.
[37] Moravek MB and Bulun SE. Endocrinology of uterine fibroids: Steroid hormones, stem cells, and genetic contribution. *Curr Opin Obstet Gynecol*. 2015;27(4):276–83.
[38] Pedeutour F, Quade BJ, Weremowicz S, Dal Cin P, Ali S, and Morton CC. Localization and expression of the human estrogen receptor beta gene in uterine leiomyomata. *Genes Chromosomes Cancer*. 1998;23(4):361–6.
[39] Andersen J and Barbieri RL. Abnormal gene expression in uterine leiomyomas. *J Soc Gynecol Investig*. 1995;2(5):663–72.
[40] Clement PB and Young RH. *Atlas of Gynecologic Surgical Pathology*. 3rd ed. London: Saunders/Elsevier; 2014. 568 pp.
[41] D'Angelo E and Prat J. Uterine sarcomas: A review. *Gynecol Oncol*. 2010;116(1):131–9.

第 5 章　子宫平滑肌瘤的遗传学

Genetics of Uterine Leiomyomata

C. Scott Gallagher　Cynthia C. Morton　著
刘义彬　译　　李亚楠　校

一、克隆性

对 A 和 B 同型杂合子的女性子宫平滑肌瘤（UL）G6PD（6- 磷酸葡萄糖脱氢酶）同工酶的早期研究是建立肿瘤单克隆范例的基础[1-3]。随后在 X 连锁基因 PGK（磷酸甘油激酶）和 AR（雄激素受体）具有多态性的女性中，使用甲基化敏感的限制性酶分析方法进行了分子研究，进一步证实了 UL 的单克隆起源[2, 4, 5]。通过单个肌瘤的全外显子测序（whole-exome sequencing，WES）测定 MED12（介体复合物亚基 12）中肿瘤特异性的体细胞点突变，支持了单克隆理论[6]。

然而，最近从同一子宫获得的独立肿瘤结节的全基因组测序（whole-genome sequencing，WGS）发现了相同模式的染色体重排和拷贝数变化，而这两者本质复杂[7, 8]。对临床病史的回顾显示，5 名克隆相关子宫肿瘤的患者中，只有 2 名曾接受过子宫肌瘤切除术，这表明遗传上相同的子宫肌瘤出现可能并非医源性原因[7, 8]。另一方面，具有重叠的复杂遗传异常的肿瘤的发现，挑战了所有子宫肌瘤都是单克隆的传统观点。另外，在没有进行外科手术或肌瘤粉碎操作的女性中，多个基因相同的肿瘤可能反而反映了自然发生的局部小肿瘤扩散。

二、体细胞和生殖细胞的改变

（一）体细胞染色体重排

在约 40% 的子宫肌瘤中检测到较为简单的核型异常，仅影响一至几条染色体[2, 9-19]。对带有 t（12；14）（q14–q15；q23–q24）或 7 号染色体长臂的多样缺失的子宫肌瘤进行的表达分析比较表明，每个细胞遗传亚组均具有特定的转录特征[20, 21]。这些不同的基因表达谱为单个肿瘤的潜在细胞病理可能是由不同的生物学驱动的机制提供了证据。

在近 20% 细胞遗传学异常子宫肌瘤中均可发现 t（12；14）（q14–q15；q23–q24），与核型正常的肿瘤相比，它的瘤体更大[2, 14, 18, 19, 22-30]。第 12 号染色体上的断点跨越 HMGA2（高迁移率 AT-hook 2）的大基因组 5' 和 3' 区域[31, 32]，它编码一种调节转录的 DNA 结构因子[33, 34]。通常平衡易位导致转录物（功能的获得或丧失）或融合基因（产生具有新功能的嵌合蛋白）表达失调（图 5–1）[35-37]。与核型正常的子宫肌瘤和子宫肌层相比，存在 t（12；14）子宫肌瘤中 HMGA2 的表达升高，表明重排对 HMGA2 有功能增强作用[38, 39]。3'–UTR 缺失导致的 HMGA2 的截短和消除了由 microRNA let-7 介导的转录抑制位点[40, 41]。以上两种情况下的过表达均表

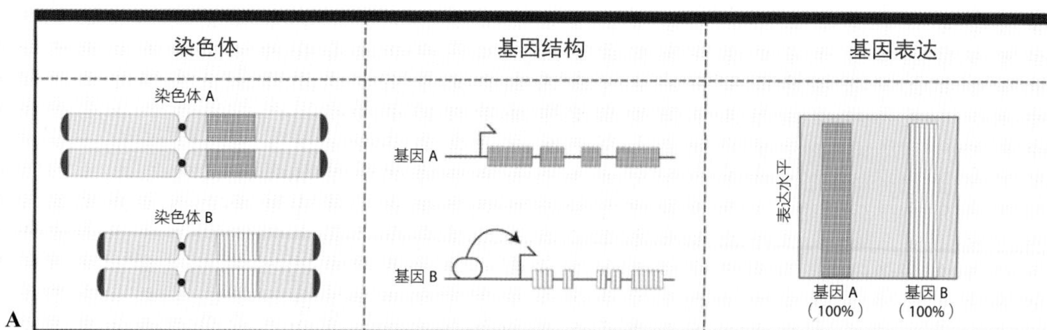

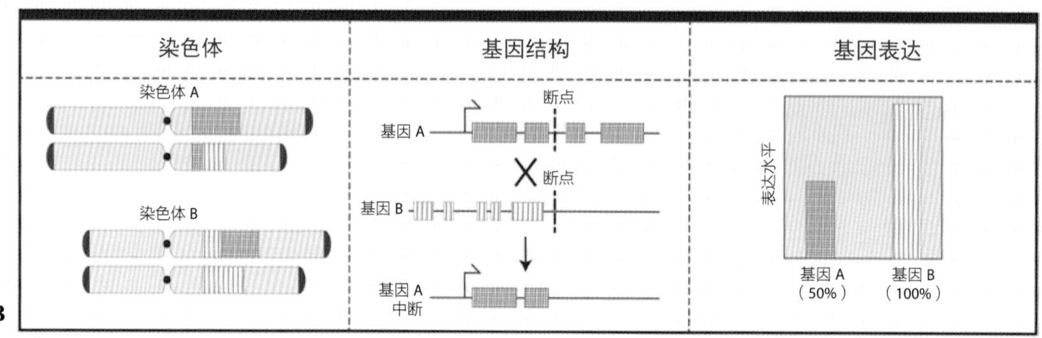

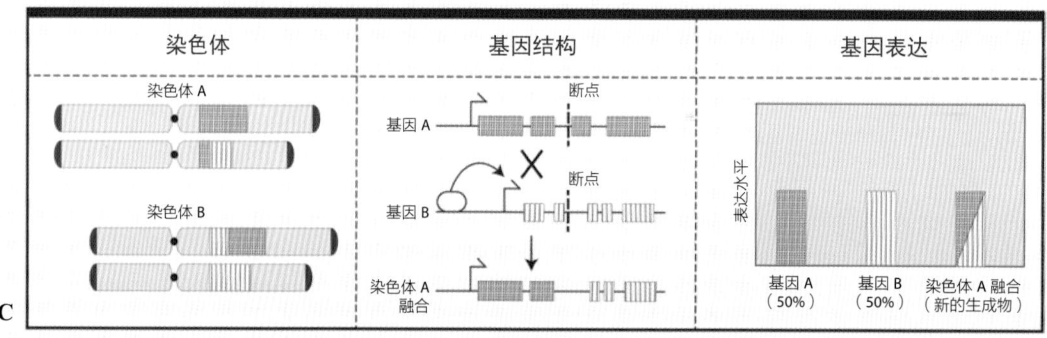

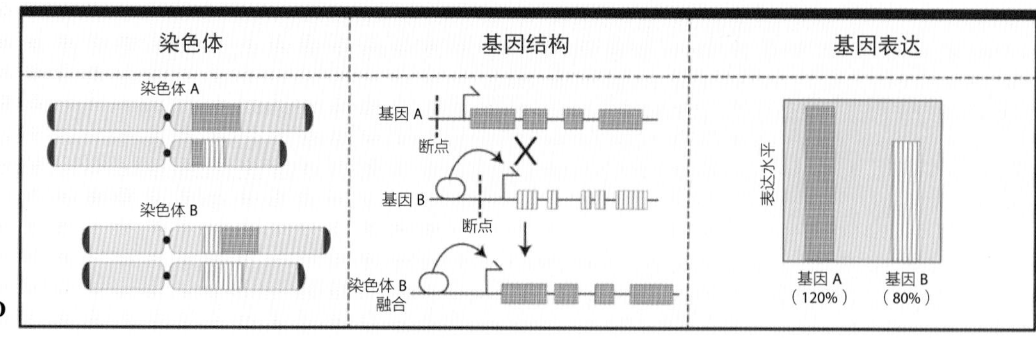

▲ 图 5-1 染色体重排对基因及其表达的可能影响

A. 在野生型细胞中，染色体结构正常，具有完整的正常基因结构，基因表达处于正常水平；B. 重排置换了基因 A 的 3′区域，导致基因断裂和整体表达降低。当基因 A 的等位基因拷贝失活突变，被印记或位于失活的 X 染色体上时，断裂可能会导致基因 A 表达的完全丧失；C. 基因重排可能导致融合基因。“基因表达”列中带有两种矩形阴影图案表示新的融合基因产物的表达；D. 编码区上游的重排可以引入外源顺式调控元件，从而增强基因 A 转录的基础水平。阴影矩形对应于染色体上和基因结构中的各个基因，而空心圆代表顺式调控元件，如增强子。基因表达中的阴影矩形对应于每个基因的表达水平

明 HMGA2 具有使子宫肌瘤生长失调的潜力，这也得到了子宫肌瘤内部 12 号染色体三倍体的支持[9, 13, 18]。有趣的是，在一名 12 号染色体的臂间倒位导致 HMGA2 结构性截短的男性中，报道了体细胞过度生长和多个脂肪瘤（另一种常见的间充质肿瘤，在 HMGA2 中有频繁的染色体重排[40, 41]）[31, 42, 43]。通过染色体研究还发现了许多其他“肌瘤基因”：位于 6p21.3 处的 HMGA1[2, 13, 18, 26, 44, 45]，位于 7q22.1 处的 CUX1[7, 46]，位于 10q22 处的 KAT6B[47]，位于 14q23–q24 处的 RAD51L1[18, 37, 48] 和位于 Xq22.3 处的 COL4A5 和 COL4A6[7]。

（二）体细胞突变

如图 5–2A 所示，18 个子宫肌瘤的 WES 揭示了 MED12（介体复合物亚基 12）的外显子 1 和 2 特异的体细胞杂合性突变。在多个人群中进行的后续靶向测序分析显示，50%～90% 的子宫肌瘤存在该高度保守区域特有的 MED12 突变[6, 49–53]。虽然敲除小鼠子宫特异性 MED12 基因不会导致子宫肌瘤，但将最频繁的 MED12 突变（c.131G

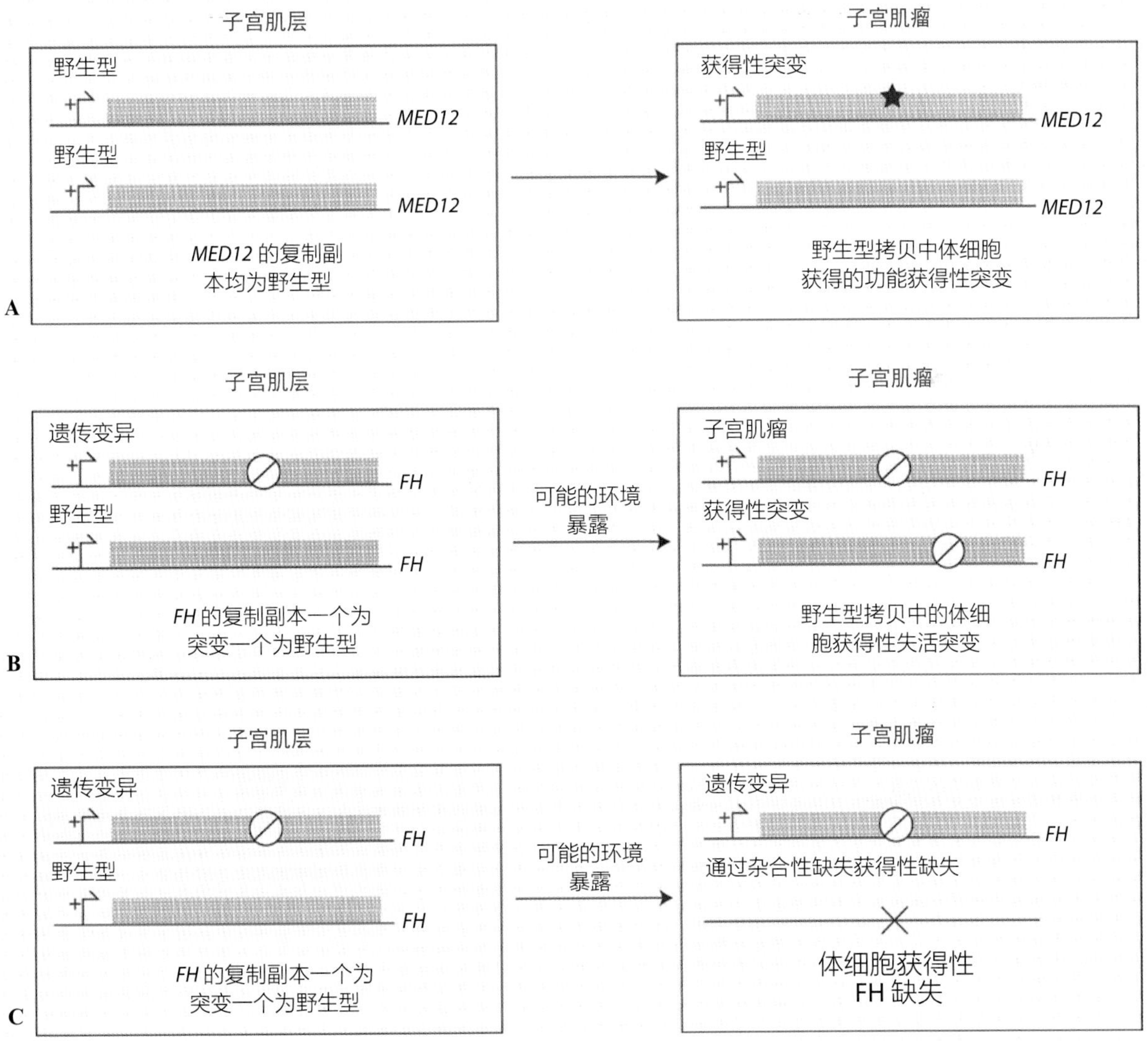

▲ 图 5–2　家族性和非家族性病例中子宫肌层组织转化为良性子宫平滑肌瘤的遗传机制

A. MED12 的两个遗传拷贝均为野生型，并编码功能蛋白。约 70% 的核型正常的子宫肌瘤患者中出现 MED12 等位基因中的单个“突变”，从而导致 MED12 蛋白失调。B 和 C. 在 HLRCC 中，个体遗传了抑癌因子 FH 的失活拷贝，这不足以促进 UL 的发展。根据 Knudson 关于癌症的二次命中假说，肌层组织转化为子宫肌瘤与通过突变（B）或杂合性丧失（C）获得功能性野生型拷贝的体细胞失活是一致的

＞A）引入条件性 MED12 敲除或野生型基因个体中会导致子宫肌瘤样肿瘤[54]。具有 MED12 突变的子宫肌瘤的 WGS 分析中揭示了广泛而复杂的染色体异常，从而推理出 MED12 突变可能导致基因组不稳定的假设[7]。对伴有或不伴有 MED12 突变的平滑肌瘤中 HMGA2 表达的检测显示 HMGA2 和 MED12 突变的过表达呈反比，表明这两个基因以不同途径参与子宫肌瘤的发生[6-8, 55, 56]。

（三）基因组不稳定性

子宫肌瘤常常存在基因组不稳定性。细胞遗传学异常是否直接导致肿瘤转化尚不清楚，特别是由于克隆研究已将其视为继发事件[2]。另外，子宫肌瘤可能是由诱导染色体稳定性失调的驱动基因突变引起的，如同小鼠中 MED12 突变[54]。WGS 分析表明，子宫肌瘤存在广泛而复杂的染色体异常，常常涉及 3 个以上的染色体异常[7, 57]。

假设染色体重排通过重组基因组区域来改变基因活性（图 5-1）。在许多情况下，断裂和修复可能是不可行的，但在少见情况下，它们可以产生编码新嵌合蛋白的基因融合体，并通过引入外源调节元件或去除原有元件来使基因表达失调。染色体损伤的消除可以产生具有存活或生长优势的细胞，并导致子宫肌层细胞的良性转化[7, 57]。或者，染色体不稳定性可能大部分是惰性的，由于基因组其他位置的原始突变引起生长失调[6]。

（四）罕见的家族性平滑肌瘤

遗传性平滑肌瘤病和肾细胞癌（hereditary leiomyomatosis and renal cell carcinoma，HLRCC）是一种罕见的常染色体显性遗传肿瘤易感综合征，由位于 1q43 的 FH（富马酸水合酶）功能丧失的杂合突变所引起[58-62]。具有 FH 突变的个体可能会出现竖毛肌皮肤平滑肌瘤，较早出现的子宫肌瘤，子宫平滑肌肉瘤和肾细胞癌[58, 60, 63, 64]。如图 5-2B 所示，在 HLRCC 相关肿瘤中经常观察到因杂合性丧失或突变导致的 FH 野生型拷贝体细胞失活，这与 Knudson 的二次命中假说相符，这表明 FH 是真正的抑癌基因[59, 65-67]。在缺乏 FH 的细胞中，富马酸盐和琥珀酸盐累积并抑制缺氧诱导因子脯氨酰羟化酶，进而导致转录因子 HIF-1α（低氧诱导因子 1α）的过表达和“伪低氧”状态[68-71]。值得注意的是，FH 的单个功能拷贝足以维持正常的代谢活性[72]。在 HLRCC 中，错义或无义 FH 突变，MED12 突变和 FH 的体细胞双等位基因杂合失活的患者似乎是互斥的，这表明一种独特的分子机制涉及通过线粒体复合物 2 的氧化磷酸化，从而导致 HLRCC 中子宫肌瘤的发生[52, 61, 66-68, 72, 73]。但偶有子宫肌瘤病例中也报道了 FH 的双等位基因失活[74-76]。

Alport 综合征（AS）伴弥漫性平滑肌瘤病（hereditary leiomyomatosis and renal cell carcinoma，AS-DL）是一种 X 连锁显性遗传性肾病，与食管、气管支气管系统及生殖道平滑肌瘤的发生有关[77-79]。在 AS 和 AS-DL 中都发现疾病表型是Ⅳ型胶原前体组装异常导致基底膜异常的结果[80, 81]。COL4A5（Ⅳ型胶原 α5）和 COL4A6（Ⅳ型胶原 α6）位于 X 染色体上的头对头区域，并且 AS-DL 与 COL4A5 的 5′ 区域至 COL4A6 的 5′ 区域的缺失特异性相关[78, 79, 82-84]。值得注意的是，未延伸到 COL4A6 的 COL4A5 的 5′ 端无效突变足以导致 AS，但不足以引起 AS-DL[78, 85]。非 AS-DL 的孤立子宫肌瘤病例的 WGS 已检测到 COL4A5-COL4A6 位点的体细胞缺失和重排，进一步支持了两条Ⅳ型胶原 α 链在 UL 的发育和生长中的作用[7, 53]。

（五）常见的先天性变异

多种观察表明子宫肌瘤的遗传基础。与没有子宫肌瘤家族史的女性相比，子宫肌瘤患者的一级女性亲属患病风险更大，这表明共同的遗传因素会影响子宫肌瘤发生[86-91]。与异卵双胞胎

相比，同卵双胞胎因子宫肌瘤住院符合率明显更高，这与他们的亲缘关系程度一致[92, 93]。最后，黑人女性比同龄白种人女性患病率和发病率相对更高[94, 95]。调整混杂变量后，发病率的种族差异仍然显著，这表明特定人群的常见基因变异会影响子宫肌瘤的易感性（图 5-3）[94-100]。

非裔美国女性 2453 例病例组与 2102 例对照组的对比祖先遗传含量的混合分析表明，病例组欧洲血统的平均百分比明显低于对照组（20.00% vs. 21.63%，$P < 0.0001$）。非裔美国女性祖先基因组含量与病例对照状态的相关性进一步表明，胚系因素导致患病率和症状的种族差异。有趣的是，同一队列中对年龄进行了调整后的基于基因混合物的分析显示，35 岁以下患病女性中，欧洲血统的平均百分比差异更大，即病例组为 18.40%，对照组为 21.63%（$P < 0.00001$[101]）。在更年轻病例中观察到更加明显的相关性，与影响黑人女性肌瘤发病率更高的遗传因素一致[91, 94-101]。

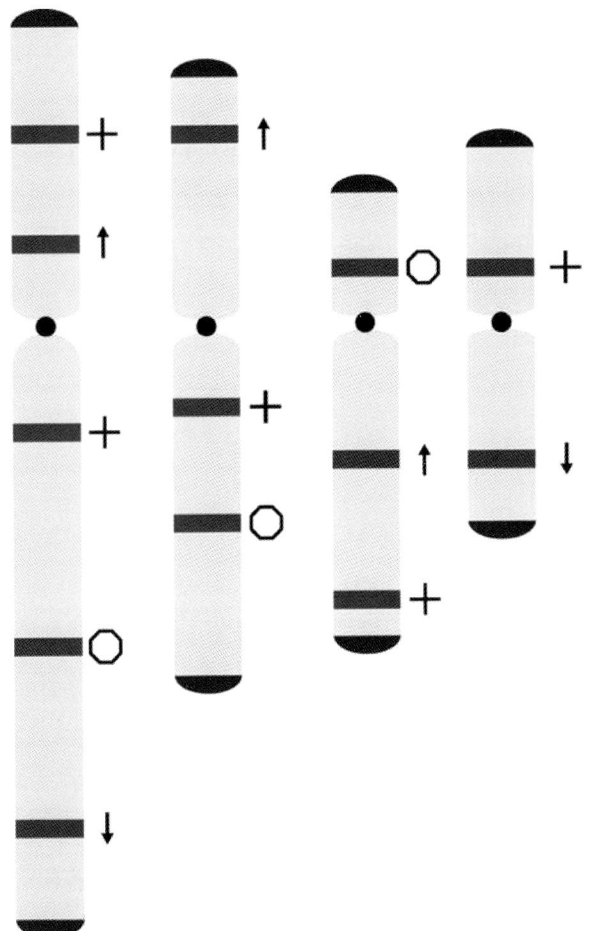

▲ **图 5-3**　多个单核苷酸多态性（**SNP**）对肿瘤的累加作用的全基因组视角的示意图影响肿瘤表型的基因在整个染色体上显示为黑带。每个变异累积从而影响子宫肌层组织向子宫平滑肌瘤的转化，以及随后可能的罕见的平滑肌瘤向平滑肌肉瘤的转化。每个变异的作用都被标记为正致瘤性转化（+），抑制转化（○），促进恶性转化（↑）或预防恶变（↓）。尽管仅显示了四对代表基因组中每组的一条染色体，但推测该细胞为二倍体。

普通人群的高频率和子宫肌瘤的表型异质性支持多基因模型[91]。全基因组关联研究（genome-wide association studies，GWAS）应用病例对照方法来鉴定与特定疾病或表型显著相关的常见遗传变异或单核苷酸多态性（single nucleotide polymorphisms，SNP）[102-104]。首次子宫肌瘤的 GWAS 是在 5073 例经临床诊断的日本队列和 4673 例无此病史的对照组中进行。在三个基因座的 SNP 位点观察到显著关联（$P < 5.00 \times 10^{-8}$）：10q24.33［P=8.65×10^{-14}，优势比（OR）=1.47，95%CI 1.23～1.75］，11p15.1（P=3.82×10^{-12}，OR=1.39，95%CI 1.17～1.64）和 22q13.1（P=2.79×10^{-12}，OR=1.23，95%CI 1.11～1.37）[105]。

对 261 个自我报告患子宫肌瘤的白种人的姐妹配对家庭进行全基因组连锁分析确定了 7 个连锁区域，LOD（概率对数）得分均大于 2.0[106]。在 10p11（LOD=4.15）和 3p21（LOD=3.73）中观察到显著的连锁区域，在 2q37、5p13、11p15、12q14 和 17q25 中又检测到 5 个 LOD 得分大于 2 的连锁区域。其中位于 11p15.5 和 12q14 的两个连锁模块，有进一步的基因组证据来支持它们与子宫肌瘤易感性相关联[106]，据报道 11p15.5 是日本队列中的 3 个重要基因座之一，而 HMGA2 位于 12q14 处的连锁区域[33, 105, 106]。

在两个独立的白种人女性队列的 Meta 分析中，女性基因组健康研究（WGHS，n=746 例，4487 例对照）和昆士兰医学研究所（QIMR，n=484 例，610 例对照）确定了一个 SNP 位于 17q25.3，其与子宫肌瘤具有全基因组显著关联（P=3.05×10^{-8}，

OR=1.30，95%CI 1.18～1.43）。该候选SNP位于17号染色体长臂上的前述连锁峰下方，位于17q25.3的连锁不平衡（linkage disequilibrium，LD）区块中，其中含有脂肪酸合成酶（FASN）。组织微阵列免疫组织化学分析显示，与患者匹配的子宫肌层组织相比，子宫肌瘤中FAS蛋白水平提高了3倍[106]。据报道，在许多不同类型癌症中，FASN的转录和蛋白质水平也被上调，并参与促进肿瘤细胞的生长[107, 108]。除了在11p15.1[109, 110]中复制该关联的小规模研究之外，来自日本GWAS结果显示，全基因组连锁分析和GWAS Meta分析的结果尚未得到严格的重现，但现在Fibro GENE联盟正在进行该研究[111]。关联复制是必要的，以确保通过GWAS识别的变异不会由于人群中隐藏的亚结构而被错误地检测到，这种现象被称为“赢家的诅咒”[91, 102, 112]。

三、胚系与体系细胞突变之间的相互作用

最近，儿科癌症患者的基因组筛查发现，与无癌症病史的个体相比，癌症易感基因的突变丰富。因儿科癌症的早期出现，支持一个模型的发现，该模型中患者的风险本质上可能主要是遗传因素，这种发现可能有助于我们对子宫肌瘤的遗传性和生物学性的理解。对年龄在20岁以下的1120名癌症患者的WES（全外显子组测序）和WGS（全基因组测序）发现，8.5%（n=95）的胚系突变与儿童癌症的风险增加有关，这其中只有40%（n=23）有癌症家族史。4个受试者是癌症易感基因突变的嵌合体，表明至少有一部分突变发生在受精卵植入后[113]。因此，先天性基因突变可能是导致个体更易患肿瘤的重要因素，其发生频率比以前公认的高，包括家族中分离的个体和新生的个体。在后一种情况下，在评估患者风险方面，检测先天性基因突变可能比家族病史具有更大的价值。进一步地讲，两种形式的先天性基因突变都支持在新生儿筛查中实施基因组测序以优化健康和疾病管理的观点[114–118]。

如本文所述，遗传的基因组突变以及先天性和获得性遗传突变与子宫肌瘤的生物学特征有关。它们之间如何相互作用的确切机制还有待确定。如图5–4所示，Knudson的经典二次命中假说（个体继承一个突变等位基因并随后在野生型等位基因中获得第二个突变，即“命中”）既可以解释子宫肌瘤的晚期发病，又可以证实与青春期接触类固醇激素有关。该模型可以分别应用于罕见的HLRCC和AS-DL家族病例以及FH和COL4A5–COL4A6突变[65]。或者，抑癌基因中杂合功能丧失突变的协同组合可能足以在相关生物学背景下驱动肿瘤发生[119]。在前一种模型下，先天性突变和获得性突变在子宫肌瘤的病理生物学中连续且累加地起作用。在后者的情况下，获得性点突变和染色体异常可能会促进晚期的发病。鉴于体细胞变化在子宫肌瘤的异常高频率和子宫平滑肌肉瘤的相对极低频率，评估其是癌变前兆还是防止恶变的保护，这对理解获得性基因组不稳定性在子宫肌瘤中的作用是有价值的[95, 98, 120]。

声明

我们感谢Zehra Ordulu博士对手稿的编辑和审阅，并感谢NIH / NICHD（C.C.M.的HD060530）的研究支持。

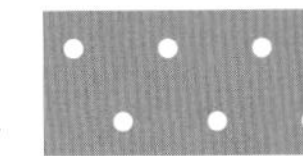

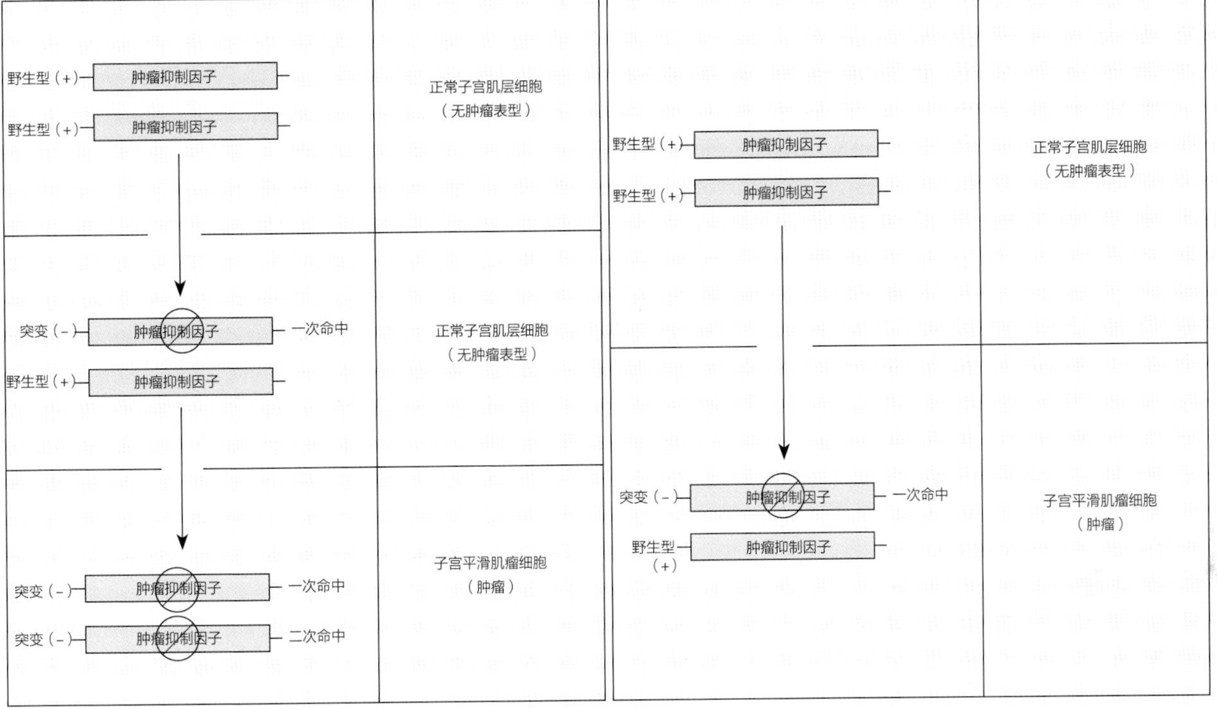

▲ 图5-4 通过抑癌基因中的功能丧失突变致良性转化的遗传模型比较

Knudson的二次命中假设模型如左图所示，显示了两个突变是如何发展成肿瘤的。在右侧，单倍体功能不全模型证明了某些抑癌基因中的单个功能丧失突变如何足以产生肿瘤

参考文献

[1] Townsend DE, Sparkes RS, Baluda MC, and McClelland G. Unicellular histogenesis of uterine leiomyomas as determined by electrophoresis by glucose-6-phosphate dehydrogenase. *Am J Obstet Gynecol*. 1970;107(8):1168–73.

[2] Ligon AH and Morton CC. Genetics of uterine leiomyomata. *Genes Chromosomes Cancer*. 2000;28(3):235–45.

[3] Linder D and Gartler SM. Glucose-6-phosphate dehydrogenase mosaicism: Utilization as a cell marker in the study of leiomyomas. *Science*. 1965;150(3692):67–9.

[4] Mashal RD, Fejzo ML, Friedman AJ et al. Analysis of androgen receptor DNA reveals the independent clonal origins of uterine leiomyomata and the secondary nature of cytogenetic aberrations in the development of leiomyomata. *Genes Chromosomes Cancer*. 1994;11(1):1–6.

[5] Hashimoto K, Azuma C, Kamiura S et al. Clonal determination of uterine leiomyomas by analyzing differential inactivation of the X-chromosome-linked phosphoglycerokinase gene. *Gynecol Obstet Invest*. 1995;40(3):204–8.

[6] Makinen N, Mehine M, Tolvanen J et al. MED12, the mediator complex subunit 12 gene, is mutated at high frequency in uterine leiomyomas. *Science*. 2011;334(6053):252–5.

[7] Mehine M, Kaasinen E, Makinen N et al. Characterization of uterine leiomyomas by whole-genome sequencing. *N Engl J Med*. 2013;369(1):43–53.

[8] Mehine M, Heinonen HR, Sarvilinna N et al. Clonally related uterine leiomyomas are common and display branched tumor evolution. *Hum Mol Genet*. 2015;24(15):4407–16.

[9] Nibert M and Heim S. Uterine leiomyoma cytogenetics. *Genes Chromosomes Cancer*. 1990;2(1):3–13.

[10] Rein MS, Friedman AJ, Barbieri RL, Pavelka K, Fletcher JA, and Morton CC. Cytogenetic abnormalities in uterine leiomyomata. *Obstet Gynecol*. 1991;77(6):923–6.

[11] Hodge JC and Morton CC. Genetic heterogeneity among uterine leiomyomata: Insights into malignant progression. *Hum Mol Genet*. 2007;16 Spec No 1:R7–13. doi: 10.1093/hmg/ddm043

[12] Sandberg AA and Bridge JA. *The Cytogenetics of Bone and Soft Tissue Tumors*. Austin: R.G. Landes, 1994. 469 pp.

[13] Kiechle-Schwarz M, Sreekantaiah C, Berger CS et al. Nonrandom cytogenetic changes in leiomyomas of the female genitourinary tract. A report of 35 cases. *Cancer Genet Cytogenet*. 1991;53(1):125–36.

[14] Meloni AM, Surti U, Contento AM, Davare J, and Sandberg AA. Uterine leiomyomas: Cytogenetic and histologic profile. *Obstet Gynecol*. 1992;80(2):209–17.

[15] Mrozek K, Gibas Z, and Limon J. Specific chromosome aberrations in human soft-tissue tumors and their diagnostic significance. *Pol Tyg Le*. 1995;50(36–39):85–9.

[16] Pandis N, Heim S, Bardi G et al. Chromosome analysis of 96 uterine leiomyomas. *Cancer Genet Cytogenet*. 1991;55(1):11–8.

[17] Quade BJ. Pathology, cytogenetics and molecular biology of uterine leiomyomas and other smooth muscle lesions. *Curr Opin Obstet Gynecol*. 1995;7(1):35–42.

[18] Sandberg AA. Updates on the cytogenetics and molecular genetics of bone and soft tissue tumors: Leiomyoma. *Cancer Genet Cytogenet*. 2005;158(1):1–26.

[19] Gross KL and Morton CC. Genetics and the development of fibroids. *Clin Obstet Gynecol*. 2001;44(2):335–49.

[20] Hodge JC, Kim TM, Dreyfuss JM et al. Expression profiling of uterine leiomyomata cytogenetic subgroups reveals distinct

signatures in matched myometrium: Transcriptional profiling of the t(12;14) and evidence in support of predisposing genetic heterogeneity. *Hum Mol Genet*. 2012;21(10):2312–29.

[21] Hodge JC, Park PJ, Dreyfuss JM et al. Identifying the molecular signature of the interstitial deletion 7q subgroup of uterine leiomyomata using a paired analysis. *Genes Chromosomes Cancer*. 2009;48(10):865–85.

[22] Turc-Carel C, Dal Cin P, Boghosian L, Terk-Zakarian J, and Sandberg AA. Consistent breakpoints in region 14q22–q24 in uterine leiomyoma. *Cancer Genet Cytogenet*. 1988;32(1):25–31.

[23] Heim S, Nilbert M, Vanni R et al. A specific translocation, t(12;14) (q14–15;q23–24), characterizes a subgroup of uterine leiomyomas. *Cancer Genet Cytogenet*. 1988;32(1):13–7.

[24] Vanni R, Nieddu M, Paoli R, and Lecca U. Uterine leiomyoma cytogenetics. I. Rearrangements of chromosome 12. *Cancer Genet Cytogenet*. 1989;37(1):49–54.

[25] Fan SX, Sreekantaiah C, Berger CS, Medchill M, Pedron S, and Sandberg AA. Cytogenetic findings in nine leiomyomas of the uterus. *Cancer Genet Cytogenet*. 1990;47(2):179–89.

[26] Mark J, Havel G, Grepp C, Dahlenfors R, and Wedell B. Chromosomal patterns in human benign uterine leiomyomas. *Cancer Genet Cytogenet*. 1990;44(1):1–13.

[27] Hennig Y, Deichert U, Bonk U, Thode B, Bartnitzke S, and Bullerdiek J. Chromosomal translocations affecting 12q14–15 but not deletions of the long arm of chromosome 7 associated with a growth advantage of uterine smooth muscle cells. *Mol Hum Reprod*. 1999;5(12):1150–4.

[28] Brosens I, Deprest J, Dal Cin P, and Van den Berghe H. Clinical significance of cytogenetic abnormalities in uterine myomas. *Fertil Steril*. 1998;69(2):232–5.

[29] Rein MS, Powell WL, Walters FC et al. Cytogenetic abnor-malities in uterine myomas are associated with myoma size. *Mol Hum Reprod*. 1998;4(1):83–6.

[30] Kataoka S, Yamada H, Hoshi N et al. Cytogenetic analysis of uterine leiomyoma: The size, histopathology and GnRHa-response in relation to chromosome karyotype. *Eur J Obstet Gynecol Reprod Biol*. 2003;110(1):58–62.

[31] Fejzo MS, Yoon SJ, Montgomery KT et al. Identification of a YAC spanning the translocation breakpoints in uterine leiomyomata, pulmonary chondroid hamartoma, and lipoma: Physical mapping of the 12q14–q15 breakpoint region in uterine leiomyomata. *Genomics*. 1995;26(2):265–71.

[32] Ashar HR, Fejzo MS, Tkachenko A et al. Disruption of the architectural factor HMGI-C: DNA-binding AT hook motifs fused in lipomas to distinct transcriptional regulatory domains. *Cell*. 1995;82(1):57–65.

[33] Schoenmakers EF, Mols R, Wanschura S et al. Identification, molecular cloning, and characterization of the chromosome 12 breakpoint cluster region of uterine leiomyomas. *Genes Chromosomes Cancer*. 1994;11(2):106–18.

[34] Fusco A and Fedele M. Roles of HMGA proteins in cancer. *Nat Rev Cancer*. 2007;7(12):899–910.

[35] Schoenmakers EF, Wanschura S, Mols R, Bullerdiek J, Van den Berghe H, and Van de Ven WJ. Recurrent rearrangements in the high mobility group protein gene, *HMGI-C*, in benign mesenchymal tumours. *Nat Genet*. 1995;10(4):436–44.

[36] Rogalla P, Drechsler K, Frey G et al. *HMGI-C* expression patterns in human tissues. Implications for the genesis of frequent mesenchymal tumors. *Am J Pathol*. 1996;149(3):775–9.

[37] Schoenmakers EF, Huysmans C, and Van de Ven WJ. Allelic knockout of novel splice variants of human recombination repair gene *RAD51B* in t(12;14) uterine leiomyomas. *Cancer Res*. 1999;59(1):19–23.

[38] Ingraham SE, Lynch RA, Surti U et al. Identification and characterization of novel human transcripts embedded within HMGA2 in t(12;14)(q15;q24.1) uterine leiomyoma. *Mutat Res*. 2006;602(1–2):43–53.

[39] Gattas GJ, Quade BJ, Nowak RA, and Morton CC. *HMGIC* expression in human adult and fetal tissues and in uterine leiomyomata. *Genes Chromosomes Cancer*. 1999;25(4):316–22.

[40] Lee YS and Dutta A. The tumor suppressor microRNA let-7 represses the *HMGA2* oncogene. *Genes Dev*. 2007; 21(9):1025–30.

[41] Mayr C, Hemann MT, and Bartel DP. Disrupting the pairing between *let-7* and *Hmga2* enhances oncogenic transformation. *Science*. 2007;315(5818):1576–9.

[42] Ligon AH, Moore SD, Parisi MA et al. Constitutional rearrangement of the architectural factor *HMGA2*: A novel human phenotype including overgrowth and lipomas. *Am J Hum Genet*. 2005;76(2):340–8.

[43] Sreekantaiah C, Leong SP, Karakousis CP et al. Cytogenetic profile of 109 lipomas. *Cancer Res*. 1991;51(1):422–33.

[44] Kazmierczak B, Bol S, Wanschura S, Bartnitzke S, and Bullerdiek J. PAC clone containing the *HMGI(Y)* gene spans the breakpoint of a 6p21 translocation in a uterine leiomyoma cell line. *Genes Chromosomes Cancer*. 1996;17(3):191–3.

[45] Williams AJ, Powell WL, Collins T, and Morton CC. *HMGI(Y)* expression in human uterine leiomyomata. Involvement of another high-mobility group architectural factor in a benign neoplasm. *Am J Pathol*. 1997;150(3):911–8.

[46] Schoenmakers EF, Bunt J, Hermers L et al. Identification of *CUX1* as the recurrent chromosomal band 7q22 target gene in human uterine leiomyoma. *Genes Chromosomes Cancer*. 2013;52(1):11–23.

[47] Moore SD, Herrick SR, Ince TA et al. Uterine leiomyomata with t(10;17) disrupt the histone acetyltransferase MORF. *Cancer Res*. 2004;64(16):5570–7.

[48] Ingraham SE, Lynch RA, Kathiresan S, Buckler AJ, and Menon AG. *hREC2*, a *RAD51*-like gene, is disrupted by t(12;14) (q15;q24.1) in a uterine leiomyoma. *Cancer Genet Cytogenet*. 1999;115(1):56–61.

[49] Makinen N, Heinonen HR, Moore S, Tomlinson IP, van der Spuy ZM, and Aaltonen LA. *MED12* exon 2 mutations are common in uterine leiomyomas from South African patients. *Oncotarget*. 2011;2(12):966–9.

[50] McGuire MM, Yatsenko A, Hoffner L, Jones M, Surti U, and Rajkovic A. Whole exome sequencing in a random sample of North American women with leiomyomas identifies *MED12* mutations in majority of uterine leiomyomas. *PLOS ONE*. 2012;7(3):e33251.

[51] Je EM, Kim MR, Min KO, Yoo NJ, and Lee SH. Mutational analysis of *MED12* exon 2 in uterine leiomyoma and other common tumors. *Int J Cancer*. 2012;131(6):E1044–7.

[52] Kampjarvi K, Park MJ, Mehine M et al. Mutations in exon 1 highlight the role of *MED12* in uterine leiomyomas. *Hum Mutat*. 2014;35(9):1136–41.

[53] Mehine M, Makinen N, Heinonen HR, Aaltonen LA, and Vahteristo P. Genomics of uterine leiomyomas: Insights from high-throughput sequencing. *Fertil Steril*. 2014;102(3):621–9.

[54] Mittal P, Shin YH, Yatsenko SA, Castro CA, Surti U, and Rajkovic A. *Med12* gain-of-function mutation causes leiomyomas and genomic instability. *J Clin Invest*. 2015; 125(8):3280–4.

[55] Bertsch E, Qiang W, Zhang Q et al. *MED12* and *HMGA2* mutations: Two independent genetic events in uterine leiomyoma and leiomyosarcoma. *Mod Pathol*. 2014;27(8):1144–53.

[56] Markowski DN, Bartnitzke S, Loning T, Drieschner N, Helmke BM, and Bullerdiek J. *MED12* mutations in uterine fibroids–their relationship to cytogenetic subgroups. *Int J Cancer*. 2012;131(7):1528–36.

[57] Forment JV, Kaidi A, and Jackson SP. Chromothripsis and cancer: Causes and consequences of chromosome shattering. *Nat Rev Cancer*. 2012;12(10):663–70.

[58] Reed WB, Walker R, and Horowitz R. Cutaneous leiomyomata with uterine leiomyomata. *Acta Derm Venereol*. 1973;53(5):409–16.

[59] Tomlinson IP, Alam NA, Rowan AJ et al. Germline mutations in *FH* predispose to dominantly inherited uterine fibroids, skin leiomyomata and papillary renal cell cancer. *Nat Genet*. 2002;30(4):406–10.

[60] Launonen V, Vierimaa O, Kiuru M et al. Inherited susceptibility to uterine leiomyomas and renal cell cancer. *Proc Natl Acad Sci U S A*. 2001;98(6):3387–92.

[61] Alam NA, Rowan AJ, Wortham NC et al. Genetic and functional analyses of *FH* mutations in multiple cutaneous and uterine leiomyomatosis, hereditary leiomyomatosis and renal cancer, and fumarate hydratase deficiency. *Hum Mol Genet*. 2003;12(11):1241–52.

[62] Kiuru M, Launonen V, Hietala M et al. Familial cutaneous leiomyomatosis is a two-hit condition associated with renal cell cancer of characteristic histopathology. *Am J Pathol*. 2001;159(3):825–9.

[63] Merino MJ, Torres-Cabala C, Pinto P, and Linehan WM. The morphologic spectrum of kidney tumors in hereditary leiomyomatosis and renal cell carcinoma (HLRCC) syndrome. *Am J Surg Pathol*. 2007;31(10):1578–85.

[64] Thyresson HN and Su WP. Familial cutaneous leiomyomatosis. *J Am Acad Dermatol*. 1981;4(4):430–4.

[65] Knudson AG, Jr. Mutation and cancer: Statistical study of retinoblastoma. *Proc Natl Acad Sci U S A*. 1971;68(4):820–3.

[66] Gaude E and Frezza C. Defects in mitochondrial metabolism and cancer. *Cancer Metab*. 2014;2:10.

[67] King A, Selak MA, and Gottlieb E. Succinate dehydrogenase and fumarate hydratase: Linking mitochondrial dysfunction and cancer. *Oncogene*. 2006;25(34):4675–82.

[68] Bayley JP, Launonen V, and Tomlinson IP. The *FH* mutation database: An online database of fumarate hydratase mutations involved in the MCUL (HLRCC) tumor syndrome and congenital fumarase deficiency. *BMC Med Genet*. 2008;9:20.

[69] Selak MA, Armour SM, MacKenzie ED et al. Succinate links TCA cycle dysfunction to oncogenesis by inhibiting HIF-alpha prolyl hydroxylase. *Cancer Cell*. 2005;7(1):77–85.

[70] Pollard PJ, Briere JJ, Alam NA et al. Accumulation of Krebs cycle intermediates and over-expression of HIF1alpha in tumours which result from germline FH and SDH mutations. *Hum Mol Genet*. 2005;14(15):2231–9.

[71] Isaacs JS, Jung YJ, Mole DR et al. HIF overexpression correlates with biallelic loss of fumarate hydratase in renal cancer: Novel role of fumarate in regulation of HIF stability. *Cancer Cell*. 2005;8(2):143–53.

[72] Kampjarvi K, Makinen N, Mehine M et al. *MED12* mutations and *FH* inactivation are mutually exclusive in uterine leiomyomas. *Br J Cancer*. 2016;114(12):1405–11.

[73] Alam NA, Olpin S, Rowan A et al. Missense mutations in fumarate hydratase in multiple cutaneous and uterine leio-myomatosis and renal cell cancer. *J Mol Diagn*. 2005; 7(4):437–43.

[74] Kiuru M, Lehtonen R, Arola J et al. Few *FH* mutations in sporadic counterparts of tumor types observed in hereditary leiomyomatosis and renal cell cancer families. *Cancer Res*. 2002;62(16):4554–7.

[75] Lehtonen R, Kiuru M, Vanharanta S et al. Biallelic inactivation of fumarate hydratase (*FH*) occurs in nonsyndromic uterine leiomyomas but is rare in other tumors. *Am J Pathol*. 2004;164(1):17–22.

[76] Harrison WJ, Andrici J, Maclean F et al. Fumarate hydratase-deficient uterine leiomyomas occur in both the syndromic and sporadic settings. *Am J Surg Pathol*. 2016;40(5):599–607.

[77] Kashtan CE and Michael AF. Alport syndrome: From bedside to genome to bedside. *Am J Kidney Dis*. 1993;22(5):627–40.

[78] Miner JH. Alport syndrome with diffuse leiomyomatosis. When and when not? *Am J Pathol*. 1999;154(6):1633–5.

[79] Mothes H, Heidet L, Arrondel C et al. Alport syndrome associated with diffuse leiomyomatosis: *COL4A5-COL4A6* deletion associated with a mild form of Alport nephropathy. *Nephrol Dial Transplant*. 2002;17(1):70–4.

[80] Hudson BG, Reeders ST, and Tryggvason K. Type IV collagen: Structure, gene organization, and role in human diseases. Molecular basis of Goodpasture and Alport syndromes and diffuse leiomyomatosis. *J Biol Chem*. 1993;268(35):26033–6.

[81] Antignac C. Molecular genetics of basement membranes: The paradigm of Alport syndrome. *Kidney Int Suppl*. 1995;49:S29–33.

[82] Zhou J, Mochizuki T, Smeets H et al. Deletion of the paired alpha 5(IV) and alpha 6(IV) collagen genes in inherited smooth muscle tumors. *Science*. 1993;261(5125):1167–9.

[83] Heidet L, Dahan K, Zhou J et al. Deletions of both alpha 5(IV) and alpha 6(IV) collagen genes in Alport syndrome and in Alport syndrome associated with smooth muscle tumours. *Hum Mol Genet*. 1995;4(1):99–108.

[84] Heidet L, Cohen-Solal L, Boye E et al. Novel *COL4A5/COL4A6* deletions and further characterization of the diffuse leiomyomatosis-Alport syndrome (DL-AS) locus define the DL critical region. *Cytogenet Cell Genet*. 1997;78(3–4):240–6.

[85] Barker DF, Hostikka SL, Zhou J et al. Identification of mutations in the *COL4A5* collagen gene in Alport syndrome. *Science*. 1990;248(4960):1224–7.

[86] Vikhlyaeva EM, Khodzhaeva ZS, and Fantschenko ND. Familial predisposition to uterine leiomyomas. *Int J Gynaecol Obstet*. 1995;51(2):127–31.

[87] Sato F, Mori M, Nishi M, Kudo R, and Miyake H. Familial aggregation of uterine myomas in Japanese women. *J Epidemiol*. 2002;12(3):249–53.

[88] Kurbanova M, Koroleva AG, and Sergeev AS. Genetic-epidemiologic analysis of uterine myoma: Assessment of repeated risk. *Genetika*. 1989;25(10):1896–8.

[89] Kurbanova M, Koroleva AG, and Sergeev AS. Genetic analysis of the predisposition to uterine myoma. Prevalence and morbidity. *Genetika*. 1989;25(6):1122–4.

[90] Van Voorhis BJ, Romitti PA, and Jones MP. Family history as a risk factor for development of uterine leiomyomas. Results of a pilot study. *J Reprod Med*. 2002;47(8):663–9.

[91] Gallagher CS and Morton CC. Genetic association studies in uterine fibroids: Risk alleles presage the path to personalized therapies. *Semin Reprod Med*. 2016;34(4):235–41.

[92] Treloar SA, Martin NG, Dennerstein L, Raphael B, and Heath AC. Pathways to hysterectomy: Insights from longitudinal twin research. *Am J Obstet Gynecol*. 1992;167(1):82–8.

[93] Luoto R, Kaprio J, Rutanen EM, Taipale P, Perola M, and Koskenvuo M. Heritability and risk factors of uterine fibroids—the Finnish Twin Cohort study. *Maturitas*. 2000; 37(1):15–26.

[94] Marshall LM, Spiegelman D, Barbieri RL et al. Variation in the incidence of uterine leiomyoma among premenopausal women by age and race. *Obstet Gynecol*. 1997;90(6):967–73.

[95] Baird DD, Dunson DB, Hill MC, Cousins D, and Schectman JM. High cumulative incidence of uterine leiomyoma in black and white women: Ultrasound evidence. *Am J Obstet Gynecol*. 2003;188(1):100–7.

[96] Kjerulff K, Langenberg P, and Guzinski G. The socioeconomic correlates of hysterectomies in the United States. *Am J Public Health*. 1993;83(1):106–8.

[97] Kjerulff KH, Langenberg P, Seidman JD, Stolley PD, and Guzinski GM. Uterine leiomyomas. Racial differences in severity, symptoms and age at diagnosis. *J Reprod Med*. 1996;41(7): 483–90.

[98] Buttram VC, Jr. and Reiter RC. Uterine leiomyomata: Etiology, symptomatology, and management. *Fertil Steril*. 1981;36(4):433–45.

[99] Stewart EA. Uterine fibroids. *Lancet*. 2001;357(9252):293–8.

[100] Schwartz SM, Marshall LM, and Baird DD. Epidemiologic contributions to understanding the etiology of uterine leiomyomata. *Environ Health Perspect*. 2000;108(Suppl 5):821–7.

[101] Wise LA, Ruiz-Narvaez EA, Palmer JR et al. African ancestry and genetic risk for uterine leiomyomata. *Am J Epidemiol*. 2012;176(12):1159–68.

[102] Bush WS and Moore JH. Chapter 11: Genome-wide association studies. *PLoS Comput Biol*. 2012;8(12):e1002822.

[103] Reich DE and Lander ES. On the allelic spectrum of human disease. *Trends Genet*. 2001;17(9):502–10.

[104] Hindorff LA, Sethupathy P, Junkins HA et al. Potential etiologic and functional implications of genome-wide association loci for human diseases and traits. *Proc Natl Acad Sci USA*. 2009;106(23):9362–7.

[105] Cha PC, Takahashi A, Hosono N et al. A genome-wide association study identifies three loci associated with susceptibility to uterine fibroids. *Nat Genet*. 2011; 43(5):447–50.

[106] Eggert SL, Huyck KL, Somasundaram P et al. Genomewide linkage and association analyses implicate FASN in predisposition to Uterine Leiomyomata. *Am J Hum Genet*. 2012;91(4):621–8.

[107] Rossi S, Graner E, Febbo P et al. Fatty acid synthase expression defines distinct molecular signatures in prostate cancer. *Mol Cancer Res*. 2003;1(10):707–15.

[108] Ogino S, Nosho K, Meyerhardt JA et al. Cohort study of fatty acid synthase expression and patient survival in colon cancer. *J Clin*

Oncol. 2008;26(35):5713–20.
[109] Edwards TL, Michels KA, Hartmann KE, and Velez Edwards DR. *BET1L* and *TNRC6B* associate with uterine fibroid risk among European Americans. *Hum Genet*. 2013;132(8):943–53.
[110] Edwards TL, Hartmann KE, and Velez Edwards DR. Variants in *BET1L* and *TNRC6B* associate with increasing fibroid volume and fibroid type among European Americans. *Hum Genet*. 2013;132(12):1361–9.
[111] Gallagher CS, Velez-Edwards DR, Cantor RM et al. Identification of 10 novel uterine leiomyomata susceptibility loci by genome-wide association analysis in population-based conventional and direct-to-consumer cohorts. *(Abstract/Pro-gram #885/T). Presented at the 65th Annual Meeting of the American Society of Human Genetics*, October 8, 2015, Baltimore, MD.
[112] Zollner S and Pritchard JK. Overcoming the winner's curse: Estimating penetrance parameters from case-control data. *Am J Hum Genet*. 2007;80(4):605–15.
[113] Zhang J, Walsh MF, Wu G et al. Germline mutations in predisposition genes in pediatric cancer. *N Engl J Med*. 2015; 373(24):2336–46.
[114] Baker H. Genetic mutations in paediatric cancer. *Lancet Oncol*. 2016;17(1):e8.
[115] D'Orazio JA. Inherited cancer syndromes in children and young adults. *J Pediatr Hematol Oncol*. 2010;32(3):195–228.
[116] Krepischi AC, Capelli LP, Silva AG et al. Large germline copy number variations as predisposing factor in childhood neoplasms. *Future Oncol*. 2014;10(9):1627–33.
[117] Maris JM. Defining why cancer develops in children. *N Engl J Med*. 2015;373(24):2373–5.
[118] Shen J and Morton CC. Next generation newborn hearing screening. In: *Genetics of Deafness*. Vona B, Haaf T (eds). Monogr Hum Genet. 2016;20:30–9.
[119] Solimini NL, Xu Q, Mermel CH et al. Recurrent hemizygous deletions in cancers may optimize proliferative potential. *Science*. 2012;337(6090):104–9.
[120] Brooks SE, Zhan M, Cote T, and Baquet CR. Surveillance, epidemiology, and end results analysis of 2677 cases of uterine sarcoma 1989–1999. *Gynecol Oncol*. 2004;93(1):204–8.

第 6 章　生长方式和子宫内膜变化

Growth Patterns and Endometrial Changes

Jovana Kaludjerovic　著
刘义彬　译　　李亚楠　校

一、概述

子宫肌瘤（uterine fibroid，UF），也称为子宫平滑肌瘤，是子宫肌层中的良性间充质肿瘤，50 岁时，80% 的女性有子宫肌瘤[1]。在非妊娠子宫中，肌瘤既可以生长也可以退化[2]，并且可能对女性的生活质量产生重大影响。许多患有子宫肌瘤的女性会出现月经量多、痛经、妊娠并发症和不孕症[3, 4]。症状严重程度通常与肿瘤的大小和位置呈正相关。传统上认为肌瘤是惰性肿瘤[5]。但是，病理生理学的进展表明，肌瘤可以在分子水平上影响子宫内膜的功能，其作用可以扩展到局部子宫内膜环境之外[5, 6]。本章概述了子宫肌瘤的生长方式和子宫内膜的变化。

肌瘤有三大类，即黏膜下肌瘤、浆膜下肌瘤及肌壁内肌瘤。黏膜下肌瘤直接位于子宫内膜之下，并可突向子宫腔内。浆膜下肌瘤向子宫外突出，肌壁间肌瘤在子宫肌壁内生长。不论其大小或位置如何，肌瘤都是激素反应性肿瘤，可通过旁分泌相互作用改变子宫内膜的基因表达，从而破坏正常的子宫组织，进而引起子宫过度出血或植入不良[7]。黏膜下肌瘤可破坏子宫内膜的完整性、植入性，以及子宫肌层的收缩能力，从而破坏内膜血管经期停止出血的能力。因此，黏膜下肌瘤最常伴有过多或不规则的出血，不孕症和复发性流产。

二、子宫肌瘤的细胞组成与发育

肌瘤是源自单个肌细胞的单克隆肿瘤，但尚未阐明肌细胞的肿瘤转化的起始机制[8, 9]。UF 中有 3 个细胞群，即完全分化的平滑肌细胞、具有中间特征的平滑肌细胞和肌瘤干细胞[5, 10]。可以认为，遗传命中的肌层干细胞会导致肌瘤干细胞，如 12 号染色体的三体性、7q 缺失、介体复合物亚单位 12（MED12）的点突变或涉及高迁移率组 AT-hook2（HMGA2）的染色体重排[11–15]。肌瘤干细胞同肌层干细胞一样，具有极少甚至没有雌激素受体（estrogen receptor，ER）和孕激素受体（progesterone receptor，PR）的表达[16]，但是，对于类固醇激素依赖性肌瘤的生长和增大至关重要。这首先在小鼠异种移植模型中得到证实[7]。在该模型中，与仅由分化的肌瘤和肌层细胞组成的肿瘤相比，在雌孕激素的作用下，由肌瘤干细胞和肌层细胞组成的肿瘤生长得更大，生长速度更快。最值得注意的是，肌瘤干细胞只能在分化的肌瘤或子宫肌层细胞存在的情况下诱导肿瘤的生长或增殖。这些发现进一步证实，肌瘤干细胞依赖周围成熟肌瘤细胞和子宫肌层细胞的旁分泌信号来促进雌激素和孕激素的作用。另外，肌瘤异种移植物的生长取决于雌激素和孕酮的组合，不能单独用任何一种激素去诱导。

三、类固醇激素诱导的子宫肌瘤生长发育调控

在正常的月经周期中，卵巢在下丘脑的影响下会产生雌激素和孕激素，这是下丘脑－垂体－卵巢轴的一部分作用。雌孕激素的周期性变化在UF的生长和扩散中起着关键作用。正常的子宫肌层组织表达ER和PR[17, 18]。但是成熟的肌瘤细胞过表达ER，PR和芳香化酶，这会导致雌激素的原位合成增加并促进雌激素诱导的信号传导[18–20]。雌激素一旦与受体结合，便会局部或集中移位到细胞核，并与反应基因启动子区域的雌激素反应元件结合。这触发了共调节蛋白的募集，包括染色质重塑复合物，共激活因子和共抑制因子，它们上调信号传导途径并刺激细胞因子的产生，导致肌瘤生长。

ER有两种类型，即ERα和ERβ。UF表达两种受体，但是UF中ERα相对于ERβ的丰度明显高于子宫肌层，从而使UF中的ERα以同源二聚体以及与ERβ的异二聚体结合到雌激素反应元件上[18]。最近的证据表明，较高的ERα与ERβ的比值而不是单独的ERα的水平对UF的生长和扩散具有更深远的影响。但是，关于这些受体在UF的确切作用仍知之甚少。

传统认为雌激素是促进子宫有丝分裂的主要因子。然而，Ishikawa等[7]研究显示雌激素和ERα在肌瘤生长中的主要作用是通过诱导PR-A和PR-B等PR的表达来响应孕激素的作用。与此相一致，已经发现在黄体酮占主导的黄体/分泌期，UF中的有丝分裂活性最高。在绝经后女性中，添加雌孕激素联合补充治疗的肌瘤增生明显高于单独使用雌激素[21]。另外，雌激素和孕激素通过刺激胶原蛋白、蛋白多糖和纤连连接蛋白的产生来诱导具有生长调控功能的细胞外基质（extracellular matrix，ECM）的分泌[23]。ECM捕获许多生长因子，使它们紧密靠近肌瘤，在那里它们进一步刺激细胞增殖和生长，从而导致细胞肥大[24–26]。因此，肿瘤的生长通常以缓慢的增殖为特征，并同时以类固醇激素依赖性方式沉积大量的ECM。

四、Wnt/β-Catenin对子宫肌瘤生长发育的调控

UF生长的重要机制是Wnt/β-catenin途径[5, 27]。在该途径中，分泌的Wnt蛋白与卷曲家族细胞表面受体结合，导致活化的β-catenin转位至细胞核并诱导包括细胞增殖在内的特定靶基因的表达，如c-Myc、WISP1和cyclin D1基因[28]。有趣的是，在小鼠胚胎发育和成年期中，子宫间充质中活化的β-catenin的过表达导致小鼠出现100%外显率的UF样肿瘤[29]。这种情况在经产小鼠中更为常见，这表明类固醇激素可能与活化的β-catenin相互作用以加速肿瘤发生。此外，Wnt/β-catenin途径的激活导致TGF-β水平升高，这显示出该途径对子宫内膜间质细胞和上皮细胞的旁分泌作用[6, 30]，并调节细胞的增殖和ECM的沉积[29]。

如前所述，子宫肌层干细胞中的MED12突变可转化为肌瘤干细胞[5, 31]。具有MED12突变的肌瘤表达更高水平的Wnt4[32]。由于雌激素以ER依赖性和非依赖性方式快速诱导Wnt4表达[32, 33]，因此认为突变的MED12和雌激素在激活包括β-catenin在内的Wnt途径的转录靶标方面起协同作用。敲除人肌瘤细胞中的MED12会通过Wnt4/β-catenin信号通路的下调导致细胞增殖下降[34]。在小鼠中，子宫间充质中β-catenin的缺失令子宫体积减小，并引起细胞命运改变，即脂肪细胞替代了平滑肌细胞[16, 35]。这表明在UF中Wnt/β-catenin途径在干细胞的更新和分化为平滑肌表型中起关键作用[16]。

五、子宫肌瘤对子宫内膜的影响

UF 会引起解剖改变，并对邻近的子宫肌层和覆盖的子宫内膜造成巨大的拉伸 [2]。子宫拉伸的增加可以诱导基因表达的改变，从而导致子宫收缩力受损 [35, 36]。Orisaka 等 [37] 研究表明，UF 患者在生殖周期的黄体中期时子宫出现异常收缩和蠕动，这与后续研究中的较低的妊娠率有关 [38]。

据报道，不改变或导致子宫内膜腔拉伸度较小的浆膜下和肌壁间肌瘤，也会导致生殖障碍。因此，这可能是子宫肌瘤作用到子宫内膜的旁分泌信号导致了与肌瘤相关的不育症。UF 分泌的生长因子能调控子宫内膜组织。UF 产生的 TGF-β_3 的量远多于正常的子宫肌层，它对子宫内膜容受性所需的信号通路有不利影响 [29, 39, 40]。Sinclair 等 [30] 研究显示，TGF-β_3 通过下调 BMP 受体的表达而降低子宫内膜对 BMP-2 的容受性。BMP-2 介导 HOXA10 和 LIF 表达，它们是植入的关键调节因子 [30]。越来越多的证据表明，患有黏膜下和肌壁间肌瘤的女性子宫内膜中的 HOXA10 表达降低，尤其在子宫肌瘤表面的内膜中最明显 [5, 39, 6]。有趣的是，近 70% 的 UF 患者中观察到了这种作用，而将肌壁间肌瘤切除后这种作用被逆转了 [39]。因此，TGF-β_3 诱导的对 BMP2 的抵抗性可能会阻碍蜕膜化和胚胎植入。综上所述，TGF-β 是导致 UF 相关性不孕及流产的旁分泌介质 [40]。

月经量多是 UF 女性最常见的症状之一 [3, 4]。月经量取决于血管收缩、血管生成和凝血之间的复杂相互作用 [5]。UF 增加了前列腺素 F2α 的产生，并改变了子宫肌层中内皮素 1 受体的表达水平，导致血管收缩和月经失血量的增加 [41, 42]。此外，UF 增加了血管生成因子（如碱性成纤维细胞生长因子）的产生 [43]，并减少了凝血和血栓形成因子（如血栓调节蛋白、抗凝血酶Ⅲ和纤溶酶原激活物抑制剂 1）的产生，导致月经量增多 [5]。理解肌瘤和内膜之间的相互作用是着床和月经生物学的重要部分。

尽管近年来在该领域已取得了长足的进步，但仍需要进一步的研究来充分了解这些常见和棘手肿瘤的发病机制，包括其生长方式和子宫内膜变化。这些知识是必要的，如此才能优化妇产科疾病的治疗，以管理有症状的 UF。

参考文献

[1] Baird DD, Dunson DB, Hill MC, Cousins D, Schectman JM. High cumulative incidence of uterine leiomyoma in black and white women: Ultrasound evidence. *Am J Obstet Gynecol*. 2003;188(1):100–7.
[2] Ghosh S, Naftalin J, Imrie R, Hoo W. Natural history of uterine fibroids: A radiological perspective. *Curr Obstet Gynecol Rep*. 2018;7(3):117–21.
[3] Zimmermann A, Bernuit D, Gerlinger C, Schaefers M, Geppert K. Prevalence, symptoms and management of uterine fibroids: An international internet-based survey of 21,746 women. *BMC Womens Health*. 2012;12:6.
[4] Okolo S. Incidence, aetiology and epidemiology of uterine fibroids. *Best Pract Res Clin Obstet Gynaecol*. 2008;22(4):571–88.
[5] Ikhena DE, Bulun SE. Literature review on the role of uterine fibroids in endometrial function. *Reprod Sci*. 2018; 25(5):635–43.
[6] Rackow BW, Taylor HS. Submucosal uterine leiomyomas have a global effect on molecular determinants of endometrial receptivity. *Fertil Steril*. 2010;93(6):2027–34.
[7] Ishikawa H, Ishi K, Serna VA, Kakazu R, Bulun SE, Kurita T. Progesterone is essential for maintenance and growth of uterine leiomyoma. *Endocrinology*. 2010;151(6):2433–42.
[8] ACOG Practice Bulletin No. 110: Noncontraceptive uses of hormonal contraceptives. *Obstet Gynecol*. 2010;115(1):206–18.
[9] Zhang P, Zhang C, Hao J et al. Use of X-chromosome inactivation pattern to determine the clonal origins of uterine leiomyoma and leiomyosarcoma. *Hum Pathol*. 2006;37(10):1350–6.
[10] Yin P, Ono M, Moravek MB et al. Human uterine leiomyoma stem/progenitor cells expressing CD34 and CD49b initiate tumors in vivo. *J Clin Endocrinol Metab*. 2015;100(4):E601–6.
[11] Hodge JC, Park PJ, Dreyfuss JM et al. Identifying the molecular signature of the interstitial deletion 7q subgroup of uterine leiomyomata using a paired analysis. *Genes Chromosomes Cancer*. 2009;48(10):865–85.
[12] Parker WH. Etiology, symptomatology, and diagnosis of uterine myomas. *Fertil Steril*. 2007;87(4):725–36.
[13] Makinen N, Mehine M, Tolvanen J et al. MED12, the mediator complex subunit 12 gene, is mutated at high frequency in uterine leiomyomas. *Science*. 2011;334(6053):252–5.
[14] Velagaleti GV, Tonk VS, Hakim NM et al. Fusion of HMGA2 to COG5 in uterine leiomyoma. *Cancer Genet Cytogenet*. 2010;202(1):11–6.
[15] Ono M, Bulun SE, Maruyama T. Tissue-specific stem cells in the myometrium and tumor-initiating cells in leiomyoma. *Biol Reprod*. 2014;91(6):149.
[16] Ono M, Yin P, Navarro A et al. Paracrine activation of WNT/beta-

catenin pathway in uterine leiomyoma stem cells promotes tumor growth. *Proc Natl Acad Sci U S A*. 2013;110(42):17053–8.

[17] Benassayag C, Leroy MJ, Rigourd V et al. Estrogen receptors (ERalpha/ERbeta) in normal and pathological growth of the human myometrium: Pregnancy and leiomyoma. *Am J Physiol*. 1999;276(6 Pt 1):E1112–8.

[18] Moravek MB, Bulun SE. Endocrinology of uterine fibroids: Steroid hormones, stem cells, and genetic contribution. *Curr Opin Obstet Gynecol*. 2015;27(4):276–83.

[19] Bulun SE, Simpson ER, Word RA. Expression of the CYP_{19} gene and its product aromatase cytochrome P_{450} in human uterine leiomyoma tissues and cells in culture. *J Clin Endocrinol Metab*. 1994;78(3):736–43.

[20] Sumitani H, Shozu M, Segawa T et al. In situ estrogen synthesized by aromatase P_{450} in uterine leiomyoma cells promotes cell growth probably via an autocrine/intracrine mechanism. *Endocrinology*. 2000;141(10):3852–61.

[21] Lamminen S, Rantala I, Helin H, Rorarius M, Tuimala R. Proliferative activity of human uterine leiomyoma cells as measured by automatic image analysis. *Gynecol Obstet Invest*. 1992;34(2): 111–4.

[22] Bardakhch'ian EA, Bochkov NI. Ultrastructural features of the distal portion of the nephron under conditions of thermal injury. *Tsitol Genet*. 1977;11(4):360–5.

[23] Qiang W, Liu Z, Serna VA et al. Down-regulation of miR-29b is essential for pathogenesis of uterine leiomyoma. *Endocrinology*. 2014;155(3):663–9.

[24] Geiger B, Bershadsky A, Pankov R, Yamada KM. Transmembrane crosstalk between the extracellular matrix--cy-toskeleton crosstalk. *Nat Rev Mol Cell Biol*. 2001;2(11):793–805.

[25] Cukierman E, Pankov R, Stevens DR, Yamada KM. Taking cell-matrix adhesions to the third dimension. *Science*. 2001;294(5547):1708–12.

[26] Zaitseva M, Vollenhoven BJ, Rogers PA. In vitro culture significantly alters gene expression profiles and reduces differences between myometrial and fibroid smooth muscle cells. *Mol Hum Reprod*. 2006;12(3):187–207.

[27] Rocha PP, Scholze M, Bleiss W, Schrewe H. Med12 is essential for early mouse development and for canonical Wnt and Wnt/PCP signaling. *Development*. 2010;137(16):2723–31.

[28] Clevers H. Wnt/beta-catenin signaling in development and disease. *Cell*. 2006;127(3):469–80.

[29] Tanwar PS, Lee HJ, Zhang L et al. Constitutive activation of beta-catenin in uterine stroma and smooth muscle leads to the development of mesenchymal tumors in mice. *Biol Reprod*. 2009;81(3):545–52.

[30] Sinclair DC, Mastroyannis A, Taylor HS. Leiomyoma simultaneously impair endometrial BMP-2-mediated decidualization and anticoagulant expression through secretion of TGF-beta3. *J Clin Endocrinol Metab*. 2011;96(2):412–21.

[31] Bulun SE. Uterine fibroids. *N Engl J Med*. 2013; 369(14): 1344–55.

[32] Markowski DN, Bartnitzke S, Loning T, Drieschner N, Helmke BM, Bullerdiek J. MED12 mutations in uterine fibroids – Their relationship to cytogenetic subgroups. *Int J Cancer*. 2012; 131(7):1528–36.

[33] Hau X, Tan Y, Li M, Dey SK, Das SK. Canonical Wnt signaling is critical to estrogen – mediated uterine growth. *Mol Endocrinol*. 2004;18(2):3035–49.

[34] Al-Hendy A, Laknaur A, Diamond MP, Ismail N, Boyer TG, Halder SK. Silencing Med12 gene reduces proliferation of human leiomyoma cells mediated via Wnt/β-catenin signaling pathway. *Endocrinology*. 2017;158(3):592–603.

[35] Arango NA, Szotek PP, Manganaro TF, Oliva E, Donahoe PK, Teixeira J. Conditional deletion of beta-catenin in the mesenchyme of the developing mouse uterus results in a switch to adipogenesis in the myometrium. *Dev Biol*. 2005;288(1):276–83.

[36] Payson M, Malik M, Siti-Nur Morris S, Segars JH, Chason R, Catherino WH. Activating transcription factor 3 gene expression suggests that tissue stress plays a role in leiomyoma development. *Fertil Steril*. 2009;92(2):748–55.

[37] Orisaka M, Kurokawa T, Shukunami K et al. A comparison of uterine peristalsis in women with normal uteri and uterine leiomyoma by cine magnetic resonance imaging. *Eur J Obstet Gynecol Reprod Biol*. 2007;135(1):111–5.

[38] Yoshino O, Hayashi T, Osuga Y et al. Decreased pregnancy rate is linked to abnormal uterine peristalsis caused by intramural fibroids. *Hum Reprod*. 2010;25(10):2475–9.

[39] Matsuzaki S, Canis M, Darcha C, Pouly JL, Mage G. HOXA-10 expression in the mid-secretory endometrium of infertile patients with either endometriosis, uterine fibromas or unex-plained infertility. *Hum Reprod*. 2009;24(12):3180–7.

[40] Doherty LF, Taylor HS. Leiomyoma-derived transforming growth factor-beta impairs bone morphogenetic protein-2-mediated endometrial receptivity. *Fertil Steril*. 2015; 103(3):845–52.

[41] Miura S, Khan KN, Kitajima M, Hiraki K, Moriyama S, Masuzaki H, Samejima T, Fujishita A, Ishimaru T. Differential infiltration of macrophages and prostaglandin production by different uterine leiomyomas. *Hum Reprod*. 2006;21(10):2545–54.

[42] Pekonen F, Nyman T, Rutanen EM. Differential expression of mRNAs for endothelin-related proteins in human endo-metrium, myometrium and leiomyoma. *Mol Cell Endocrinol*. 1994;103(1–2):165–70.

[43] Anania CA, Stewart EA, Quade BJ, Hill JA, Nowak RA. Expression of the fibroblast growth factor receptor in women with leiomyomas and abnormal uterine bleeding. *Mol Hum Reprod*. 1997;3(8):685–91.

第 7 章　出血原因

Causes of Bleeding

Ophelia Yin　Carter M. Owen　Kamaria Cayton　James H. Segars　著
亓文博　译　　谢艳玲　李亚楠　校

一、概述

异常子宫出血（abnormal uterine bleeding，AUB）是最常见的妇科就诊原因之一[1]。关于异常子宫出血的 PALM-COEIN 分类法中的‘L’代表的就是子宫肌瘤[2]。子宫肌瘤可在子宫的多个部位出现（图 7–1），子宫肌瘤引起的月经量过多会造成严重的贫血和生活质量降低[3]。尽管已经进行了一个多世纪的研究，继发于子宫肌瘤的子宫出血的机制尚未达成明确的共识。本章将对发展中的子宫肌瘤相关出血的病理生理学假说的演化进行概述。

二、历史回顾：结构机制

历史上，人们认为肌瘤对子宫施加机械力引起出血主要通过以下三种机制，即子宫内膜变薄 / 增生、小静脉扩张和收缩缺陷。首先，早在 1918 年，Lockyer 就认识到“随着肿瘤体积的增加，黏膜（覆盖在肌瘤上的）由于拉伸出现萎缩和变薄”，而肌瘤边缘的子宫内膜发生增生[4]，由此推测子宫内膜脱落和增生引发大出血。其次，患有肌瘤的子宫在光学显微镜下可以发现子宫肌层和子宫内膜存在小静脉扩张或膨胀[5]。假定肌瘤压迫邻近静脉阻碍回流并导致静脉扩张，这可能会干扰本身的血栓形成，为出血创造了条件[6]。第三，子宫肌瘤有可能干扰月经期间子宫的正常收缩功能。非孕期子宫的收缩起源于毗邻子宫内膜的子宫肌层（交界区）[7]。一项使用高分辨率 3 特斯拉磁共振成像的研究发现，与对照组相比，症状性肌瘤患者的子宫内膜蠕动减少，频率也显著降低，但是没有发现内膜蠕动和肌瘤大小之间存在关联[8]。

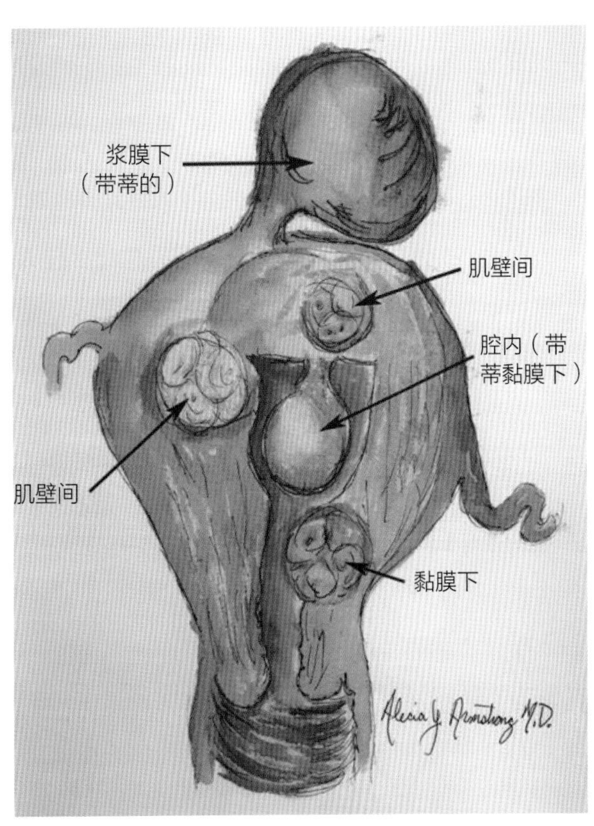

▲ 图 7–1　子宫肌瘤在子宫中的可能位置示意图（**Dr. Alicia Christy** 绘制）

三、现代假说：分子机制

同时期有数据表明肌瘤的大小和位置均与出血症状无关，这与完全用肌瘤施加的机械力解释经量过多发病机制的预期结果相反[9-12]。因此前面提及的机制如子宫内膜变薄/增生、小静脉扩张和收缩缺陷等可能不是肌瘤子宫出血的唯一原因。最近，研究重点已经由肌瘤引起的结构失调转移到肌瘤引起的分子水平的改变。特别令人感兴趣的研究是血管生成因子在肌瘤中的异常调节和存在肌瘤时子宫内膜的变化。肌瘤相关出血与这些分子变化有关。

（一）血管生成因子在肌瘤中的失调

血管生成，即新血管的发育，通常与伤口愈合和癌症的恶性转化有关。子宫具有独特的与月经相关的周期性血管生成[13]。子宫血管生成的主要调节因子是雌激素和孕激素。既往研究表明，雌激素治疗可导致血管内皮生长因子（vascular endothelial growth factor，VEGF）和碱性成纤维细胞生长因子（basic fibroblast growth factor，bFGF）mRNA上调，可导致子宫微血管密度倍增（见综述[14]）。同样，结合孕激素受体的激素也能促进子宫内膜血管生成[15]。由于已知肌瘤对雌激素敏感，且肌瘤的雌激素和孕激素受体数量均增加，肌瘤激素受体的激活可能是与异常子宫出血相关的血管生成异常调节的关键[16]。

Tal和Segars的综述表明许多血管生成因子在肌瘤组织和正常子宫肌层中存在差异表达[17]。表皮生长因子（Epidermal growth factor，EGF）、表皮生长因子受体（EGF-receptor，EGF-R）、血小板源性生长因子（platelet-derived growth factor，PDGF）、VEGF、bFGF及肾上腺髓质素（adrenal medulla，ADM）在子宫肌瘤组织中表达高于子宫肌层[17]。由于孕激素和雌激素会增加EGF、EGF-R[18]、VEGF和bFGF的表达[14]，那么肌瘤和上述大多数血管生成因子的联系可能是由激素介导的。ADM在肌瘤中的表达较子宫肌层中有所升高[19]，由使用孕激素受体调节剂醋酸乌利司他（Ulipristal acetate，CDB-2914）降低了人肌瘤细胞中的ADM和VEGF及其受体可知，孕激素在这一过程中也发挥了作用[20]。

血管生成因子在肌瘤和正常肌层中的差异可以转变为血管生成等总体变化的最强证据来自于Hague等[19]及Di Lieto等[21, 22]的工作。Hague等评估了52个肌瘤子宫和39个对照子宫，发现ADM和VEGF在肌瘤子宫的子宫肌层和子宫内膜表达均上调。尽管预期所有的血管生成因子都与血管形成有关，但研究结论表明只有ADM水平与邻近子宫肌层更高的血管密度和内皮细胞增殖相关[19]。Di Lieto等还发现使用促性腺激素释放激素类似物（gonadotropin-releasing hormone analogue，GnRH-a）治疗子宫肌瘤（通常用于治疗肌瘤引发的异常子宫出血），使PDGF、bFGF和VEGF的蛋白表达降低了，同时血管密度和血管生成也降低了，表明激素作用、血管生成因子和整体血管变化是相互关联的[21, 22]。值得注意的是，GnRH-a治疗的患者血浆铁水平和血红蛋白值均有所改善，这支持了抑制血管生长与出血减少相关的临床结果这一观点。

许多研究表明肌瘤内部血管密度低，而肌瘤外部包裹着密集血流丰富的血管囊[17]，这使子宫肌瘤、血管生长和AUB之间的联系更加复杂。此外。Wei等的研究表明，VEGF浓度呈梯度分布，肌瘤中心浓度最小，在相邻子宫肌层处浓度最大[23]。因此，与肌瘤相关的失血可能源于子宫血管生成的改变和血管周围包膜出血，而不是肌瘤本身出血。

总之，与肌瘤相关的血管生成失调与总的血管改变和临床失血量相关，并可能是肌瘤相关AUB至关重要的发病机制。

（二）子宫肌瘤存在时的子宫内膜改变

虽然大多数先前的研究集中于比较子宫肌瘤

和子宫肌层，但有新的数据表明子宫肌瘤可能直接影响子宫内膜。Rackow 和 Taylor 比较了 30 位处于月经周期中增殖期的患有黏膜下、肌壁间子宫肌瘤或没有子宫肌瘤育龄女性的内膜活检中同源盒 A10（*HOXA10*）基因和蛋白的表达[24]。*HOXA10* 是一种包含每个月经周期中促进基质蜕膜化和白细胞浸润所需转录因子的同源盒[25]。与对照组和肌壁间肌瘤患者子宫内膜相比，来自黏膜下子宫肌瘤患者的子宫内膜样本 *HOXA10* 表达较低。最重要的是，在同一个子宫中 *HOXA10* mRNA 表达没有差异，无论子宫内膜活检取材于黏膜下肌瘤的正上方还是远离肌瘤处。以上结果表明子宫肌瘤对子宫内膜同时有局部性和全局性影响。

虽然已知 *HOXA10* 与子宫内膜发育有关，但它与月经出血并不直接相关。最近的研究检测了较异常子宫出血更加特异性的肌瘤子宫中子宫内膜分子标记物的变化。纤溶酶原激活物（plasminogen activator，PA）是一种溶解纤维蛋白血凝块的蛋白酶，先前的研究表明经量过多的女性 PA 水平在月经期更高，PA 抑制剂 1 型（PA inhibitor-1，PAI-1）在分泌后期和月经期更高。改变 PA 和 PAI-1 水平时间节点会打破子宫内膜的微妙的凝血 / 抗凝平衡。Sinclair 等[27]的结果证实肌瘤可以影响 PAI-1 水平，以及其他两种纤溶必不可少的抗凝血酶Ⅲ（AT Ⅲ）和血栓调节蛋白（thrombo modulin，TM）的水平。在他们的报道中，子宫内膜组织从 12 名计划子宫切除或宫腔镜下子宫肌瘤切除术的子宫肌瘤患者和 12 名对照组患者中获取。PAI-1 和 TM 蛋白在子宫肌瘤子宫内膜中的表达明显降低。此外，使用子宫肌瘤分泌的一种刺激细胞增殖的多功能细胞因子 TGF-β_3（transforming growth factor-3，TGF-β_3），可显著降低 PAI-1、AT Ⅲ和 TM mRNA 水平[28]。PAI-1 的降低会导致更多的溶栓和出血。然而，AT Ⅲ和 TM 的减少将允许更强的凝血。由此可见，子宫肌瘤可能通过分泌 TGF-β_3 改变子宫内膜内凝血因子的平衡，从而导致异常子宫出血的发生。

四、总结

为了加快探索有效、安全、长期的非手术治疗方法，我们迫切需要增加对肌瘤相关子宫出血原因的了解。将肌瘤相关的分子水平上的改变与异常子宫出血的临床参数联系起来的数据较少。多尺度、跨学科研究对于开发针对肌瘤相关异常子宫出血的靶向治疗和改善患者关怀至关重要。

参考文献

[1] Munro MG. *Abnormal Uterine Bleeding*. Cambridge: Cambridge University Press; 2010.

[2] Munro MG, Critchley HOD, and Fraser IS. The FIGO systems for nomenclature and classification of causes of abnormal uterine bleeding in the reproductive years: Who needs them? *Am J Obstet Gynecol*. 2012;207(4):259–65.

[3] Stovall DW. Clinical symptomatology of uterine leiomyomas. *Clin Obstet Gynecol*. 2001;44(2):364–71.

[4] Myoma LC. In: Cuthbert Lockyer, ed. *Fibroids and Allied Tumours*. London: MacMillan and Co., Limited; 1918:14–5.

[5] Farrer–Brown G, Beilby JO, and Tarbit MH. Venous changes in the endometrium of myomatous uteri. *Obstet Gynecol*. 1971;38(5):743–51.

[6] Stewart EA and Nowak RA. Leiomyoma–related bleeding: A classic hypothesis updated for the molecular era. *Hum Reprod Update*. 1996;2(4):295–306.

[7] Aguilar HN and Mitchell BF. Physiological pathways and molecular mechanisms regulating uterine contractility. *Hum Reprod Update*. 2010;16(6):725–44.

[8] Kido A, Ascher SM, Hahn W et al. 3T MRI uterine peristalsis: Comparison of symptomatic fibroid patients versus controls. *Clin Radiol*. 2014;69(5):468–72.

[9] Peddada SD, Laughlin SK, Miner K et al. Growth of uterine leiomyomata among premenopausal black and white women. *Proc Natl Acad Sci USA*. 2008;105(50):19887–92.

[10] Tsiligiannis SE, Zaitseva M, Coombs PR et al. Fibroid–associated heavy menstrual bleeding: Correlation between clinical features, Doppler ultrasound assessment of vasculature, and tissue gene expression profiles. *Reprod Sci*. 2013;20(4):361–70.

[11] Parker WH. Etiology, symptomatology, and diagnosis of uterine myomas. *Fertil Steril*. 2007;87(4):725–36.

[12] Hickey M and Fraser I. Human uterine vascular structures in normal and diseased states. *Microsc Res Tech*. 2003;60(4):377–89.

[13] Fraser HM and Lunn SF. Angiogenesis and its control in the female reproductive system. *Br Med Bull*. 2000;56(3):787–97.

[14] Reynolds LP, Grazul–Bilska AT, and Redmer DA. Angiogenesis in

the female reproductive organs: Pathological implications. *Int J Exp Pathol*. 2002;83(4):151–63.

[15] Hague S, MacKenzie IZ, Bicknell R, and Rees MCP. *In-vivo* angiogenesis and progestogens. *Hum Reprod*. 2002;17(3):786–93.

[16] Hickey M and Fraser I. The Clinical Relevance of Disturbances of Uterine Vascular Growth, Remodeling, and Repair. In: Augustin HGI–A, Smith SKML, and Rogers PAW, eds. *Vascular Morphogenesis in the Female Reproductive System*. US: Birkhauser Boston; 2001, pp. 223–44.

[17] Tal R and Segars JH. The role of angiogenic factors in fibroid pathogenesis: Potential implications for future therapy. *Hum Reprod Update*. 2014;20(2):194–216.

[18] Shimomura Y, Matsuo H, Samoto T, and Maruo T. Up–regulation by progesterone of proliferating cell nuclear antigen and epidermal growth factor expression in human uterine leiomyoma. *J Clin Endocrinol Metab*. 1998;83(6):2192–8.

[19] Hague S, Zhang L, Oehler MK et al. Expression of the hypoxically regulated angiogenic factor adrenomedullin correlates with uterine leiomyoma vascular density. *Clin Cancer Res*. 2000;6(7):2808–14.

[20] Xu Q, Ohara N, Chen W et al. Progesterone receptor modulator CDB–2914 down–regulates vascular endothelial growth factor, adrenomedullin and their receptors and modulates progesterone receptor content in cultured human uterine leiomyoma cells. *Hum Reprod*. 2006;21(9):2408–16.

[21] Di Lieto A, Falco M, Pollio F et al. Clinical response, vascular change, and angiogenesis in gonadotropin–releasing hormone analogue–treated women with uterine myomas. *J Soc Gynecol Investig*. 2005;12(2):123–8.

[22] Di Lieto A, De Falco M, Mansueto G, De Rosa G, Pollio F, and Staibano S. Preoperative administration of GnRH–a plus tibolone to premenopausal women with uterine fibroids: Evaluation of the clinical response, the immunohistochemical expression of PDGF, bFGF and VEGF and the vascular pattern. *Steroids*. 2005;70(2):95–102.

[23] Wei J–J, Zhang X–M, Chiriboga L, Yee H, Perle MA, and Mittal K. Spatial differences in biologic activity of large uterine leiomyomata. *Fertil Steril*. 2006;85(1):179–87.

[24] Rackow BW and Taylor HS. Submucosal uterine leiomyomas have a global effect on molecular determinants of endometrial receptivity. *Fertil Steril*. 2010;93(6):2027–34.

[25] Daftary GS and Taylor HS. Pleiotropic effects of *Hoxa10* on the functional development of peri–implantation endometrium. *Mol Reprod Dev*. 2004;67(1):8–14.

[26] Gleeson NC. Cyclic changes in endometrial tissue plasminogen activator and plasminogen activator inhibitor type 1 in women with normal menstruation and essential menorrhagia. *Am J Obstet Gynecol*. 1994;171(1):178–83.

[27] Sinclair DC, Mastroyannis A, and Taylor HS. Leiomyoma simultaneously impair endometrial BMP–2–mediated decidualization and anticoagulant expression through secretion of TGF–β3. *J Clin Endocrinol Metab*. 2011;96(2):412–21.

[28] Arici A and Sozen I. Transforming growth factor–beta3 is expressed at high levels in leiomyoma where it stimulates fibronectin expression and cell proliferation. *Fertil Steril*. 2000;73(5):1006–11.

第8章 超 声

Ultrasound

Caitlin R. Sacha Bryann Bromley 著

亓文博 译 谢艳玲 李亚楠 校

一、超声模式

超声在妇科中的应用最早见于20世纪50年代的报道，当时这项技术就能够勾勒出肌瘤的边缘并估计其厚度[1]。此后，大量的进展使超声波成为疑似肌瘤女性的首选检查方法。与其他成像方式相比，超声波更加低价便捷，允许患者和超声医生之间的实时沟通，并且不会将患者暴露在辐射中[2]。

经腹部超声和经阴道超声是检查子宫肌瘤最常用的方法。经腹部超声具有更好的组织穿透力，能够提供盆腔的整体视图，在评估超出盆腔的子宫（尤其是患有浆膜下、带蒂或寄生肌瘤的子宫时）是必需的[3]。经阴道超声与经腹部超声相比提供了更高分辨率的腔内成像，对于评估盆腔内子宫和描述肌瘤与子宫肌层和子宫内膜腔的相对位置至关重要[2]。实时成像以灰度显示器官同时应进行查体，给超声医生提供机会以检查病灶与相邻器官活动度，并聚焦于疼痛或压痛区域。Hanafi等的一项回顾性研究发现，经阴道超声对平滑肌瘤的阳性预测值为99%，病理结果确诊的敏感性为96%[4]。在无法通过阴道超声检查的情况下，经直肠检查亦可[5]。

除了标准的二维超声（2D）外，现代的肌瘤评估包括三维超声（3D）、超声子宫造影和彩色或功率多普勒。三维超声在三个正交平面捕获大量信息，并可在任一平面以多种格式显示图像，这种成像方式在映射肌壁间和黏膜下肌瘤时特别有用[6]。子宫肌瘤相对于子宫内膜的三维成像最好在黄体期晚期进行，此时子宫内膜与子宫肌瘤的外观有明显区别。在月经周期早期进行的超声子宫造影是一项用于检查子宫内膜腔的经阴道超声的辅助技术。用生理盐水扩张子宫内膜腔能够形成一个子宫内膜腔内肌瘤位置的优化表征的反差图像参数，同时可以鉴别其他宫腔内病变如息肉等[7]。

彩色或功率多普勒可以使用血流阻抗参数表征病变内的血管流量。一般来说，首选功率多普勒，能很好地显示低流速的小血管。一些研究结果表明平滑肌瘤由于外围血流丰富，其边缘血流速度高于中心，这使得它们可以与具有分散脉管系统和中心低速流动的病变进行区分，如子宫腺肌病[3, 6]。

二、子宫肌瘤的超声表现特征

子宫肌瘤由平滑肌和纤维间质组成。超声表现为圆形、边界分明的实性肿块，在子宫肌层内或与之相邻，根据其细胞组成表现为低回声、高回声或异质性[8]（图8–1）。由于组织特征，超声波的穿透和传输会产生放射状阴影，形成所谓的“百叶窗效应”（图8–2）。子宫肌瘤可使子宫外轮廓不规则，呈分叶状，使内膜形状模糊不清（图8-3）。此外，血液供应减少可导致子宫肌瘤内出现囊性间隙，即发生变性[8]（图8-4）。最后，脂肪浸润子宫肌瘤和钙化，造成沉积的钙盐，这通常发生在绝经后女性，特点是有高回声成分[8]（图8-5）。

单个肌瘤（通常最多三个临床相关的最大肌瘤）通过测量3个正交平面上的肌瘤直径来描述[9]（图8-6）。由于子宫肌瘤周围的肌层受到压迫，在肌瘤周围形成了假包膜[3, 8]。据此可以确定子宫肌瘤在子宫内（子宫体、子宫下段、子宫颈、子宫内膜腔前壁或后壁）的位置，以及与子宫肌层和子宫内膜腔的相对位置。肌瘤的位置可以进一步描述为肌壁间，黏膜下或浆膜下，并可能有蒂或寄生。在大量肌瘤扭曲子宫结构的患者中，子宫的整体大小和子宫肌层的外观应记录[9, 10]。值得注意的是，不对称、弥漫性、伴有囊腔或高回声岛状病变的肌层病灶与子宫腺肌症一致，而不是肌瘤[9]。国际妇产科协会（Federation of Gynecology and Obstetrics，FIGO）已经为女性不规则出血开发了一种分类系统，表明肌瘤相对于浆膜和黏膜表面的位置[9, 11]。此外，描述子宫肌层检查结果的标准命名法的共识已被提出，这与日常实践和研究密切相关[9]。

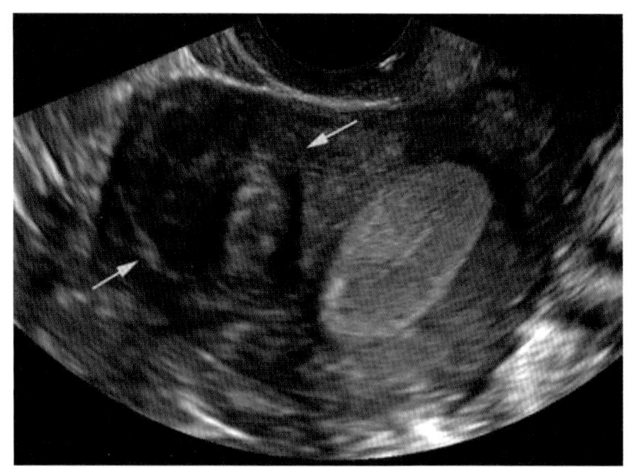

▲ **图 8-1　子宫经阴道矢状面图像显示界限清楚的肌瘤特征性肿块（箭）**
肿块位于前壁肌层，延伸至浆膜，子宫内膜呈现月经周期黄体晚期的均一特征

黏膜下肌瘤靠近子宫内膜腔，不同程度地向腔内凸起[11]。黏膜下肌瘤是导致子宫异常出血的原因之一，子宫内膜腔变形与不孕有关[3, 8]（图8-6，图8-7A和B）。经阴道超声对黏膜下肌瘤已经具有很高的敏感性，宫腔声学造影的加入进一步提高了对腔内病变的诊断准确性，增强了对肌瘤的位置、附着基底和向子宫内膜腔内凸出程度的显示[7, 8]（图8-8）。彩色多普勒或功率多普勒有助于区分具有外周血流的黏膜下肌瘤和可能只有一个供血血管的息肉[3]（图8-7A）。有时，黏膜下肌瘤可能通过子宫颈脱出（图8-9）。

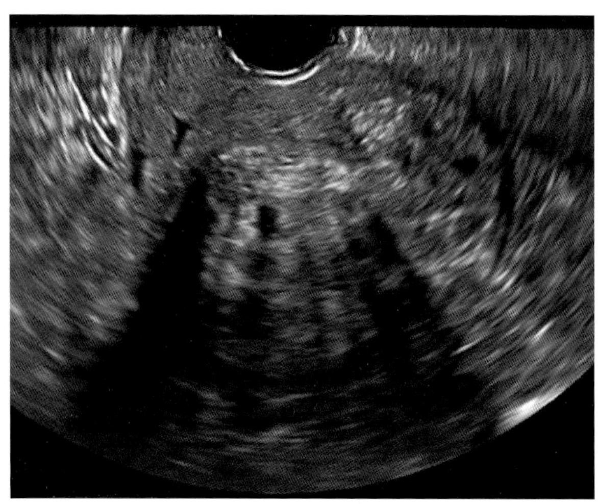

▲ **图 8-2　经阴道扫描显示不均匀肌瘤，由于肌瘤成分的声学特性不同，可见放射状声影**

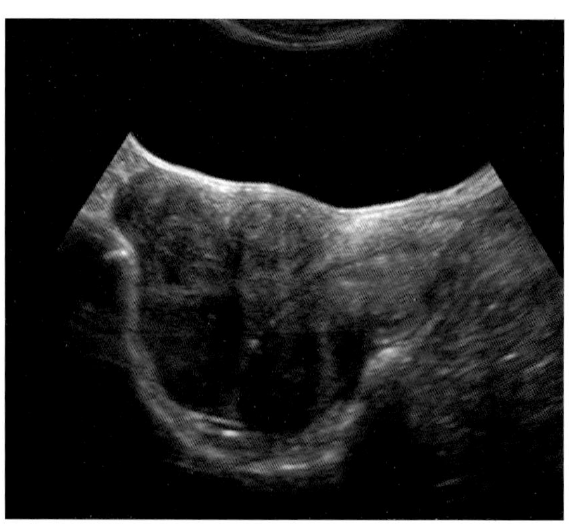

▲ **图 8-3　经腹矢状面显示包含多个扭曲子宫轮廓肌瘤的后倾子宫**

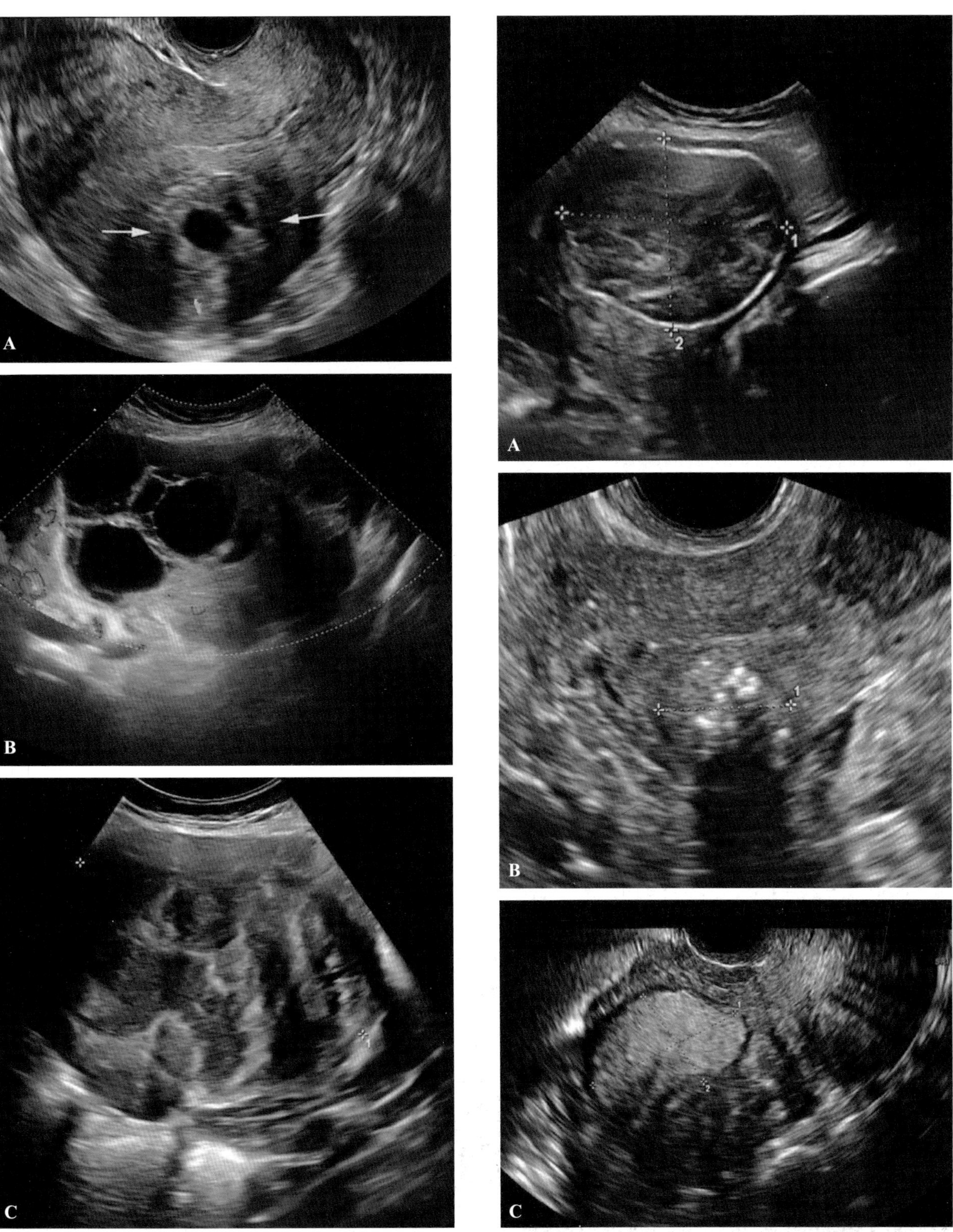

▲ 图 8-4 **A.** 经阴道矢状位子宫图像，显示后壁内肌瘤（箭），内含变性囊腔；**B.** 经腹部扫描显示有变性特征的带蒂肌瘤，有实性和囊性区域且无明显的彩色血流，左侧卵巢正常（未显示），排除了卵巢肿块的可能性；**C.** 经腹部扫描显示变性肌瘤的混合回声

▲ 图 8-5 **A.** 妊娠患者经腹部超声扫描显示边缘钙化的肌瘤；**B.** 经阴道超声子宫图像显示点状钙化肌瘤（卡尺）；**C.** 经阴道超声扫描显示子宫矢状面和子宫肌层前壁回声的肌瘤（卡尺）

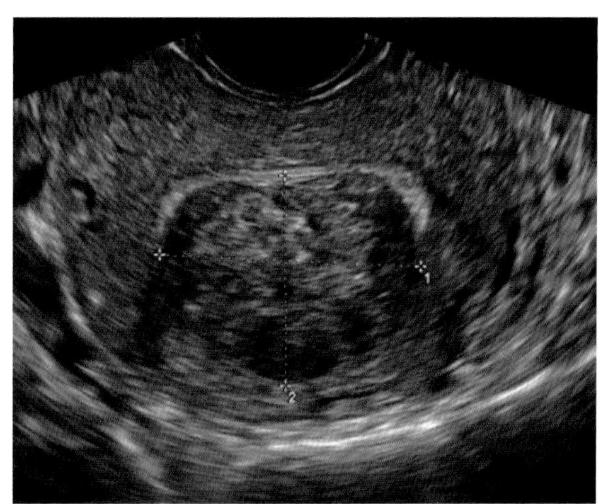

▲ 图 8-6 经阴道子宫横切面超声显示有回声的子宫内膜环绕肌瘤

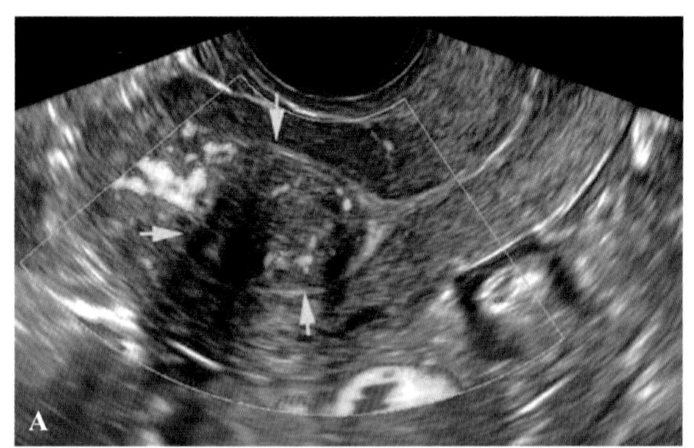

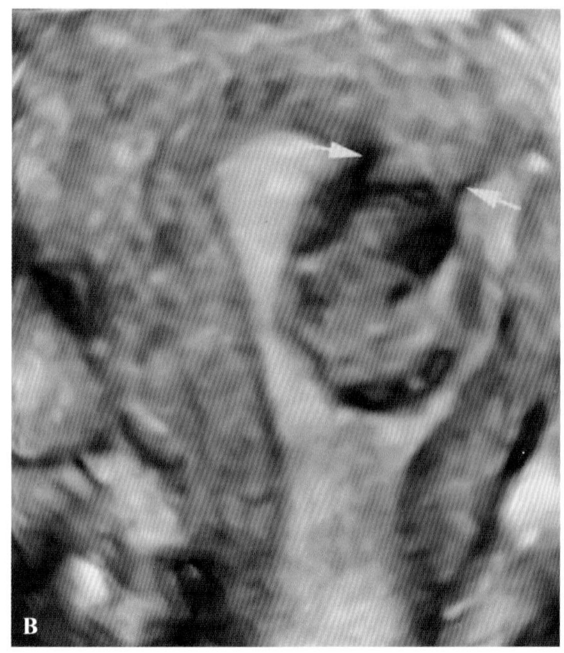

▲ 图 8-7 **A.** 包含黏膜下肌瘤的前倾子宫经阴道矢状面图像（箭），注意低回声实性子宫肌瘤周围可见子宫内膜回声增强，多普勒显示血管血流；**B.** 子宫内膜腔的三维图像显示肌瘤凸出进入腔内，并附着于蒂上（箭）

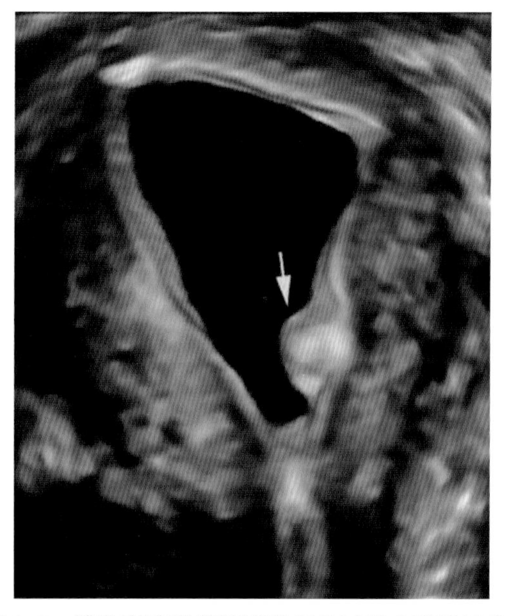

▲ 图 8-8 辅助宫腔声学造影获得的子宫内膜腔三维冠状面图像，显示黏膜下肌瘤的位置（箭）

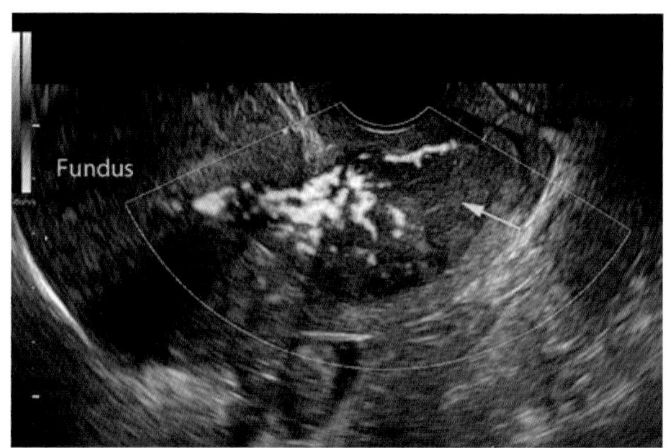

▲ 图 8-9 经阴道超声的子宫矢状面图像显示肌瘤（箭）通过子宫颈脱出进入阴道。注意血管蒂

浆膜下肌瘤位于浆膜和子宫肌层之间（图 8-10）。一些浆膜下肌瘤有蒂，蒂附着处有一个供给血管（图 8-11）。如果蒂很细，超声下也许不可见。阔韧带肌瘤可从子宫延伸至腹膜，可与附件肿块混淆。在这些病例中，鉴别正常卵巢与肿块是至关重要的。此外，使用超声波探头轻轻地刺激来描绘附着在子宫（或卵巢）上的病变，作为双合诊的延伸，以评估病灶是否独立于子宫或卵巢而移动[2]。如果实性卵巢肿块与带蒂或寄生肌瘤之间的描述仍不确定，MRI 可能有帮助（见第 29 章）。

回顾性的病例分析研究了超声参数如大小、异质性和血管化是否可用于鉴别良性的子宫肌瘤和平滑肌肉瘤、癌肉瘤等恶性肿瘤。一些数据表明，更大的病变，异质性增加和不规则的集中血管恶变的可能更大[3, 12]。然而，目前没有明确的指南，需要更多的研究来在术前更好的区分这些病变，尤其是考虑使用粉碎术之前（图 8–12）[13]。罕见肌瘤的类型，如血管内平滑肌瘤和弥散腹膜肌瘤的超声波的特性与普通良性肌瘤类似（图 8–13）[9]。

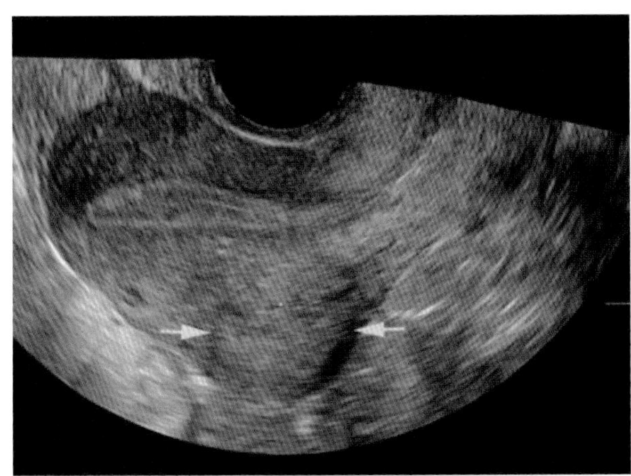

▲ 图 8–10 被后壁浆膜下肌瘤（箭）扭曲外轮廓的前倾子宫的经阴道超声图像

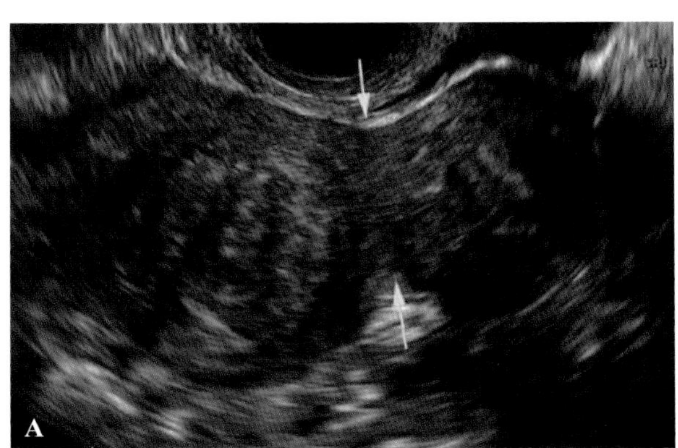

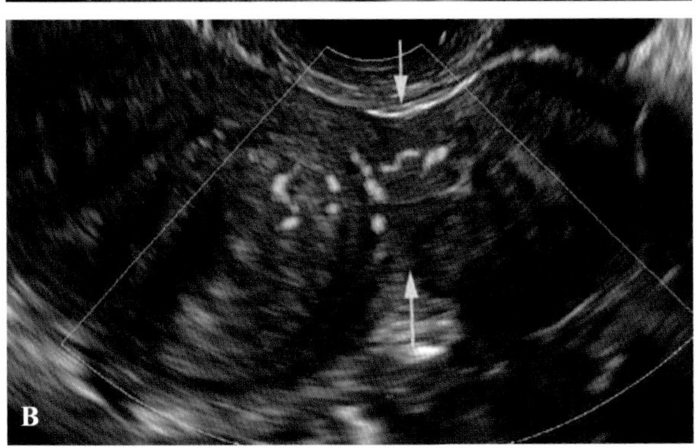

▲ 图 8–11 **A.** 经阴道超声扫描显示带蒂的肌瘤通过蒂与子宫相连（箭）；**B.** 对应彩色图像显示流向肌瘤的彩色血流

三、子宫肌瘤在妊娠子宫中的超声表现

妊娠期经超声诊断为子宫肌瘤的比例约为 4%，明显低于非妊娠期患者，这可能是由于妊

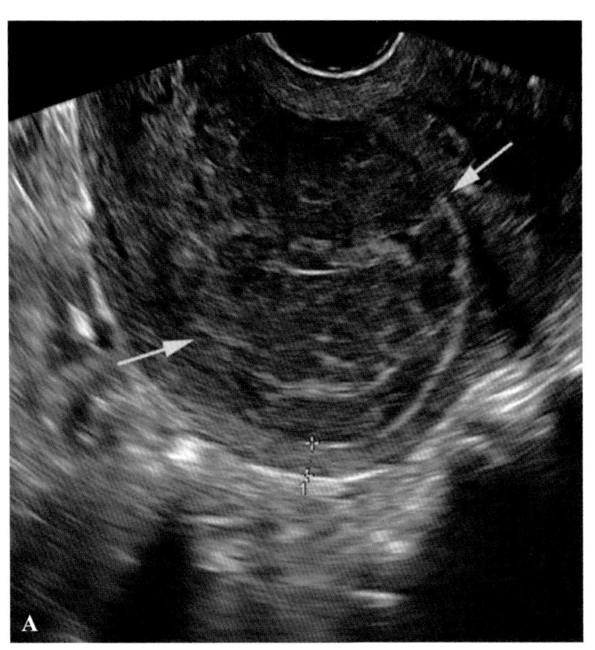

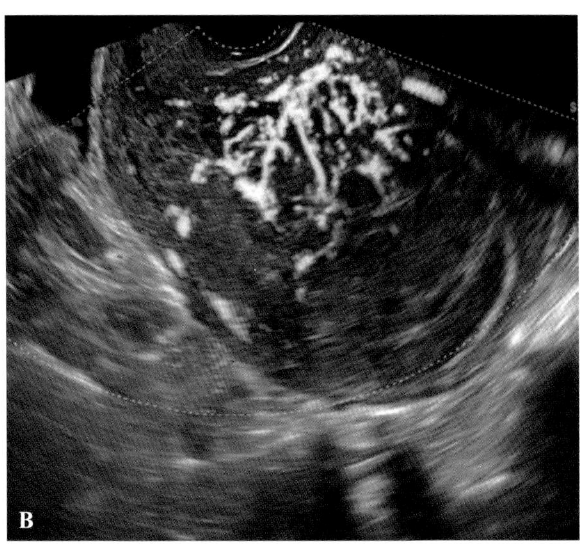

▲ 图 8–12 **A.** 经阴道图像显示子宫内具有肌瘤特征的实性肿块（箭）。卡尺显示了肿块和浆膜之间的距离。**B.** 多普勒显示广泛的血管分布，病理证实为平滑肌肉瘤

娠期间子宫体积增大和子宫肌层改变的影响[14]。Braxton-Hicks 宫缩在超声上可能与肌瘤有相似的外观，但有几个特征可以区分它们：肌瘤具有假包膜，并可能扭曲子宫本身，而宫缩是单向移动的，通常在短时间内消失；宫缩不会像肌瘤那样产生阴影效应；肌瘤在形色多普勒上具有外周血流，而宫缩可见血流[14]。鉴于子宫肌瘤对妊娠结局的潜在影响取决于子宫肌瘤的部位，应尝试在常规产前超声中确定子宫肌瘤的特征，以告知患者咨询（见第 9 章）。

四、手术计划

超声检查是有症状的肌瘤女性手术计划的第一步。Baird 等的一项前瞻性研究表明，随机选择的经超声筛查发现有肌瘤的绝经前女性在接下来的 8 年内需要手术治疗的风险增加，并且这种风险随着肌瘤增大而增加[15]。平滑肌瘤的数量、大小和位置都是术前需要了解的重要特征，以便制定最安全的切除方案。在不孕症患者中，超声识别子宫肌瘤并通过 3D 成像绘制其相对于子宫内膜腔的位置是非常必要的，因为子宫内膜腔的扭曲或腔内环境的改变可能会影响生育能力。此外，3D 成像可以描绘子宫内膜腔的形状，能够用于不孕症的评估（图 8-14）。在一些有多个肌瘤的病人中，可能没有正常外观的子宫肌层，这应该告知患者，因为手术可能不是一个合适的选择。

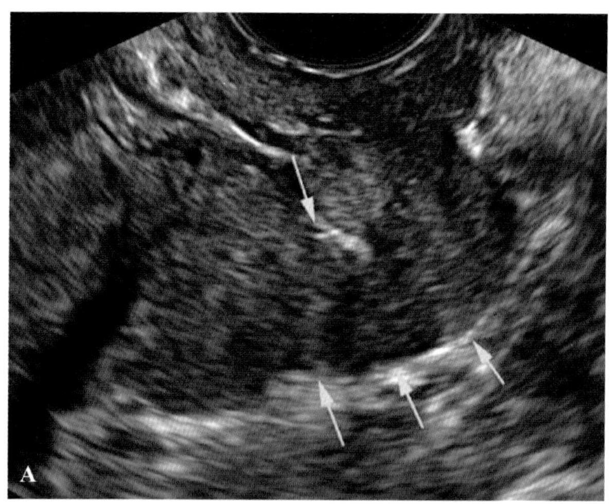

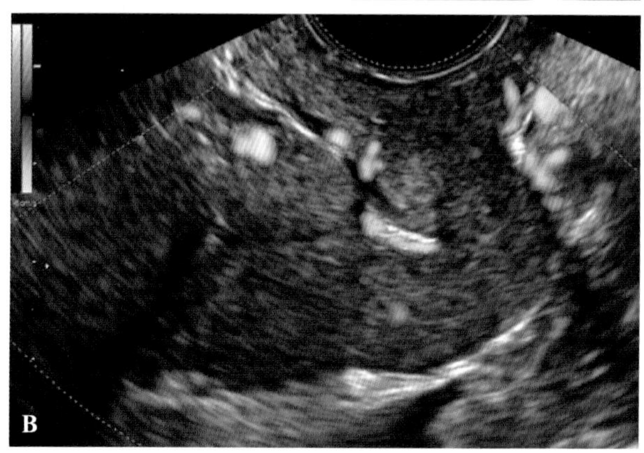

▲ 图 8-13 **A.** 子宫肌瘤患者经阴道图像显示实性管状肿块（箭），提示血管内平滑肌瘤；**B.** 对应的血管血流图像

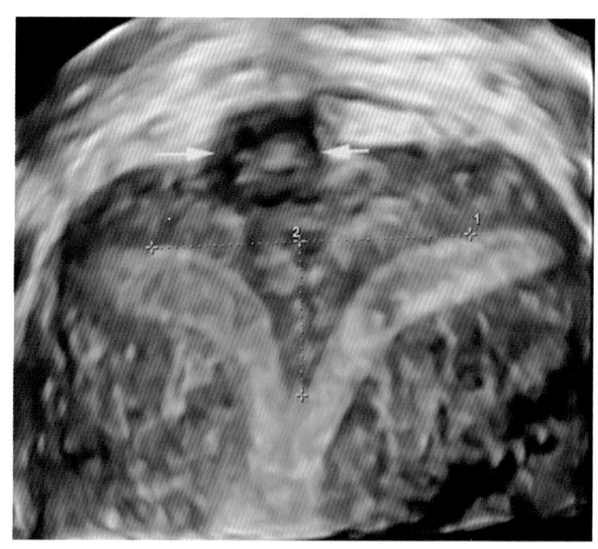

▲ 图 8-14 三维冠状面显示纵隔子宫的浆膜下小肌瘤（箭）

五、限制

尽管超声诊断方法相对容易且成本较低，但在诊断及鉴别肌瘤方面受限于操作者的经验。从事超声检查的术者应利用二维和三维超声成像技术进行教研结合。重要的是，3D 体积成像允许离线回顾以便于进行专业咨询。最后，虽然经阴道超声在诊断子宫肌瘤的存在方面与 MRI 一样敏

感，但当子宫非常大、子宫肌瘤很多或子宫肌瘤较小时，阴道超声对肌瘤特征的全面诊断能力下降[16]。在这些病例中，MRI 可能有助于描述肌瘤。

六、总结

经腹部和经阴道超声是妇科患者进行的第一步影像学检查[2]。大多数肌瘤在超声上具有特征性的表现，其状态和位置可以通过实时二维成像来确定。三维成像和能量多普勒技术是现代超声设备的一部分，它们的加入改善了肌瘤相对于子宫组织和子宫内膜腔的位置显示。利用辅助子宫声学造影增强可视化，能够提高术前诊断能力。超声检查结果应使用标准的命名进行记录[9]。超声是大多数妇科患者所需的主要且通常是唯一的成像方式，在肌瘤的药物及手术治疗中发挥着关键作用。

参考文献

[1] Donald I, MacVicar J, and Brown TG. Investigation of abdominal masses by pulsed ultrasound. *The Lancet*. 1958; 271(7032):1188–95.

[2] Benacerraf BR, Abuhamad AZ, Bromley B et al. Consider ultrasound first for imaging the female pelvis. *J Obstet Gynaecol*. 2015;212(4):450–5.

[3] Testa AC, LDi Legge A, Bonatti M, Manfredi R, and Scambia G. Imaging techniques for evaluation of uterine myomas. *Best Pract Res Clin Obstet Gynaecol*. 2016;34:1–17.

[4] Hanafi M. Ultrasound diagnosis of adenomyosis, leiomyoma, or combined with histopathological correlation. *J Hum Reprod Sci*. 2013;6(3):189–93.

[5] Timor–Tritsch IE, Monteagudo A, Rebarber A, Goldstein SR, and Tsymbal T. Transrectal scanning: An alternative when transvaginal scanning is not feasible. *Ultrasound Obstet Gynecol*. 2003;21:473–9.

[6] Sharma K, Bora MK, Venkatesh BP et al. Role of 3D ultrasound and doppler in differentiating clinically suspected cases of leiomyoma and adenomyosis of uterus. *J Clin Diagn Res*. 2015;9(4):8–12.

[7] Grimbizis GF, Tsolakidis D, Mikos T et al. A prospective comparison of transvaginal ultrasound, saline infusion sonohysterography, and diagnostic hysteroscopy in the evaluation of endometrial pathology. *Fert Steril*. 2010;94(7):2720–5.

[8] Shwayder J and Sakhel K. Imaging for uterine myomas and adenomyosis. *J Minim Invasive Gynecol*. 2013;21(3):362–74.

[9] Van Den Bosch A, Dueholm M, Leone FPG et al. Terms, definitions and measurements to describe sonographic features of myometrium and uterine masses: A consensus opinion from the Morphological Uterus Sonographic Assessment (MUSA) group. *Ultrasound Obstet Gynecol*. 2015;46:284–98.

[10] American Institute of Ultrasound in Medicine. AIUM practice parameter for the performance of an ultrasound examination of the female pelvis. *J Ultrasound Med*. 2020; 9999:1–7.

[11] Munro MG, Critchley HOD, Fraser IS, for the FIGO Menstrual Disorders Committee. The two FIGO systems for normal and abnormal uterine bleeding symptoms and classification of causes of abnormal uterine bleeding in the reproductive years: 2018 revisions. *Int J Gynecol Obstet*. 2018;143:393–408.

[12] Exacoustos C, Romanini ME, Amadio A et al. Can gray–scale and color Doppler sonography differentiate between uterine leiomyo–sarcoma and leiomyoma? *J Clin Ultrasound*. 2007;35(8):449–57.

[13] Rodriguez AM, Asoglu MR, Sak ME, Tan A, Borahay MA, and Kilic GS. Incidence of occult leiomyosarcoma in presumed morcellation cases: A database study. *Eur J Obstet Gynecol Reprod Biol*. 2016;197:31–5.

[14] Coldwell B, Steinkeler J, and Warner M. Ultrasound of the gravid uterus. *Ultrasound Q*. 2012;28(2):87–95.

[15] Baird DD, Saldana TM, Shore DL, Hill MC, and Schectman JM. A single baseline ultrasound assessment of fibroid presence and size is strongly predictive of future uterine procedure: 8–year follow–up of randomly sampled premenopausal women aged 35–49 years. *Hum Reprod*. 2015; 30(12):2936–44.

[16] Wise LA and Laughlin–Tommaso SK. Epidemiology of uterine fibroids: From menarche to menopause. *Clin Obstet Gynecol*. 2016;59(1):2–24.

第 9 章 子宫肌瘤与生殖

Leiomyomata and Reproduction

Amy L. Harris　Aaron K. Styer　著

亓文博　译　　谢艳玲 李亚楠　校

一、发病率

肌瘤（平滑肌瘤）是最常见的妇科肿瘤，在育龄女性中发病率为 20%～80%，在患有不孕症的女性中发病率为 5%～10% [1]。虽然 26%～30% 的患者是无症状的 [2, 3]，但由于子宫因素导致的不孕症的女性，1%～2.4% [4, 5] 的患者，主要诊断是肌瘤。

二、生理学

尽管平滑肌瘤发病率较高，但这种生殖障碍与不孕症的关系尚未被完全阐明。关于子宫肌瘤对生育能力和妊娠结局的影响一直存在重大争议。有人提出了它们可能对生育能力产生消极影响的几种假定机制。然而子宫肌瘤分别与不孕和流产的因果关系机制尚未建立。表 9–1 列出了子宫肌瘤相关不孕的机制。子宫肌瘤引起子宫解剖变形，改变子宫环境和子宫内膜着床能力。宫颈肌瘤可引起宫颈梗阻或移位。同样，黏膜下和肌壁间的平滑肌瘤可能导致宫腔畸形，可能阻碍精子和胚胎的运输和输卵管的功能。磁共振成像（magnetic resonance imaging，MRI）研究表明，当胚胎运输和植入时，肌壁间平滑肌瘤改变了黄体中期子宫的蠕动 [6]。位于子宫角附近的肌瘤会阻碍输卵管运输和卵母细胞捕获。黏膜下肌瘤可能扭曲子宫内膜，阻碍子宫内膜血流，并可能阻碍着床。覆盖在黏膜下肌瘤上的子宫内膜病理标本显示异常病理改变，包括萎缩和子宫内膜炎 [8]。值得注意的是，Horcajadas 等通过子宫内膜活检发现，具有较大的肌壁间肌瘤（≥ 5cm）的子宫内膜着床期延迟 1.8 天 [9]。

表 9–1　子宫肌瘤对不孕症影响的设想机制

子宫肌瘤和不孕症的病理生理学
解剖变化 • 子宫颈移位（精子接触减少） • 宫腔畸形 / 增大 • 输卵管阻塞 • 子宫内膜变形 / 受压
迁移障碍 • 功能失调性子宫蠕动 / 收缩 • 精子迁移障碍 • 肌层结合带功能紊乱
分泌因素 • 血管异常 / 血流受损 / 中断血管生成 • 炎症（TGF-B、HOXA-10、IL-10、EGF） • 子宫内膜容受性受损

平滑肌瘤对性激素有反应，同时可以分泌炎症因子和血管活性因子并对其进行响应。多项研究发现转化生长因子（TGF-β，一种多功能细胞因子）在肌瘤中过度表达 [10, 11]，并且与胚胎的异常着床有关 [12]。Homeobox A10（HOXA-10）是哺

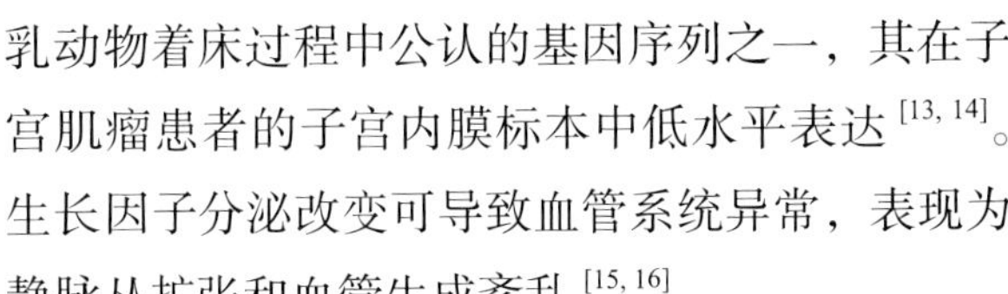

乳动物着床过程中公认的基因序列之一，其在子宫肌瘤患者的子宫内膜标本中低水平表达[13, 14]。生长因子分泌改变可导致血管系统异常，表现为静脉丛扩张和血管生成紊乱[15, 16]。

三、评估

评估是否存在子宫肌瘤或子宫因肌瘤而增大，应在常规体检和初次生育咨询时进行双合诊[17]，并经阴道超声检查证实。肌瘤在经阴道超声中通常表现为低回声、边界清楚的球体。其侵犯子宫内膜的位置和程度可以分别通过子宫输卵管造影、盐水灌注超声图、宫腔镜和（或）MRI来确定。宫腔镜是直接评估子宫内膜腔的金标准。该手术可在办公室和手术室进行，使用带摄像头的内窥镜，将生理盐水或气体注入子宫作为扩张介质。对 0 型（带蒂腔内型）和 1 型（≥ 50% 腔内型）黏膜下肌瘤，直接观察有助于诊断和指导治疗。

子宫输卵管造影（hysterosalpingogram，HSG）是一种常见的检查宫腔和输卵管异常的方法。在此过程中，将不透射线的对比剂注入子宫，然后用 X 线检查子宫腔和输卵管。然而，其鉴别不同宫腔病变的灵敏度相对较低（50%），限制了其单独用于肌瘤风险人群筛查试验的功能[17]。盐水灌注超声子宫造影（saline-infusion sonohysterogram，SIS）是在子宫内灌注盐水后进行的一种超声检查。SIS 诊断子宫异常的阳性预测值为 100%，据报道敏感性为 77%[18]。技术的进步允许在 SIS 期间显示子宫三维图像，提高了对黏膜下肌瘤的诊断，使其比传统的二维 SIS 有更好的表征[19]。子宫增强造影（HyCoSy）使用造影剂或流动的生理盐水，可提高对输卵管评估的阳性和阴性预测值[20]，使 HyCoSy 成为一种很有前途的"单一综合"筛查子宫和输卵管因素不孕的工具[21]。与周围的子宫肌层相比，平滑肌瘤在 T_1 和 T_2 加权 MRI 图像上均呈低信号。虽然 MRT 在诊断肌瘤方面比超声更敏感，但它明显比其他方法价格更高。MRI 可用于描述肌瘤的大小和位置，并可用于术前计划和确定手术切除肌瘤（肌瘤切除术）的最佳方案[22]。

四、治疗指征

子宫肌瘤切除术的典型指征包括月经量过多或压迫症状的女性。快速生长的子宫肌瘤患者可以通过进一步的评估和治疗来排除隐匿的恶性肿瘤，如平滑肌肉瘤[7]。关于子宫肌瘤对生育能力和妊娠结局的影响一直存在重大争议。因此，子宫肌瘤切除术对无症状子宫肌瘤女性的益处（如怀孕、流产、活产和产科并发症）也不确定。关于子宫肌瘤切除术后的生育力与肌瘤大小、部位和受孕（自发与接受辅助生殖技术）的相关数据并不一致。此外，大多数研究都是回顾性的或效力不足，而 Meta 分析评估的结果差异很大。因此并没有定论。

五、子宫肌瘤特点

2009 年对 18 项研究的 Meta 分析表明，肌瘤患者的临床妊娠率（clinical pregnancy rate，CPR）和持续妊娠 / 活产率（live birth rate，LBR）降低。然而大多数作者并没有观察肌瘤的大小或位置[23]。一项综合 Meta 分析报道对子宫肌瘤位置进行了研究，黏膜下肌瘤的存在可能导致 CPR（RR=0.36，CI 0.18～0.73，P=0.005）和持续妊娠 / LBR（RR=0.32，CI 0.12～0.85，$P < 0.001$）的降低。在 249 例肌壁间（没有子宫内膜腔变形）或浆膜下肌瘤患者的比较中，CPR 和 LBR 与对照组没有差异[24]。最近一项对 900 名因不明原因不孕女性进行卵巢刺激和宫腔内人工授精的前瞻性随机试验的二次分析显示，子宫肌瘤没有扭曲宫腔的女性在受孕或活产率上没有差异[25]。

六、子宫肌瘤切除术和自然受孕

肌瘤切除术对不打算接受辅助生殖技术治疗的不孕症患者的影响是不确定的。切除黏膜下肌瘤已被证明可以提高妊娠率[26]。1999 年，Bulletti 等证明腹腔镜下子宫肌瘤剥除术的分娩率几乎是期待治疗的 4 倍（$P < 0.001$）。然而，本研究包括不同大小和位置的肌瘤。在一项随机对照试验中，Casini 等将 181 名患有 4cm 单发肌瘤的不孕患者随机分为手术治疗和期待治疗两组。在随机分组后的 1 年中，接受手术治疗的黏膜下肌瘤（43.3% vs. 27.2%，$P < 0.05$）和黏膜下 – 肌壁间肌瘤（36.4% vs. 15%，$P < 0.05$）患者的临床妊娠率较高。虽然子宫肌壁间 – 浆膜下肌瘤（35.3% vs. 21.4%，NS）和单独子宫肌壁间肌瘤（56.6 vs. 40.9，NS）的妊娠率也高，但它们没有达到统计学意义[27]。一项回顾性队列研究显示的肌瘤较大（< 7cm）的年轻白种人女性行肌瘤切除术存在潜在益处，建议个体化治疗[28]。

七、子宫肌瘤切除术及辅助生殖技术

许多采用辅助生殖技术前评估肌瘤作用的多为早期数据，这些小型研究在患者人口统计、肌瘤的大小和位置及观察时间等方面存在显著的异质性。1995 年，第一次回顾性分析 46 名接受体外受精（in-vitro fertilization，IVF）的女性发现宫腔镜下有肌瘤扭曲子宫腔的女性的着床率降低[29]。从那时起，有许多关于不孕症和 ART 的相互矛盾的研究[30]。

几项研究表明，黏膜下肌瘤对生育能力有负面影响，并报道在体外受精前切除黏膜下肌瘤使患者受益[23, 31]。主要术式是采用微创的宫腔镜肌瘤切除术（见第 20 章）。

相反，对于在 IVF 前有正常宫腔（无宫腔扭曲）的肌壁间肌瘤的女性，其妊娠结局存在矛盾的数据。特别是一些研究表明妊娠成功率降低，而其他研究也未证明没有累及宫腔的肌瘤在受孕或活产率上存在差异[32-34]。来自 19 项研究的汇总数据显示 CPR 和 LBR 分别降低 15% 和 21%（P=0.002）[35]。最近的病例队列和回顾性队列研究显示，FIGO 3 类肌瘤患者体外受精后活产率下降[36, 37]。然而，很少有数据来评估子宫肌瘤切除术是否能改善其预后。子宫肌壁间或浆膜下肌瘤的手术比宫腔镜入路治疗黏膜下肌瘤更具侵袭性（见第 20 章）。最近的一篇 Cochrane 综述表明，无论何种类型的肌瘤，肌瘤切除术对妊娠率都没有益处[38]。

八、非手术干预

手术一直是那些渴望妊娠的子宫肌瘤患者的主要治疗方法。最近，侵入性更小的手术被引入。子宫动脉栓塞（uterine artery embolization，UAE）利用透视将栓塞颗粒放置在子宫血管内，阻塞血液流向肌瘤。UAE 已被证明可减少子宫大出血和痛经，特别是多发性的肌瘤子宫[39, 40]。虽然有 UAE 后妊娠的报道，但也存在如胎盘畸形、胎儿生长受限和卵巢血流量减少等并发症[41]。超声引导的射频消融（radio frequency ablation，RFA）采用腹腔镜或经宫颈放置射频电极来破坏肌瘤，也很少有手术后妊娠的报道[42]。

醋酸乌利司他（ulipristal acetate，UPA）是一种口服选择性孕激素受体调节剂，在Ⅲ期临床试验中已成功治疗肌瘤导致的大出血和大部分症状[43, 44]。在对 21 名期望妊娠女性的首次审查中，停止 UPA 治疗后导致高妊娠率和活产率[45]。根据现有的数据，UAE、RFA 或 UPA 后的妊娠率和妊娠安全尚缺乏足够的数据。

九、流产

子宫肌瘤和流产之间的关系也有争议。包括

Buttram 和 Reiter 在内的回顾性研究表明，肌瘤患者的自然流产率增加 [5]。然而一项大型流行病学研究表明一个或多个肌瘤不会增加妊娠失败的风险 [46]。Bulletti 等的研究表明，与期待治疗的患者相比，接受腹腔镜子宫肌瘤剥除术的患者流产率更低 [47]。没有明确的数据证明先行子宫肌瘤剥除术可以降低初次流产的风险。然而，在反复流产的患者中，一项研究表明切除累及腔内的肌瘤可能增加活产的可能性 [48]。在一项对比手术干预切除小于 4cm 的孤立性肌瘤与随机治疗的随机对照试验中，在切除黏膜下肌瘤切除后患者的流产率降低（38% vs. 50%，$P < 0.05$）。在肌壁间或浆膜下肌瘤剥除后，他们没有发现任何显著差异。然而，由于缺乏高质量的研究，尚不清楚宫腔镜下子宫肌瘤切除术是否能降低不孕女性的早期妊娠失败率或增加活产率。

十、总结

无症状子宫肌瘤患者的处理是复杂的。肌瘤导致不孕的机制尚未完全阐明。虽然有宫腔改变的黏膜下或肌壁间肌瘤的患者可能从干预中获益，但其他肌瘤对生育或流产的影响尚不清楚。基于这些结果，美国生殖医学会在 2017 年发表了指南，不建议无症状且无宫腔变形的女性常规进行肌瘤切除术 [49]。探讨子宫肌瘤切除术结局的研究是异质的，也是难以解释的。没有证据表明浆膜下肌瘤影响生育结局。应该设计前瞻性研究来解决有生育要求的女性的手术和非手术干预问题。

参考文献

[1] Makker A and Goel MM. Uterine leiomyomas effects on architectural, cellular, and molecular determinants of endometrial receptivity. *Reprod Sci.* 2013;20(6):631–8.
[2] Selo–Ojeme D, Lawal O, Shah J et al. The incidence of uterine leiomyoma and other pelvic ultrasonographic findings in 2,034 consecutive women in a north London hospital. *J Obstet Gynaecol.* 2008;28(4):421–3.
[3] Harmon Q and Baird D. Use of depot medroxyprogesterone acetate and prevalent leiomyoma in young African American women. *Hum Reprod.* 30(6):1499–504.
[4] Buttram VC Jr, Reiter RC. Uterine leiomyomata: Etiology, symptomatology, and management. *Fertil Steril.* 1981; 36:433–5.
[5] Buttram Jr VC and Reiter RC. Uterine leiomyomata: Etiology, symptomatology, and management. *Fertil Steril.* 1981;36(4):433.
[6] Yoshino O, Hayashi T, Osuga Y et al. Decreased pregnancy rate is linked to abnormal uterine peristalsis caused by intramural fibroids. *Hum Reprod.* 25(10):2475–479.
[7] Medicine PCotASfR. Myomas and reproductive function. *Fertil Steril.* 2008;90(5):S125–S30.
[8] Deligdish L and Loewenthal M. Endometrial changes associated with myomata of the uterus. *J Clin Pathol.* 1970;23(8):676–80.
[9] Horcajadas JA, Goyri E, Higón MaA, Martínez–Conejero JA et al. Endometrial receptivity and implantation are not affected by the presence of uterine intramural leiomyomas: A clinical and functional genomics analysis. *J Clin Endocrinol Metab.* 2008;93(9):3490–8.
[10] Maybin JA, Critchley HO, and Jabbour HN. Inflammatory pathways in endometrial disorders. *Mol Cell Endocrinol.* 2011;335(1):42–51.
[11] Leppert PC, Catherino WH, and Segars JH. A new hypothesis about the origin of uterine fibroids based on gene expression profiling with microarrays. *Am J Obstet Gynecol.* 2006;195(2):415–20.
[12] Dimitriadis E, White C, Jones R, and Salamonsen L. Cytokines, chemokines and growth factors in endometrium related to implantation. *Hum Reprod Update.* 2005;11(6):613–30.
[13] Matsuzaki S, Canis M, Darcha C, Pouly J–L, and Mage G. HOXA–10 expression in the mid–secretory endometrium of infertile patients with either endometriosis, uterine fibromas or unexplained infertility. *Hum Reprod.* 2009: 24(12); 3180–3187.
[14] Rackow BW and Taylor HS. Submucosal uterine leiomyomas have a global effect on molecular determinants of endometrial receptivity. *Fertil Steril.* 2010;93(6):2027–34.
[15] Stewart EA and Nowak RA. Leiomyoma–related bleeding: A classic hypothesis updated for the molecular era. *Hum Reprod Update.* 1996;2(4):295–306.
[16] Ben–Nagi J, Miell J, Mavrelos D, Naftalin J, Lee C, and Jurkovic D. Endometrial implantation factors in women with submucous uterine fibroids. *Reprod Biomed Online.* 2010;21(5):610–5.
[17] Medicine PCotASfR. Diagnostic evaluation of the infertile female: A committee opinion. *Fertil Steril.* 2015;103(6):e44–e50.
[18] Soares SR, dos Reis MMBB, and Camargos AF. Diagnostic accuracy of sonohysterography, transvaginal sonography, and hysterosalpingography in patients with uterine cavity diseases. *Fertil Steril.* 2000;73(2):406–11.
[19] Salim R, Lee C, Davies A, Jolaoso B, Ofuasia E, and Jurkovic D. A comparative study of three–dimensional saline infusion sonohysterography and diagnostic hysteroscopy for the classification of submucous fibroids. *Hum Reprod.* 2005;20(1):253–7.
[20] Maheux–Lacroix S, Boutin A, Moore L, Bergeron ME, Bujold E, Laberge P, Lemyre M, Dodin S. Hysterosalpingosonography for diagnosing tubal occlusion in subfertile women: A systematic review with meta–analysis. *Hum Reprod.* 2014;29(5):953–63.
[21] Groszmann YS, Benacerraf BR. Complete evaluation of anatomy and morphology of the infertile patient in a single visit; the modern infertility pelvic ultrasound examination. *Fertil Steril.* 2016;105(6):1381–93.
[22] Dudiak C, Turner D, Patel S, Archie J, Silver B, and Norusis M. Uterine leiomyomas in the infertile patient: Preoperative localization with MR imaging versus US and hysterosalpin–gography. *Radiology.* 1988;167(3):627–30.
[23] Pritts EA, Parker WH, and Olive DL. Fibroids and infertility: An updated systematic review of the evidence. *Fertil Steril.*

2009;91(4):1215–23.
[24] Yan L, Ding L, Li C, Wang Y, Tang R, and Chen Z-J. Effect of fibroids not distorting the endometrial cavity on the outcome of in vitro fertilization treatment: A retrospective cohort study. *Fertil Steril*. 2014;101(3):716–21. e6.
[25] Styer AK, Jin S, Liu D, Wang B, Polotsky AJ, Christianson MS et al. Association of uterine fibroids and pregnancy outcomes after ovarian stimulation-intrauterine insemination for unexplained infertility. *Fertil Steril*. 107(3):756–62.
[26] Goldenberg M, Sivan E, Sharabi Z, Bider D, Rabinovici J, and Seidman DS. Outcome of hysteroscopic resection of submucous myomas for infertility. *Fertil Steril*. 1995;64(4):714–6.
[27] Casini ML, Rossi F, Agostini R, and Unfer V. Effects of the position of fibroids on fertility. *Gynecol Endocrinol*. 2006;22(2):106–9.
[28] Lebovitz O, Orvieto R, James KE, Styer AK, Brown DN. Predictors of reproductive outcomes following myomectomy for intramural fibroids. *Reproductive biomedicine online*. 2019 Sep 1;39(3):484–91.
[29] Farhi J, Ashkenazi J, Feldberg D, Dicker D, Orvieto R, and Ben Rafael Z. Effect of uterine leiomyomata on the results of invitro fertilization treatment. *Hum Reprod*. 1995;10(10):2576–8.
[30] Bulletti C, De Ziegler D, Levi Setti P, Cicinelli E, Polli V, and Stefanetti M. Myomas, pregnancy outcome, and in vitro fertilization. *Ann N Y Acad Sci*. 2004;1034(1):84–92.
[31] Narayan R and Goswamy RK. Treatment of submucous fibroids, and outcome of assisted conception. *J Am Assoc Gynecol Laparosc*. 1994;1(4):307–11.
[32] Surrey ES, Lietz AK, and Schoolcraft WB. Impact of intramural leiomyomata in patients with a normal endometrial cavity on in vitro fertilization-embryo transfer cycle outcome. *Fertil Steril*. 2001;75(2):405–10.
[33] Somigliana E, De Benedictis S, Vercellini P et al. Fibroids not encroaching the endometrial cavity and IVF success rate: A prospective study. *Hum Reprod*. 2011: 26(4), 834–839.
[34] Jun SH, Ginsburg ES, Racowsky C, Wise LA, and Hornstein MD. Uterine leiomyomas and their effect on in vitro fertilization outcome: A retrospective study. *J Assist Reprod Genet*. 2001;18(3):139–43.
[35] Sunkara SK, Khairy M, El-Toukhy T, Khalaf Y, and Coomarasamy A. The effect of intramural fibroids without uterine cavity involvement on the outcome of IVF treatment: A systematic review and meta-analysis. *Hum Reprod*. 2009: 25(2), 418–429.
[36] Yan L, Yu Q, Zhang YN, Guo Z, Li Z, Niu J, and Ma J. Effect of type 3 intramural fibroids on in vitro fertilization-intracy-toplasmic sperm injection outcomes: a retrospective cohort study. *Fertil Steril*. 2018;109(5):817–22.
[37] Bai X, Lin Y, Chen Y, and Ma C. The impact of FIGO type 3 fibroids on in-vitro fertilization outcomes: A nested retrospec-tive case-control study. *Eur J Obstet Gynecol Reprod Biol*. 2020;247:176–80.
[38] Metwally M, Raybould G, Cheong YC, and Horne AW. Surgical treatment of fibroids for subfertility. *Cochrane Database Syst Rev*. 2020;1(1):CD003857.doi:10.1002/14651858.CD003857.pub4
[39] Pron G, Bennett J, Common A et al. The Ontario Uterine Fibroid Embolization Trial. Part 2. Uterine fibroid reduction and symptom relief after uterine artery embolization for fibroids. *Fertility and sterility*. 2003;79(1):120–7.
[40] Torre A, Paillusson B, Fain V, Labauge P, Pelage J, and Fauconnier A. Uterine artery embolization for severe symptomatic fibroids: Effects on fertility and symptoms. *Hum Reprod*. 2014;29(3): 490–501.
[41] Pron G, Mocarski E, Bennett J, Vilos G, Common A, and Vanderburgh L. Pregnancy after uterine artery embolization for leiomyomata: The Ontario Multicenter Trial. *Obstet Gynecol*. 2005;105(1):67–76.
[42] Jones S, O'Donovan P, and Toub D. Radiofrequency ablation for treatment of symptomatic uterine fibroids. *Obstetrics and gynecology international*. 2011;2012.
[43] Donnez J, Tatarchuk TF, Bouchard P et al. Ulipristal acetate versus placebo for fibroid treatment before surgery. *N Engl J Med*. 2012;366(5):409–20.
[44] Donnez J, Tomaszewski J, Vázquez F et al. Ulipristal acetate versus leuprolide acetate for uterine fibroids. *N Engl J Med*. 2012;366(5):421–32.
[45] Luyckx M, Squifflet J-L, Jadoul P, Votino R, Dolmans M-M, and Donnez J. First series of 18 pregnancies after ulipristal acetate treatment for uterine fibroids. *Fertil Steril*. 2014;102(5):1404–9.
[46] Hartmann KE, Velez Edwards DR, Savitz DA, Jonsson-Funk ML, Wu P, Sundermann AC, Baird DD. Prospective cohort study of uterine fibroids and miscarriage risk. *Am J Epidemiol*. 2017;186(10):1140–8.
[47] Bulletti C, De Ziegler D, Polli V, and Flamigni C. The role of leiomyomas in infertility. *J Am Assoc Gynecol Laparosc*. 1999;6(4):441–5.
[48] Saravelos SH, Yan J, Rehmani H, and Li T-C. The prevalence and impact of fibroids and their treatment on the outcome of pregnancy in women with recurrent miscarriage. *Hum Reprod*. 2011;26(12):3274–9.
[49] Practice Committee of the American Society for Reproductive Medicine. Removal of myomas in asymptomatic patients to improve fertility and/or reduce miscarriage rate: A guideline. *Fertil Steril*. 2017;108(3):416–25.

第 10 章　子宫肌瘤治疗中的激素调节

Hormonal Regulation in the Treatment of Fibroids

Victoria Fitz　Steven L. Young　著

亓文博　译　　谢艳玲　李亚楠　校

一、概述

子宫肌瘤是常见的单克隆、增生性和子宫平滑肌纤维化病变。虽然肌瘤的发病机制尚不清楚，但遗传学和微量营养素似乎起了一定作用。此外，肌瘤的生长和维持高度依赖性激素。这一章的目的是回顾关于性激素作用的病理生理机制和性激素受体调节剂（sex steroid-receptor modulating agent，SSMA）在当前和未来的作用。

二、肌瘤的激素依赖性

子宫肌瘤在青春期后生长，并在绝经后退化，月经初潮早是子宫肌瘤的另一个危险因素，强烈提示了性激素在肌瘤生长中的作用[1]。子宫肌瘤往往在产后退化，这是一段子宫重塑的时期，也是性激素水平下降到绝经后水平的时期。有趣的是，在性激素水平升高的妊娠期，只有约 1/3 的肌瘤在妊娠 3 个月后增大[2]。

雌激素主要通过两种特定的核受体，ER-α 和 ER-β 发出信号，尽管细胞表面附加的膜结合 ER-α 和 G 蛋白耦联雌激素受体（G-protein-coupled estrogen receptor，GPER）也可以介导雌激素反应。雌激素能够在体外诱导人肌瘤细胞增殖[3]，在体内大鼠模型和体外大鼠平滑肌瘤细胞中诱导肌瘤生长[4, 5]。一些平滑肌细胞分泌雌二醇也提示雌激素通过自分泌或胞内分泌途径促进生长。与周围正常子宫肌层细胞相比，在平滑肌瘤细胞中发现雌激素受体 α 和雌激素受体 β 浓度更高。雌激素激活平滑肌瘤内的成纤维细胞，导致增殖和细胞外基质沉积[7]。这些研究和许多其他研究强烈地暗示了雌二醇在平滑肌瘤生长中的作用。

此外，临床和实验室观察结果表明，在子宫肌瘤的病理生理学研究中，孕酮似乎与雌二醇至少同等重要。肌瘤患者的有丝分裂活动在月经周期分泌期最活跃，此时血清孕酮含量最高[8]。激素受体在平滑肌瘤中的表达增加，可能是因为雌激素的作用，而孕激素受体激动剂可增加体外平滑肌瘤细胞的增殖[9]。

人类子宫肌瘤组织异种移植研究进一步支持了孕酮的作用。当免疫缺陷小鼠移植人类平滑肌瘤组织并给予雌二醇治疗时，肌瘤 ER-α 和 PR 表达增加，但未刺激生长。同样，单独使用孕激素也不能促进生长。然而，同时使用孕激素和雌激素会导致细胞增殖和平滑肌瘤体积的增加。

实际上，孕激素的所有生理和病理生理效应都是通过两个核受体发挥作用的，分别是孕激素受体 PR-A 和 PR-B。除了 PR-B 有额外的 165 个 N 端氨基酸外，这两个蛋白都是从同一个基因转录而来的，它们是相同的，这使得在人类组织中单独分析变得非常复杂。因此，虽然两种亚型在平滑肌瘤中均表达上调[10]，但大多数已发表的信息中都包含了PR的无差别分析，而不考虑亚型。

子宫肌瘤的生长和病理生理影响不仅包括细胞增殖，还有广泛的纤维化[12]。纤维化成分是由于大量产生细胞外基质（extra cellular matrix，ECM）蛋白，如胶原蛋白、纤维连接蛋白、层粘连蛋白和蛋白多糖。ECM的生物学性质是复杂的，超出了本章的范围，但很明显，ECM可以作为特定生长因子的储存库，并通过机械转导受体（如整合素）直接改变细胞信号，从而促进ECM的增殖和进一步改变。雌激素可能在平滑肌瘤纤维化中发挥重要作用，通过刺激ECM的生物合成以及改变生长因子，如血小板衍生生长因子（platelet-derived growth factor，PDGF），调节ECM。孕激素再次有助于改变ECM和刺激TGF-β的表达，TGF-β是一种强效的促纤维化因子，在纤维化疾病中几乎无处不发挥作用，并诱导可能导致进一步纤维化的microRNA物种。综上所述，体内、体外、体外异种移植的数据表明，雌激素和孕酮协同刺激平滑肌瘤细胞增殖，并改变ECM的产生以支持平滑肌瘤的生长。

三、子宫肌瘤的激素管理

如前所述，性激素在肌瘤生物学中起着必要和关键的作用，这使得临床上靶向性激素及其受体为肌瘤手术治疗提供了一种替代药物。然而，目前可用的药物治疗的效果有限和（或）有显著的不良反应，使手术治疗成为许多患者最确定和有效的选择。随着新型SSMA的发展，药物和手术治疗之间的相对平衡可能会改变，SSMA可能提供类似或更好的疗效，但大大减少并发症。本节将回顾目前可用的和未来可能通过调节性激素信号通路发挥作用的药物（表10-1）。

（一）孕激素受体和雌激素受体激动剂

治疗肌瘤首先要考虑治疗目的是通过缩小肌瘤的大小或体积直接处理肌瘤，还是解决由肌瘤导致的如月经量多等综合症状。雌激素和孕激素受体激动剂治疗属于对症治疗的范畴。一种成熟的做法是使用高剂量雌激素，如静脉注射马结合雌激素或使用多种剂量联合口服避孕药的各种方案来延缓由黏膜下肌瘤引起的急性子宫出血[50]。这些治疗具有显著的血栓形成风险，并且仅被用作稳定出血的临时措施。联合口服避孕药（oral contraceptive pills，COC），含有标准剂量的高效雌激素和孕激素受体激动剂，通常用于治疗子宫肌瘤相关的异常子宫出血（abnormal uterine bleeding，AUB-L）的症状。COC通过抑制垂体促性腺激素，并提供高剂量的雌激素和黄体酮来实现稳定、紧致的子宫内膜，减少脱落的可能性。AUB-L通常可以通过使用COC来控制，但这些药物不会导致子宫肌瘤缩小。尽管采用COC治疗，但随着时间的推移，异常的子宫出血往往会再次出现，并且肌瘤可能继续生长，导致COC治疗后出血增加。与我们的直觉相反，在使用COC的临床研究中并没有一致的证明证实肌瘤的生长，事实上，一些观察性研究表明，COC的使用可能会预防子宫肌瘤的发展，而其他研究表明，在青少年早期使用COC会增加肌瘤的发展风险[13, 14, 51]。

单独使用孕激素治疗，如炔诺酮、左炔诺孕酮和甲羟孕酮，是控制肌瘤引起的异常子宫出血的另一种方法。口服孕激素或经宫内节育器（intra uterine device，IUD）输送的孕激素可以通过诱导子宫内膜蜕膜化来减少子宫肌瘤相关的出血[52]。口服孕激素并不能减少子宫肌瘤的大小或减轻症状，而左炔诺孕酮节育器可以显著减少与子宫肌瘤相关的月经失血。关于左炔诺孕酮宫内节育器对平滑肌瘤大小的影响有不同的报道。Kriplani等发现使用左炔诺孕酮节育器对正常子

表 10-1　激素类药物对比 GnRH，促性腺激素释放激素

分　类	作用机制	药品名	使用方法	FDA 是否批准	临床影响	不良反应	疗　程
激素避孕药（雌激素 + 孕激素、孕激素）	抑制垂体促性腺激素的生成，在雌激素受体和孕酮受体水平上游激动作用	临床激素避孕药（多种） 炔诺酮 甲羟孕酮	口服、经皮、阴道环、肌内注射	是，用于避孕，治疗异常子宫出血为标注外应用	多种，可能减少月经出血量，不大可能减小肌瘤	静脉血栓栓塞风险	可变
左炔诺孕酮宫内缓释系统	异常子宫出血减少的可能机制为子宫内膜的蜕膜化	曼月乐（Mirena） Liletta	宫内	是，用于避孕和异常子宫出血	减少月经出血和子宫体积，有可能减少肌瘤体积	需要放置和取出设备，可能导致不规则出血	可变 最长 5 年
GnRH 激动剂	下调垂体 GnRH 受体诱导低雌激素状态	亮丙瑞林（Leuprolide） 戈舍瑞林（Goserelin）	肌内注射	是，亮丙瑞林只用于术前贫血	降低肌瘤尺寸 诱导闭经[a]	更年期症状如：骨质流失，血管舒缩	3～6 个月（如使用反向添加法可能更长）
GnRH 拮抗剂	通过竞争抑制 GnRH 诱导低雌激素状态	Ganerelix Elagolix	肌内注射或口服	否	减少肌瘤体积 改善贫血[b]	同上	3～6 个月（如使用反向添加法可能更长）
选择性孕酮受体调节剂（SPRM）	对靶组织的孕酮受体有激动、拮抗或混合作用	（米非司酮） asoprisnil （乌利司他） telapristone vilaprisan	口服	否	减小肌瘤尺寸 诱导闭经[c]	子宫内膜增厚，PAEC，肝毒性（仅 telapristone）	3 个月 或更长间歇试验用药

PAEC. 孕酮受体调节剂相关的子宫内膜变化。a. 肌瘤体积减少 36%～50%，80% 的患者出现闭经；b. 肌瘤体积减少 30%，50%～70% 的患者血红蛋白改善≥ 1g/dl；c. 肌瘤体积减少 30%，70% 的患者出现闭经

宫肌层和平滑肌瘤组织有不同的影响，减少了子宫体积，但没有减少平滑肌瘤体积[15]，而 Maruo 等报道了一些肌瘤在放置左炔诺孕酮节育器后，尽管月经出血控制了，但肌瘤体积增大[16]。长期以来，醋酸甲羟孕酮（DMPA）一直被用于治疗月经大量出血。有趣的是，流行病学研究发现，使用 DMPA 与有症状肌瘤的发生呈负相关[17, 18]。

2013 年一篇关于口服和宫内节育器输送孕激素的 Cochrane review 表明，没有足够的证据支持使用这两种药物治疗子宫肌瘤[19]。然而，我们的临床经验表明，在手术治疗前单独使用孕激素或与雌激素联合使用孕激素可以暂缓出血。一般来说，我们不赞成长效孕激素［如长效醋酸甲羟孕酮（depot medroxy progesterone acetate，DMPA）］治疗，因为黄体酮有时会加重出血。考虑到 DMPA 的孕激素作用不能完全逆转，以及孕激素治疗后子宫内膜对雌激素作用的反应降低，DMPA 后出血增加的患者进一步药物治疗不太可能成功。因此，如果使用孕激素激动剂，我们倾向于使用 COC、口服黄体酮或易于取出的节育器。

（二）雌激素减少

鉴于之前所描述的雌激素促进平滑肌瘤生长作用，研究人员已经将抑制下丘脑 - 垂体 - 卵巢轴作为一种潜在的治疗方法，以减少子宫肌瘤大小和相关的大部分症状（如 AUB-L）。第一个用来减少雌激素产生的药物是促性腺激素释放激素激动剂（GnRHa）。这些药物通过下调垂体促性腺激素细胞中 GnRH 受体的功能来诱导低雌激素状态，导致很少或没有 FSH 刺激卵巢雌激素的产生。GnRHa 治疗是有效的，与安慰剂相比，醋酸亮丙瑞林治疗 3～6 个月可以阻止高达 80% 的 AUB-L，并使子宫和肌瘤体积减少 36%～50%[20, 21]。GnRHa 治疗的不良反应包括潮热和其他绝经期症状，60%～95% 使用这种药物治疗的患者观察到这种症状。长期的不良反应包括骨密度显著下降。因此，GnRHa 的治疗主要是通向手术治疗或更年期的短期桥梁。尽管发生率很低，但仍需注意 GnRHa 导致的肌瘤变性、继发性急性出血等。

有研究表明长期用 GnRH 治疗，加用低剂量雌激素和（或）孕激素反向添加，可以减轻绝经期症状和骨丢失。这种治疗方案的目标是长期使用且不良反应更少，同时仍能减少阴道出血和平滑肌瘤的大小。2015 年对包括使用醋酸亮丙瑞林和甲羟孕酮、雷洛昔芬、替勃龙或结合雌激素反向添加治疗的 12 项小型研究 Cochrane 评价显示，反向添加治疗后骨量减少及血管舒缩症状得到改善，但子宫大小与单独使用 GnRHa 相比的缩小较少，这表明平滑肌瘤生长所需的雌激素水平与缓解症状所需的雌激素水平存在重叠[22]。

最近，目前正在开发的口服 GnRH 拮抗剂 elagolix 被发现在降低循环雌激素水平方面是安全有效的[23]。考虑到 elagolix 的口服、不完全拮抗作用和按剂量依赖性降低雌激素的能力，它可能改进 GnRHa 的治疗，但仅报道了用于肌瘤的Ⅱ期试验[24]。其他口服活性 GnRH 拮抗剂，包括 relugolix、OBE2109 和 ASP-1707 也在积极开发中，这表明在不久的将来这类药物将会出现。

研究人员也试图用一种芳香化酶抑制剂（来曲唑）来抑制雌激素的作用，部分阻断雌激素的合成。由于肌瘤本身可能通过芳香化酶表达产生雌激素[25]，这种方法可以降低自分泌 / 胞分泌雌激素的作用，如同 GnRHa 药物去抑制卵巢分泌雌激素。此外，这些药物可能有助于治疗主要由内源性雌激素产生维持的绝经后肌瘤。令人鼓舞的是，小型试验表明芳香化酶抑制剂具有与 GnRHa 曲普瑞林类似的效果，但大大降低了血管舒缩症状[26]的发生率。

虽然 GnRH 激动剂在减少子宫和平滑肌瘤体积和减少阴道出血方面有效，但其显著的不良反应限制了其长期用于子宫肌瘤治疗。芳香化酶抑制剂和部分口服 GnRH 拮抗剂的早期结果令人鼓舞，但需要长期和更大规模的研究来更好地评估这些方法的疗效和局限性。

（三）选择性孕激素受体调节剂（SPRM）

鉴于孕激素受体激动剂和 GnRH 激动剂的局限性（见上文），研究人员最近将注意力转向了选择性孕激素受体调节剂（SPRM），包括米非司酮、乌利司他和 asoprisnil 等配体，它们对孕激素受体具有激动剂、拮抗剂或混合作用，取决于目标组织及其生理状态。SPRM 配体与 PR-A 或 PR-B 结合（两者在平滑肌瘤组织中的浓度都高于周围的子宫肌层），并启动与共同代表或共同激活因子的相互作用，从而决定 SPRM 在细胞环境中是激动剂还是拮抗剂。

几种不同的 SPRM 已被临床研究用于治疗肌瘤的疗效：米非司酮和乌利司他，强 PR 拮抗剂，很少或没有激动剂活性；asoprisnil 和 telaprisone，更复杂的组织特异性拮抗剂 / 激动剂。它们分别作用于肌瘤，子宫内膜和垂体影响肌瘤症状 [27]。在肌瘤水平上，它们通过诱导细胞凋亡和抑制细胞增殖而缩小肌瘤。针对子宫内膜的作用为减少出血并导致随后的细胞改变。这些药物也可以抑制垂体促性腺激素的产生，但不能达到 GnRHa 的水平，使血清雌二醇浓度保持在卵泡中期水平 [28]，在用治疗剂量处理的肌瘤患者中高达 80% 可诱导排卵 [29]。目前，这些 SPRM 都没有被 FDA 批准用于治疗子宫肌瘤。

米非司酮最初是作为一种流产药开发的，但最近作为一种可能治疗子宫肌瘤的药物被研究。口服剂量为 2.5～25mg/d，持续 3～6 个月，可减少月经失血、盆腔疼痛、压力和痛经。个别研究也报道与安慰剂相比，子宫和平滑肌瘤体积有减少 [30, 31]。然而，这并没有得到 2012 年 Cochrane 综述 [32] 的支持。阴道给药米非司酮也可在 2～3 个月后使平滑肌瘤体积减少约 20%，44% 的患者达到闭经 [33]。

至少有三个因素限制了米非司酮长期治疗肌瘤。首先，使用米非司酮刺激子宫内膜增生已被报道，尽管发病率因研究而变化很大。此外，大部分报道的“增生”实际上是一种不寻常的子宫内膜形态（也可见乌利司他和 asoprisnil），在超声上类似于增生，但细胞有丝分裂活性却非常低 [34]。米非司酮的另一个弊端是它的抗糖皮质激素作用可能导致临床上显著的肾上腺功能不全 [35]。在美国，米非司酮的流产作用是其广泛应用于肌瘤治疗的另一个潜在障碍。

乌利司他是一种 SPRM，目前在美国被批准作为紧急避孕药使用，但尚未用于治疗肌瘤。在一系列大型临床试验中，它已被研究为子宫肌瘤的治疗方法 [36]。每日服用 5mg 或 10mg，连续 3 个月，乌利司他治疗导致 70%～80% 的患者闭经，肌瘤体积减少 30%～42%。在术前减少与肌瘤相关出血方面，乌利司他并不劣于醋酸亮丙瑞林。服用乌利司他的患者在卵泡中期保持正常的血清雌二醇水平，并没有出现与使用 GnRH 激动剂的患者相同频率的潮热（11% 的乌利司他组患者 vs. 40% 的亮丙瑞林组患者）。值得注意的是，与醋酸亮丙瑞林治疗 1 个月相比，服用乌利司他治疗 6 个月后平滑肌瘤体积持续减少。虽然在美国未获批准用于治疗肌瘤，但在加拿大和欧洲已获批准用于短期治疗。此外，长期间歇治疗似乎可以提高疗效和维持安全性，最长的研究包括 8 个为期 3 个月的疗程，每个疗程间隔一次月经 [37]。

Asoprisnil 被发现有类似的效果 [38]。子宫出血表现出剂量依赖性减少，治疗期间，85% 的参与者应用了最高剂量（25mg/d），17% 的参与者的子宫体积减少了。由于 asoprisnil 没有显著的堕胎作用，它有可能在美国成为一种更广泛接受的治疗方法，但在目前测试的途径和剂量上效果较低仍然是一个问题，其临床开发在 2009 年停止 [37]。

体外研究表明 telapristone 可诱导子宫平滑肌瘤细胞凋亡并抑制其增殖 [40]。2009 年，针对女性肌瘤患者的临床试验开始，但由于担心肝脏毒性而终止。从那以后，开发工作已经重新开始，使用了更低剂量的药物[37]。Vilaprisan 是另一种 SPRM，目前正在进行Ⅲ期试验研究。

1. 作用机制

SPRM 治疗特性的机制是正在研究的课题[41]。多种生长因子已被确定为 SPRM 活性的可能靶点，包括 EGF、IGF-I、TGF-β-3。这些生长因子的表达在 asoprisnil 处理过的平滑肌瘤细胞中下调，但在周围正常子宫肌层细胞中没有下调[42]。Bcl-2 是一种抗凋亡蛋白，在子宫平滑肌瘤中表达水平高于正常子宫肌层，并且在孕激素的作用下上调[43]。米非司酮和 asoprisnil 均抑制 Bcl-2，提示凋亡可能是 SPRM 降低平滑肌瘤大小的另一可能机制[44, 45]，然而关于这一机制在体内的相关性已经提出了质疑。

2. SPRM 引起子宫内膜改变

关于 SPRM 的主要担忧之一是，子宫内膜水平上的抗孕激素活性将导致过度增生、异型性和其他无对抗雌激素刺激的后遗症。与 SPRM 治疗相关的子宫内膜改变被称为雌激素受体调节剂相关子宫内膜改变（PAEC）[47]。这些变化包括腺囊性扩张，间质和上皮细胞生长不对称，伴有雌激素（有丝分裂）和孕激素（分泌）混合上皮效应。有丝分裂活性低，增生发生率为 1%[48]。令人欣慰的是，大多数关于米非司酮、乌利司他和 Asoprisnil 治疗女性的研究都涉及到治疗后随访子宫内膜活检，并发现 PAEC 在停止治疗的 6 个月内出现退行和正常的子宫内膜[36]。

3. SPRM 的临床应用

虽然有越来越多的证据支持 SPRM 治疗子宫肌瘤，但在美国 SPRM 尚未成为广泛使用的治疗方法。乌利司他的初步临床试验确定了 SPRM 作为最终手术前短期治疗的有效选择。在这种作用下，它可以改善贫血，改善出血和减小子宫大小，同时等待最终的治疗，并可能实现微创手术。

乌利司他的长期随访试验表明，重复 3 个月疗程长达 1 年的疗效显著。它能使 70% 的患者安全持续闭经并且安全的子宫缩小。这些发现导致乌利司他的应用扩展到包括肌瘤的治疗，而不考虑手术计划。已经提出了几种算法，将乌利司他纳入治疗方案中，并有不同的终点，包括术前治疗，作为手术的替代，在怀孕前减少肌瘤大小，或作为不同患者进入更年期的桥梁[40, 27]。

ACOG 还没有考虑到 SPRM 在子宫肌瘤医疗管理中的作用。2008 年的最后一次实践报告建议考虑使用米非司酮作为短期的术前治疗，但要求进一步研究，并没有提到其他的 SPRM[49]。随着更多研究的开展和新的药物的不断开发，SPRM 治疗在肌瘤治疗中的应用将在未来几年不断发展。

四、总结和结论

性激素作用是子宫肌瘤细胞生存、增殖和 ECM 产生的关键决定因素。调节性激素的产生和作用可以显著减少平滑肌瘤的大小。目前使用的 SSMA 在长期使用上都有明显的局限性，但新兴药物，如芳香化酶抑制剂、口服 GnRH 拮抗剂和 SPRM 在长期控制平滑肌瘤症状、从而减少所需手术次数方面显示出巨大的潜力。

参考文献

[1] Wise LA and Laughlin-Tommaso SK. Epidemiology of uterine fibroids: From menarche to menopause. *Clin Obstet Gynecol*. 2016 Mar;59:2–24.

[2] Rosati P, Exacoustòs C, and Mancuso S. Longitudinal evaluation of uterine myoma growth during pregnancy. A sonographic study. *J Ultrasound Med*. 1992 Oct;11:511–5.

[3] Barbarisi A, Petillo O, Di Lieto A et al. 17–beta estradiol elicits an autocrine leiomyoma cell proliferation: Evidence for a stimulation of protein kinase–dependent pathway. *J Cell Physiol*. 2001 Mar;186: 414–24.

[4] Burroughs KD, Fuchs–Young R, Davis B, and Walker CL. Altered hormonal responsiveness of proliferation and apoptosis during myometrial maturation and the development of uterine leiomyomas in the rat. *Biol Reprod*. 2000 Nov;63:1322–30.

[5] Howe SR, Gottardis MM, Everitt JI, and Walker C. Estrogen stimulation and tamoxifen inhibition of leiomyoma cell growth *in vitro* and *in vivo*. *Endocrinology*. 1995 Nov; 136:4996–5003.

[6] Bulun SE, Simpson ER, and Word RA. Expression of the CYP_{19} gene and its product aromatase cytochrome P_{450} in human uterine leiomyoma tissues and cells in culture. *J Clin Endocrinol Metab*. 1994 Mar;78:736–43.

[7] Luo N, Guan Q, Zheng L, Qu X, Dai H, and Cheng Z. Estrogen–mediated activation of fibroblasts and its effects on the fibroid cell proliferation. *Transl Res*. 2014 Mar;163:232–41.

[8] Kawaguchi K, Fujii S, Konishi I, Nanbu Y, Nonogaki H, and Mori T. Mitotic activity in uterine leiomyomas during the menstrual cycle. *Am J Obstet Gynecol*. 1989 Mar;160:637–41.

[9] Hoekstra AV, Sefton EC, Berry E et al. Progestins activate the AKT pathway in leiomyoma cells and promote survival. *J Clin Endocrinol Metab*. 2009 May;94:1768–74.

[10] Viville B, Charnock–Jones DS, Sharkey AM, Wetzka B, and Smith SK. Distribution of the A and B forms of the progesterone receptor messenger ribonucleic acid and protein in uterine leiomyomata and adjacent myometrium. *Hum Reprod*. 1997 Apr;12:815–22.

[11] Ishikawa H, Ishi K, Serna VA, Kakazu R, Bulun SE, and Kurita T. Progesterone is essential for maintenance and growth of uterine leiomyoma. *Endocrinology*. 2010 Jun;151:2433–42.

[12] Islam MS, Ciavattini A, Petraglia F, Castellucci M, and Ciarmela P. Extracellular matrix in uterine leiomyoma pathogenesis: A potential target for future therapeutics. *Hum Reprod Update*. 2018 Jan 1;24:59–85.

[13] Qin J, Yang T, Kong F, and Zhou Q. Oral contraceptive use and uterine leiomyoma risk: A meta–analysis based on cohort and case–control studies. *Arch Gynecol Obstet*. 2013 Jul;288:139–48.

[14] Moroni RM, Martins WP, Dias SV et al. Combined oral con–traceptive for treatment of women with uterine fibroids and abnormal uterine bleeding: A systematic review. *Gynecol Obstet Invest*. 2015;79(3):145–52.

[15] Kriplani A, Awasthi D, Kulshrestha V, and Agarwal N. Efficacy of the levonorgestrel–releasing intrauterine system in uterine leiomyoma. *Int J Gynaecol Obstet*. 2012 Jan;116:35–8.

[16] Maruo T, Ohara N, Matsuo H et al. Effects of levonorgestrel–releasing IUS and progesterone receptor modulator PRM CDB–2914 on uterine leiomyomas. *Contraception*. 2007 Jun;75:S99–103.

[17] Lumbiganon P, Rugpao S, Phandhu–fung S, Laopaiboon M, Vudhikamraksa N, and Werawatakul Y. Protective effect of depot–medroxyprogesterone acetate on surgically treated uterine leiomyomas: A multicentre case–control study. *Br J Obstet Gynaecol*. 1996 Sep;103:909–14.

[18] Harmon QE and Baird DD. Use of depot medroxyproges–terone acetate and prevalent leiomyoma in young African American women. *Hum Reprod*. 2015 Jun;30:1499–504.

[19] Lethaby A, Hussain M, Rishworth JR, and Rees MC. Progesterone or progestogen–releasing intrauterine systems for heavy menstrual bleeding. *Cochrane Database Syst Rev*. 2015;(4);CD002126.

[20] Friedman AJ, Daly M, Juneau–Norcross M, Gleason R, Rein MS, and LeBoff M. Long–term medical therapy for leiomyomata uteri: A prospective, randomized study of leuprolide acetate depot plus either oestrogen–progestin or progestin "add–back" for 2 years. *Hum Reprod*. 1994 Sep;9:1618–25.

[21] Stovall TG, Muneyyirci–Delale O, Summitt RL, and Scialli AR. GnRH agonist and iron versus placebo and iron in the anemic patient before surgery for leiomyomas: A randomized controlled trial. Leuprolide Acetate Study Group. *Obstet Gynecol*. 1995 Jul;86:65–71.

[22] Moroni RM, Martins WP, Ferriani RA et al. Add–back therapy with GnRH analogues for uterine fibroids. *Cochrane Database Syst Rev*. 2015;(3);CD010854.

[23] Struthers RS, Nicholls AJ, Grundy J et al. Suppression of gonadotropins and estradiol in premenopausal women by oral administration of the nonpeptide gonadotropin–releasing hormone antagonist elagolix. *J Clin Endocrinol Metab*. 2009 Feb;94:545–51.

[24] Archer DF, Stewart EA, Jain RI et al. Elagolix for the man–agement of heavy menstrual bleeding associated with uterine fibroids: Results from a phase 2a proof–of–concept study. *Fertil Steril*. 2017 Jul;108:152–60.e4.

[25] Sumitani H, Shozu M, Segawa T et al. *In situ* estrogen synthesized by aromatase P_{450} in uterine leiomyoma cells promotes cell growth probably via an autocrine/intracrine mechanism. *Endocrinology*. 2000 Oct;141:3852–61.

[26] Hilário SG, Bozzini N, Borsari R and Baracat EC. Action of aromatase inhibitor for treatment of uterine leiomyoma in perimenopausal patients. *Fertil Steril*. 2009 Jan;91:240–3.

[27] Donnez J and Dolmans M–M. Uterine fibroid management: From the present to the future. *Hum Reprod Update*. 2016;22(6):665–86.

[28] Donnez J, Tomaszewski J, Vázquez F et al. Ulipristal acetate versus leuprolide acetate for uterine fibroids. *N Engl J Med*. 2012 Feb 2;366:421–32.

[29] Chabbert–Buffet N, Pintiaux–Kairis A, and Bouchard P. Effects of the progesterone receptor modulator VA2914 in a continuous low dose on the hypothalamic–pituitary–ovarian axis and endometrium in normal women: A prospective, randomized, placebo–controlled trial. *J Clin Endocrinol Metab*. 2007 Sep 1;92(9):3582–9.

[30] Shen Q, Hua Y, Jiang W, Zhang W, Chen M, and Zhu X. Effects of mifepristone on uterine leiomyoma in premenopausal women: A meta–analysis. *Fertil Steril*. 2013 Dec;100(6):1722–6.e1–10.

[31] Chabbert–Buffet N, Esber N, Bouchard P. Fibroid growth and medical options for treatment. *Fertil Steril*. 2014 Sep;102:630–9.

[32] Tristan M, Orozco LJ, Steed A, Ramírez–Morera A, and Stone P. Mifepristone for uterine fibroids. *Cochrane Database Syst Rev*. 2012;(8):CD007687.

[33] Yerushalmi GM, Gilboa Y, Jakobson–Setton A et al. Vaginal mifepristone for the treatment of symptomatic uterine leiomyomata: An open–label study. *Fertil Steril*. 2014 Feb;101:496–500.

[34] Wilkens J, Male V, Ghazal P et al. Uterine NK cells regulate endometrial bleeding in women and are suppressed by the progesterone receptor modulator asoprisnil. *J Immunol*. 2013 Sep 9;191:2226–35.

[35] Agarwai MK. The antiglucocorticoid action of mifepristone. *Pharmacol Ther*. 1996;70:183–213.

[36] Donnez J, Donnez O, Dolmans M–M. The current place of medical therapy in uterine fibroid management. *Best Pr Res Clin Obstet Gynaecol*. 2018 Jan;46:57–65.

[37] Singh SS, Belland L, Leyland N, von Riedemann S, and Murji A. The past, present, and future of selective progesterone receptor modulators in the management of uterine fibroids. *Am J Obstet Gynecol*. 2018 Dec;218(6):563–72.

[38] Bartels CB, Cayton KC, Chuong FS et al. An evidence–based approach to the medical management of fibroids: A systematic review. *Clin Obstet Gynecol*. 2016;59:30–52.

[39] Chwalisz K, Larsen L, Mattia–Goldberg C, Edmonds A, Elger W, and Winkel CA. A randomized, controlled trial of asoprisnil, a novel

selective progesterone receptor modulator, in women with uterine leiomyomata. *Fertil Steril*. 2007 Jun;87(6):1399–412.

[40] Luo X, Yin P, Coon V JS, Cheng Y-H, Wiehle RD, and Bulun SE. The selective progesterone receptor modulator CDB4124 inhibits proliferation and induces apoptosis in uterine leiomyoma cells. *Fertil Steril*. 2010 May 15;93(8):2668–73.

[41] Wagenfeld A, Saunders PTK, Whitaker L, and Critchley HOD. Selective progesterone receptor modulators (SPRMs): Progesterone receptor action, mode of action on the endometrium and treatment options in gynecological therapies. *Expert Opin Ther Targets*. 2016 Sep;20:1045–54.

[42] Wang J, Ohara N, Wang Z et al. A novel selective progesterone receptor modulator asoprisnil (J867) down-regulates the expression of EGF, IGF-I, TGFbeta3 and their receptors in cultured uterine leiomyoma cells. *Hum Reprod*. 2006 Jul;21:1869–77.

[43] Matsuo H, Maruo T, and Samoto T. Increased expression of Bcl-2 protein in human uterine leiomyoma and its upregulation by progesterone. *J Clin Endocrinol Metab*. 1997 Jan;82:293–9.

[44] Chen W, Ohara N, Wang J et al. A novel selective progesterone receptor modulator asoprisnil (J867) inhibits proliferation and induces apoptosis in cultured human uterine leiomyoma cells in the absence of comparable effects on myometrial cells. *J Clin Endocrinol Metab*. 2006 Apr;91:1296–304.

[45] Chung Y-J, Chae B, Kwak S-H et al. Comparison of the inhibitory effect of gonadotropin releasing hormone (GnRH) agonist, selective estrogen receptor modulator (SERM), antiprogesterone on myoma cell proliferation *in vitro*. *Int J Med Sci*. 2014;11:276–81.

[46] Courtoy GE, Donnez J, Marbaix E, Barreira M, Luyckx M, Dolmans M-M. Progesterone receptor isoforms, nuclear corepressor-1 and steroid receptor coactivator-1 and B-cell lymphoma 2 and Akt and Akt phosphorylation status in uterine myomas after ulipristal acetate treatment: A systematic immunohisto-chemical evaluation. *Gynecol Obstet Invest*. 2018;83(5):443–54.

[47] Mutter GL, Bergeron C, Deligdisch L et al. The spectrum of endometrial pathology induced by progesterone receptor modulators. *Mod Pathol*. 2008 May;21:591–8.

[48] Horne FM, Blithe DL. Progesterone receptor modulators and the endometrium: Changes and consequences. *Hum Reprod Update*. 2007;13(6):567–80.

[49] American College of Obstetrics and Gynecology. Alternatives to hysterectomy for the management of leiomyomas. Practice Bullectin No 96 [Internet]. 2008. Available from: https://www.acog.org/Clinical%20Guidance%20and%20Publications/Practice%20Bulletins/Committee%20on%20Practice%20Bulletins%20Gynecology/Alternatives%20to%20Hysterectomy%20in%20the%20Management%20of%20Leiomyomas.aspx

[50] DeVore GR, Owens O, Kase N. Use of intravenous Premarin in the treatment of dysfunctional uterine bleeding—A double-blind randomized control study. *Obstet Gynecol*. 1982;59(3):285–291.

[51] Marshall LM, Spiegelman D, Goldman MB et al. A prospective study of reproductive factors and oral contraceptive use in relation to the risk of uterine leiomyomata. *Fertil Steril*. 1998;70(3):432–39.

[52] Silverberg SG, Haukkamaa M, Arko H, Nilsson CG, Luukkainen T. Endometrial morphology during long-term use of levonorgestrel-releasing intrauterine devices. *Int J Gynecol Pathol*. 1986;5(3): 235–41.

第 11 章 促性腺激素释放激素（GnRH）激动剂在治疗子宫肌瘤中的作用

The Role of Gonadotropin-Releasing Hormone (GnRH) Agonists in the Treatment of Uterine Fibroids

Whitney A. Leonard　Alexander M. Quaas　著
谢艳玲　译　　亓文博　李亚楠　校

一、概述

GnRH 激动剂的药物作用机制

促性腺激素释放激素（gonadotropin-releasing hormone，GnRH）是下丘脑－垂体－性腺轴的主要刺激激素。GnRH 产生于下丘脑弓状核，释放到下丘脑门脉系统，该系统连接下丘脑和垂体。GnRH 与垂体前叶促性腺激素细胞上的 GnRH 受体结合，刺激黄体生成素（luteinizing hormone，LH）和促卵泡激素（follicle stimulating hormone，FSH）的释放。这些激素作用于卵巢，调控月经周期。生殖器官的激素控制已被医学领域用于治疗人类疾病和内分泌功能失调。

20 世纪具有里程碑意义的实验有助于理解下丘脑－垂体－卵巢（hypothalamic–pituitary–ovarian，HPO）轴的生理机制[2]。1969 年，Ernst Knobil 等的实验室对切除卵巢的猕猴进行了研究，发现 LH 呈脉冲式分泌，提示大脑中有一种释放因子刺激脑垂体释放 LH[3]。1977 年诺贝尔奖得主 Andrew Schally 和 Roger Guillemin 实际上是在 Knobil 的基础研究之后独立发现了 GnRH 的十肽结构，并描述了其化学组成。

图 11–1 和图 11–2 说明并比较了促性腺激素释放激素的氨基酸序列和结构[6, 7]。

GnRH 在儿童时期相对处于休眠状态，在青春期达到正常的脉冲式分泌。这种脉冲式分泌会持续整个生殖期和更年期。其短时作用和脉冲式分泌允许持续 GnRH 激动剂治疗，使垂体受体脱敏和下调 HPO 轴。第 6 肽位氨基酸的取代，使得具有 GnRH 生物活性的类似物出现[1, 8]。自 1971 年第 6 肽位氨基酸被成功提取，进一步的替换和补充，导致了 2000 多种 GnRH 类似物的出现。新的研究表明，kisspeptin 是一种与下丘脑 G 蛋白耦联受体结合的多肽，在 GnRH 分泌的控制中起着核心作用[9]。kisspeptin 的突变可能参与了疾病的发病机制，研究正在进行中，以了解 kisspeptin 与 GnRH 的关系及其对人类内分泌学和疾病的影响[10]。

二、GnRH 激动剂的药理学

GnRH 类似物的主要类型包括在第 6 个氨基酸位置发生取代的类似物。更常用的激动剂包括醋酸亮丙瑞林（利普隆，艾伯维）、醋酸萘芬（辛瑞尔，辉瑞）、醋酸戈舍林（唑拉德，阿斯利康）。1985 年，醋酸亮丙瑞林首次在美国被批准用于前

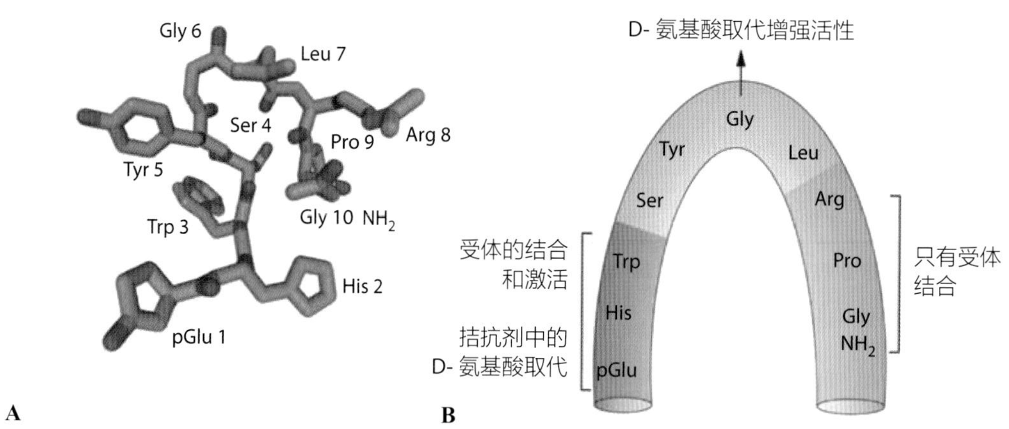

▲ 图 11–1 促性腺激素释放激素的氨基酸序列和结构

引自 Kafarski P and Lipok M, Structural Analogy — Direct Similarity Versus Topographical Complementarity, in Vallisuta O and Olimat S, eds., *Drug Discovery and Development*, In Tech 2015, reproduced under Open License. 可从 http://www.intechopen.com/books/drug-discovery-and-development-from-molecules-to-medicine/structural-analogy-direct-similarity-versus-topographical-complementarity 获得

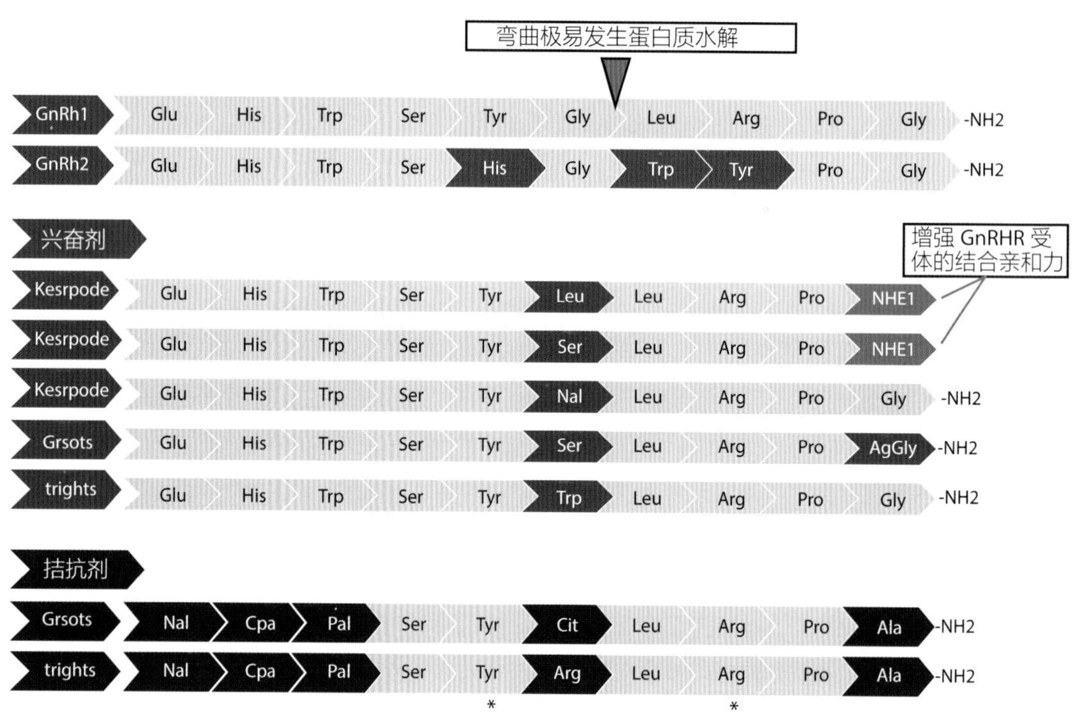

▲ 图 11–2 **GnRH1 和 GnRH2** 与常用的激动剂和拮抗剂的氨基酸组成比较

与 GnRH1 相比的氨基酸变异是用颜色编码的。Nal, napthyl-alanine, Aza-Gly, Aza-glycine（α 碳换成了氮）, CpA, cyanoproprionic amino acid, Pal, pyridyl-alanine［经许可转载，引自 Ehlers K, Halvorson L, 促性腺激素释放激素（gonadotropin-releasing Hormone, GnRH）与促性腺激素释放激素受体（GnRHR）, in Arulkumaran S, ed, *Global Library of Women's Medicine* 2013, 图片由 http://resources.ama.uk.com/glowm_www/ uploads/1359275965_Ch_5.8_fig_1.JPG 提供］

列腺癌的治疗，原理与治疗肌瘤中降低性腺激素的机制相同[11]。

持续应用 GnRH 激动剂将会诱导受试者进入一种假更年期状态。潮热是病人反馈的常见不适，在长期使用中，骨中矿物质脱失是要重点关注的。由于这些不良影响，许多医生会应用激素给予患者“反向添加”疗法，来减少这些不良反应。目前，普遍认为，在需要长时间治疗的病人中（即超过 6 个月），应该给予反向添加治疗。最近 Cochrane 对各种类型的反向添加疗法（雷洛昔芬、甲羟孕酮醋酸酯、替勃龙、雌三醇、依普黄酮和结合雌激素）的综述受到低质量证据的限制，但确实表明替勃龙与亮丙瑞林的联合使用可提高生活质量评分[12]。

三、GnRH 激动剂作为平滑肌瘤的初始治疗

生育期与青春前期和绝经期相比，雌激素和孕酮水平较高，易合并平滑肌瘤。这种良性肿瘤高度依赖于雌激素和孕激素；因此，它们的生长只与生育期相关[13, 14]。引起异常子宫出血、贫血、盆腔疼痛和不孕症的症状性平滑肌瘤有许多治疗方案，GnRH 激动剂可能是最有效的非手术治疗方法。在使用的第一个月，血红蛋白和红细胞压积就会逐步上升，同时伴有阴道出血的减少。伴随子宫出血的减少[15]，患者的生活质量得分也会提高。

四、GnRH 激动剂治疗平滑肌瘤作为术前辅助治疗

术前使用 GnRH 激动剂的原理是通过非脉冲释放 GnRH 与垂体受体结合来下调下丘脑－垂体－性腺轴。在子宫平滑肌瘤剥除术前 2～3 个月使用这些治疗将会降低体内雌激素和孕激素水平，从而减小平滑肌瘤的体积。进而降低手术风险和手术并发症。最近一篇 Cochrane 系统综述指出，在这种情况下，并没有明确推荐在使用 GnRH 激动剂的同时给予“反向添加治疗”。

平滑肌瘤体积的减小推测与 GnRH 激动剂诱导的低雌激素状态引起的缺血性坏死相关。雌激素水平降低也会引发血流量和术前子宫异常出血的减少[16]。

研究表明，在 GnRH 激动剂治疗 3 个月后，平滑肌瘤的体积减少了 35%～65%[9]。平滑肌瘤的部位在产生症状和决定治疗方法中起着重要的作用。平滑肌瘤突出宫腔的体积增加将会引发子宫出血的增多[15]。应用 GnRH 激动剂，成功诱导的闭经状态和减少平滑肌瘤体积后，进行平滑肌瘤切除，将会快速逆转由子宫平滑肌瘤引发的贫血[17]。

然而，有一些证据表明，当患者接受 GnRH 激动剂预处理时，平滑肌瘤的复发率增加。在一项临床试验中，术后 5～30 个月中，17 例患者（14.4%）出现症状性复发。症状复发组术前 GnRH 的使用率显著增加（35% vs. 9% 非复发，P=0.009）。总共 7.6% 的患者进行了再次手术。再手术组 GnRH 激动剂的使用率显著高于无手术组（56% vs. 9%，P=0.002）。

在一项前瞻性随机多中心临床研究中，与术前未治疗组相比宫腔镜平滑肌瘤电切术前应用 GnRH 治疗，将会减少手术时间和术中液体的吸收[19]。从手术医生的角度来看，预处理也降低了手术的难度。

一项腹腔镜子宫平滑肌瘤切除术前使用 GnRH 激动剂预处理的系统回顾和 Meta 分析显示，术中出血量和术后血红蛋白下降有统计学意义，但在手术时间上无显著差异。

另一项 Meta 分析提示 GnRH 激动剂预处理可减少术前盆腔症状和纵行皮肤切口[21]的需要。与其他术前治疗相比，患者更可能接受阴道手术，术后并发症无显著性差异。

参考文献

[1] Conn PM and Crowle WF, Jr. Gonadotropin-releasing hormone and its analogues. *N Engl J Med*. 1991;324(2):93–103.

[2] Plant TM. 60 years of neuroendocrinology: The hypothalamo-pituitary-gonadal axis. *J Endocrinol*. 2015;226(2):T41–54.

[3] Atkinson LE, Bhattacharya AN, Monroe SE et al. Effects of gonadectomy on plasma LH concentration in the rhesus monkey. *Endocrinology*. 1970; 87(5):847–9.

[4] Schally AV, Arimura A, Kastin AJ et al. Gonadotropinreleasing hormone: One polypeptide regulates secretion of luteinizing and follicle-stimulating hormones. *Science*. 1971;173(4001):1036–8.

[5] Matsuo HY, Baba Y, Nair RG et al. Structure of the porcine LH- and FSH-releasing hormone. I. The proposed amino acid sequence. *Biochem Biophys Res Commun*. 1971;43(6): 1334–9.

[6] Kafarski P and Lipok M. Structural analogy — Direct similarity versus topographical complementarity, in Vallisuta O and Olimat S, eds., *Drug Discovery and Development* , In Tech 2015. Available from: http://www.intechopen.com/books/drug-discovery-and-development-from-molecules-to-medicine/structural-analogy-direct-similarity-versus-topographical-com-plementarity

[7] Ehlers K and Halvorson L. *Gonadotropin-releasing hormone (GnRH) and the GnRH receptor (GnRHR)*, in Arulkumaran S, ed., *Global Library of Women's Medicine* 2013. Available from: http://resources.ama.uk.com/glowm_www/uploads/1359275965_Ch_5.8_fig_1.JPG

[8] Karten MJ and Rivier JE. Gonadotropin-releasing hormone analog design. Structure-function studies toward the development of agonists and antagonists: Rationale and perspective. *Endocr Rev*. 1986;7(1):44–66.

[9] Skorupskaite K, George JT, and Anderson RA. The kiss-peptin-GnRH pathway in human reproductive health and disease. *Hum Reprod Update*. 2014;20(4):485–500.

[10] Millar RP and Newton CL. Current and future applications of GnRH, kisspeptin and neurokinin B analogues. *Nat Rev Endocrinol*. 2013;9(8):451–66.

[11] American College of Obstetricians and Gynecologists. Alternatives to hysterectomy in the management of leiomyomas. ACOG Practice Bulletin No. 96. *Obstet Gynecol*. 2008;112(2 Part 1):387–99.

[12] Moroni RM, Martins WP, Ferriani RA et al. Add-back therapy with GnRH analogues for uterine fibroids. *Cochrane Database Syst Rev*. 2015;(3):CD010854.

[13] Ishikawa H, Ishi K, Serna VA et al. Progesterone is essential for maintenance and growth of uterine leiomyoma. *Endocrinology*. 2010;151(6):2433–42.

[14] Kim JJ and Sefton EC. The role of progesterone signaling in the pathogenesis of uterine leiomyoma. *Mol Cell Endocrinol*. 2012;358(2):223–31.

[15] Cetin NN, Karabacak O, Korucuoglu U et al. Gonadotropin-releasing hormone analog combined with a low-dose oral contraceptive to treat heavy menstrual bleeding. *Int J Gynaecol Obstet*. 2009;104(3):236–9.

[16] Grigoriadis C, Papaconstantinou E, Mellou A et al. Clinicopathological changes of uterine leiomyomas after GnRH agonist therapy. *Clin Exp Obstet Gynecol*. 2012;39(2):191–4.

[17] Yang JH, Chen MJ, Chen CD et al. Impact of submucous myoma on the severity of anemia. *Fertil Steril*. 2011;95(5): 1769–72 e1.

[18] Sangha R, Katukuri V, Palmer M et al. Recurrence after robotic myomectomy: Is it associated with use of GnRH agonist? *J Robot Surg*. 2016;10(3):245–9.

[19] Muzii L, Boni T, Bellati F et al. GnRH analogue treatment before hysteroscopic resection of submucous myomas: A prospective, randomized, multicenter study. *Fertil Steril*. 2010;94(4):1496–9.

[20] Chen I, Motan T, and Kiddoo D. Gonadotropin-releasing hormone agonist in laparoscopic myomectomy: Systematic review and meta-analysis of randomized controlled trials. *J Minim Invasive Gynecol*. 2011;18(3):303–9.

[21] Zhang Y, Sun L, Guo Y et al. The impact of preoperative gonadotropin-releasing hormone agonist treatment on women with uterine fibroids: A meta-analysis. *Obstet Gynecol Surv*. 2014;69(2):100–8.

第 12 章 GnRH 拮抗剂治疗子宫肌瘤

GnRH Antagonists in the Treatment of Uterine Fibroids

Tejumola Adegoke　Shruthi Mahalingaiah　著

谢艳玲　译　　亓文博　李亚楠　校

一、概述

肌瘤是女性生殖系统最常见的实性肿瘤，育龄女性的发生率可达 70%[1]。这些良性单克隆肿瘤是由平滑肌和大量的细胞外基质组成，由于单个平滑肌细胞的染色体异常及之后的克隆增殖而引发。因为平滑肌瘤似乎会随体内激素的变化而产生反应[3]，所以类固醇性激素和受体的表达可能起到重要作用[2]。图 12-1 总结了子宫肌瘤常见的遗传破坏以及由此引起的子宫微环境的变化。

临床上美国女性子宫肌瘤发病率在白种人

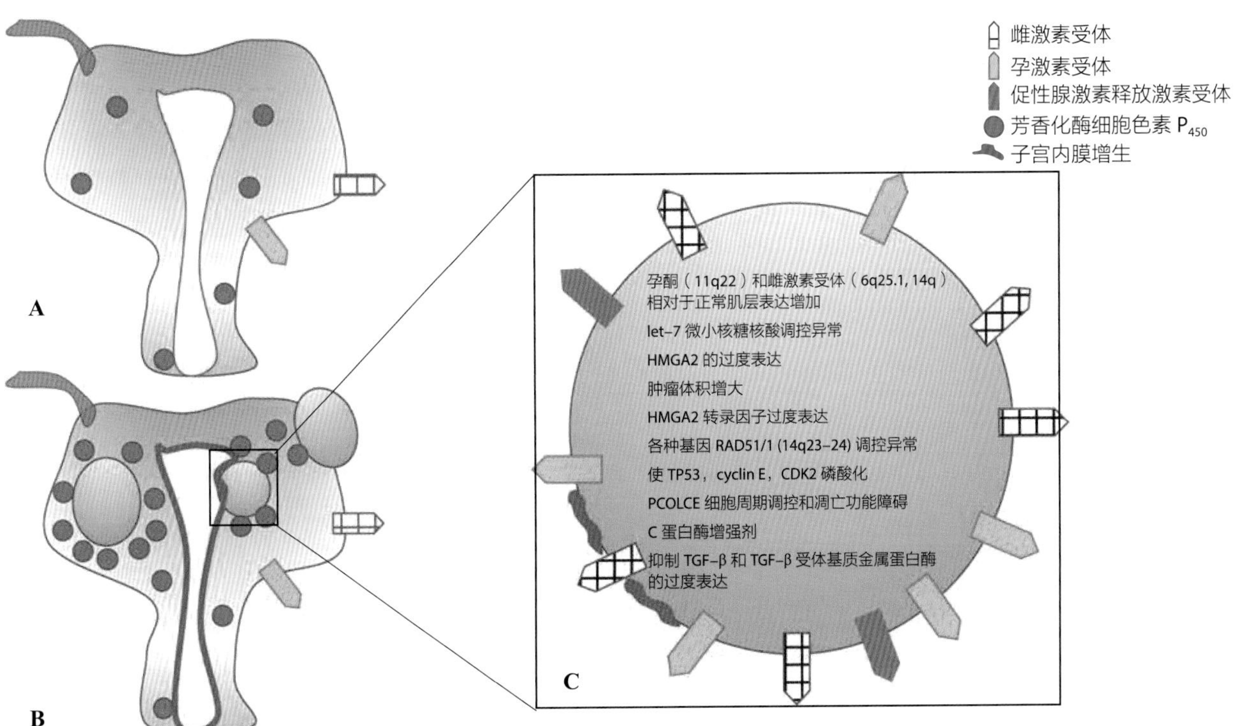

▲ 图 12-1 **A.** 正常子宫。**B.** 平滑肌瘤子宫。子宫平滑肌瘤细胞含有促性腺激素释放激素[4]的结合位点，与正常子宫肌层相比，子宫肌瘤中雌激素和孕激素受体表达水平更高[5,6]。芳香化酶细胞色素 P_{450} 水平升高[7,8]和平滑肌瘤邻近组织的子宫内膜腺体增生也提示周围存在高雌激素环境[9]。**C.** 子宫平滑肌瘤显示 **GnRH** 受体表达，雌激素和孕激素受体表达增加，以及与各种平滑肌瘤特征[10]相关的常见遗传异常

达 35%，非裔则达 50%[11]，子宫平滑肌瘤也是子宫切除的主要指征。促性腺激素释放激素（gonadotropin-releasing hormone，GnRH）拮抗剂目前作为治疗子宫平滑肌瘤的非手术选择正在进行研究，但还没有常规应用。

二、作用机制

GnRH 拮抗剂主要通过竞争封闭，与垂体 GnRH 受体可逆结合起效，引发即刻的（4～24h），剂量依赖性，迅速可逆（24～72h）的血清促性腺激素减少，与卵泡刺激素（follicle stimulating hormone，FSH）相比，对黄体生成素（luteinizing hormone，LH）的抑制作用更大[12–19]。GnRH 拮抗剂对平滑肌瘤的影响见图 12–2。

三、药效学和药动学

GnRH 拮抗剂的药代动力学呈线性，其血药浓度随剂量成比例增加。通过肝脏代谢清除，通过粪便或尿液排出。非储存制剂的血浆半衰期为单剂用药后 5～30h[14–16, 24 – 26]。表 12–1 描述了各种 GnRH 拮抗剂的结构。

四、不良反应和禁忌证

新型 GnRH 拮抗剂的不良反应少见且轻微。包括注射部位的反应（瘀伤、红斑、瘙痒和肿胀）、恶心、头痛、卵巢过度刺激综合征、情绪变化和性欲减退。加尼瑞克（Antagon，Organon International）与盆腔疼痛和阴道出血有关[27]。醋

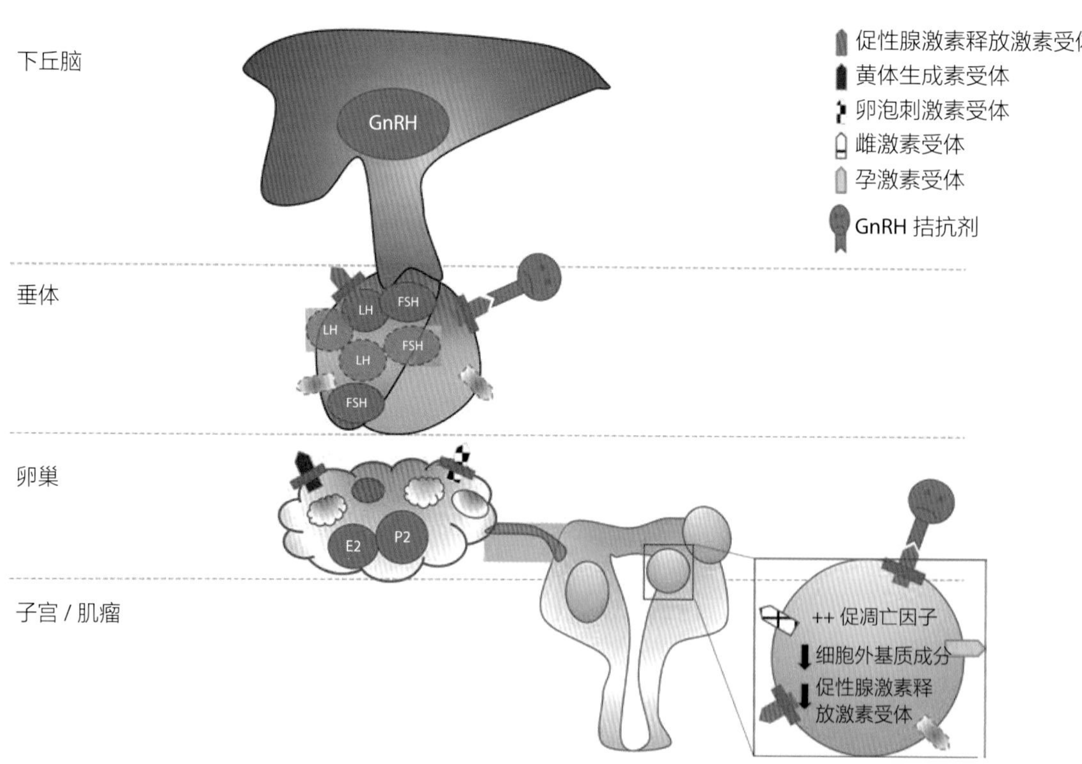

▲ 图 12–2 **GnRH 刺激垂体前叶促性腺激素分泌**

促性腺激素 LH（黄体生成素）和 FSH（卵泡刺激素）反过来刺激雌激素和孕酮的产生。GnRH 拮抗剂与 GnRH 受体可逆性结合，即刻引发 LH 和 FSH 的剂量依赖性减少，及 GnRH 受体表达减少。从而减少循环中的雌激素和孕酮。它们也可能降低垂体 GnRH 受体[20]的浓度。体外研究表明，GnRH 拮抗剂也可增加平滑肌瘤细胞促凋亡因子的表达[21, 22]；下调细胞外基质成分的基因表达，其调节细胞增殖和平滑肌瘤体积，如纤维连接蛋白和囊泡剂[23]。虚线表示在 GnRH 拮抗剂存在时受体和激素的下调。红色表示与 GnRH 拮抗剂结合后活性降低的受体

酸西曲瑞克（Cetrotide，serono）会引发肝酶升高[28]。已知对GnRH或GnRH类似物过敏者禁用。

五、妊娠和哺乳

在动物模型中未发现对胚胎发育的影响，但应避免在妊娠和哺乳女性中使用[29, 30]。

六、文献综述

我们在 PubMed、MedLine 和 Cochrane 数据库中检索了与肌瘤和 GnRH 拮抗剂相关的英文文章。使用的搜索词包括“GnRH 拮抗剂”、“肌瘤”和“平滑肌瘤”。本综述中的研究总结于表 12–2。

表 12–1　**GnRH 拮抗剂的氨基酸序列**

名　字	氨基酸序列
GnRH	pGlu-His-Trp-Ser-Tyr-Gly-Leu-Arg-Pro-Gly-NH_2
第一代	
取代 GnRH 蛋白序列第 2 位 His 和第 3 位 Trp。亲水性，低效性，过敏反应	
4F Ant	NAc⊗1，1Pro-D4FPhe-DTrp-Ser-Tyr-DTrp-Leu-Arg-Pro-GlyNH_2
第二代	
取代第 6 位 D– 精氨酸或其他碱性蛋白。更高的效力，过敏反应	
Detirelix	NACD2Nal-D4ClPhe-pTrp-Ser-Tyr-DHarg（Et2）–Leu-Arg-Pro-DAlaNH_2
NalArg	NACD2Nal-D4|FPhe-pTrp-Ser-Tyr-DArg-Leu-Arg-Pro-GlyNH_2
第三代	
取代第 6 位中性 D– 脲烷基氨基酸为 D-Arg。减少过敏的效果	
Abarelix	NACD2Ala-D4ClPhe-DAla-Ser-Tyr-DAsp-Leu-Lys（iPr）–Pro-DAlaNH_2
Abarelix	NACD2Nal-D4ClPhe-D3Pal-Ser-Tyr-DHcit-Leu-Lys（Isp）–Pro-DAlaNH_2
Antide（Iturelix）	NACD2Nal-D4ClPhe-D3Pal-Ser-Lys（Nic）–DDLys（Nic）–Leu-Lys（Isp）Pro-DAlaNH_2
Azaline B	NACD2Nal-D4ClPhe-D3Pal-Ser-Aph（atz）–DAph（atz）–Leu-Lys（Isp）–Pro-DAlaNH_2
西曲瑞克	NACD2Nal-D4ClPhe-D3Pal-Ser-Tyr-DCit-Leu-Arg-Pro-DAlaNH_2
加尼瑞克	NACD2Nal-D4ClPhe-D3Pal-Ser-Tyr-DHarg（Et2）–Leu-Hart（Et2）–Pro-DAlaNH_2
Org30850	NACD4ClPhe-D4ClPhe-DBal-Ser-Tyr-DLys-Leu-Arg-Pro-DAlaNH_2
雷莫瑞克	NACD2Nal-D4ClPhe-DTrp-Ser-Tyr-DSet（Rha）–Leu-Arg-Pro-AzaglyNH_2
NalGlu	NACD2Nal-D4C7Phe-D3Pal-Ser-Arg-DGlut（AA）–Leu-Arg-Pro-DAlaNH_2
第四代	
A-75998	NACD2–Nal-D4ClPhe-D3Pal-Ser-NMeTyr-DLys（Nic）–Leu-Lys（Isp）–Pro- DAlaNH_2
Ozarelix	AcD2Nal-D4Cpa-D3Pal-Ser-NMe-Tyr-DHciNleArg-Pro-DAlaNH_2

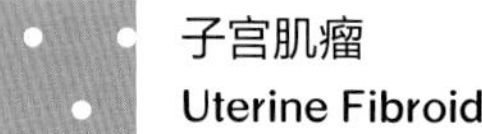

表 12-2 **GnRH 拮抗剂文献**

作者 / 兴奋剂	例数[a]	剂量 / 持续时间	结　果
前瞻性队列研究			
Kettle 等[31] Nal-Glu	7	50μg/(kg·d)，3 个月	• 治疗 1 个月肌瘤平均缩小 52.8%±7.3% • 血清雌二醇、雌酮、孕酮下降 • 血清 FSH、LH、雄烯二酮、睾酮、脱氢表雄酮没有变化 • 未行手术摘除的患者肌瘤在 1 个月内恢复原状
Gonzales-Barcena[32] 醋酸西曲瑞克	18	5mg，每日 2 次，2 日 0.8mg，每日 2 次，3～10 个月	• 3 个月后子宫体积平均减少 39%（$P < 0.001$） • 治疗后子宫体积平均减少 44%（$P < 0.001$） • 14 个合并贫血的参与者中 12 个血红蛋白在 3 月后恢复正常 • 12 名在治疗后接受肌瘤剥除的病人中 11 个子宫体积进行性减少
Felberbaum 等[33] 醋酸西曲瑞克	9	第 1、5、9、13、28 天服用 3mg	• 6 例患者的肌瘤体积平均减少 31%±19.53% • 3 例患者对治疗无反应（子宫体积稳定或增加） • 1 例因测量不可靠而被排除 • FSH、LH、雌二醇、孕酮持续减少
Flierman 等[34] 醋酸加尼瑞克	19	2mg/d ≤ 12 周[b]	• 超声检查中位肌瘤体积减小 42.7%，子宫体积减小 46.6% • 检查肌瘤体积减小 29.2%，子宫体积减小 25.2%
随机对照研究			
Felberbaum 等[12] 醋酸西曲瑞克	16	所有组	• 肌瘤体积平均减少 33.46%±7%，主要发生在研究持续的最初 14 天。LH 抑制 14 天，FSH 抑制 21 天。雌二醇和孕酮抑制（第 7 天达到最低点）
	8	60mg / 30mg 第 2 天和第 21/28 天	• 肌瘤体积平均减小 20.5%±20%
	8	60mg / 60mg 第 2 天和第 21/28 天	• 肌瘤体积平均减小 30.4%±15.2%
Engel 等[35] 醋酸西曲瑞克	27	安慰剂[c] / 周 *4 周	• 子宫体积平均减小 5.1%±32.1% • 肌瘤体积减小 2%
	25	5mg / 周 *4 周	• 子宫体积平均减小 15.6%±20.2% • 肌瘤体积减小 9.2%
	29	10mg / 周 *4 周	• 子宫体积平均减小 15.4%±34.6% • 肌瘤体积减小 14.3% • 与安慰剂组（11.1%）相比，42.3% 有显著疗效[d]，P=0.014
	26	10mg 第 1 和第 15 天	• 子宫体积平均减少 0.6%±30.6% • 子宫体积减少 21.9%

a. 分析中包括的参与者数量

b. 治疗继续进行，直到连续 4 次测量显示降幅< 10% 或在 12 周时停止治疗

c. 甘露醇冻干剂

d. 作者定义的显著疗效是，从第 2 天到第 29 天，MRI 显示子宫大小缩小了 30% 以上

（一）前瞻性队列研究

在这类首次研究中，Kettel 等[31]对 7 名患有症状性子宫肌瘤的女性每日皮下注射 Nal-Glu（50μg/kg），持续 3 个月。每月复查超声发现平滑肌瘤体积平均缩小 52.8%，多数发生在治疗的第一个月。作者也注意到血清雌二醇（E2），雌酮和孕酮的快速、持续性下降。相反，血清 FSH、LH、雄烯二酮、睾酮和脱氢表雄酮（dehydroepiandrosterone，DHEA）水平保持稳定。5 名患者随后接受了子宫肌瘤切除术。其余 2 例患者在 1 个月内平滑肌瘤恢复到原来大小。

1997 年，Gonzalez-Barcena 等选择了 18 名绝经前拟行子宫切除术的患者作为受试者，使用西曲瑞克治疗 3～10 个月[32]。患者接受西曲瑞克皮下注射 5mg，每日 2 次，连续 2 天，后续 0.8mg，每日 2 次 。分别于治疗第 1、3、5 天及每月检测血清 LH、FSH、E_2 水平。超声检查显示，治疗 3 个月后子宫平均体积减少 39%（$P < 0.001$），研究结束时减少 44%（$P < 0.001$）。13 例患者治疗 1 个月后子宫体积明显减少。1 例患者在前 3 个月治疗后没有表现出任何反应，但经过 8 个月的持续治疗后子宫体积减少了 24%。另一名患者在治疗 10 个月后仍无反应。

西曲瑞克起始剂量的时间（卵泡期 vs. 黄体期）似乎不会影响子宫缩小的程度。大多数患者在第一次使用醋酸西曲瑞克后，血清促性腺激素和雌二醇水平出现进行性下降至低于正常水平。然而，4 名患者在治疗 3～4.5 个月后子宫体积减少（平均 225ml），尽管促性腺激素或雌二醇水平很少或没有下降。14 名在研究开始时贫血的患者中有 12 名在治疗 3 个月后血红蛋白水平恢复正常。15 例患者出现闭经。未行子宫切除术的女性，在治疗结束后 1 个月月经恢复。发现的不良反应包括潮热，食欲增加和性欲下降。这些症状在停止治疗的两周内得到缓解。治疗后，3 例接受子宫切除术，12 例接受子宫肌瘤切除术。复查超声提示子宫肌瘤切除术患者中有 1 例肌瘤复发，期待治疗的患者中有 1 例的子宫体积增加（77ml）。

Felberbaum 等[33]使用西曲瑞克作为子宫肌瘤切除术术前的中间准备治疗。10 名绝经前女性每 4 天（第 1 天、第 5 天、第 9 天和第 13 天）接受西曲瑞克 3mg 皮下注射。采用磁共振成像（MRI）监测肌瘤大小。6 名受试者可见肌瘤减少，平均减少 31%，3 名受试者治疗无效。1 名受试者肌瘤大小不能有效地评估。所有患者均表现出明显的垂体功能下降。所有参与者在完成最终 MRI 检查后进行肌瘤剥除术。

Flierman 等[34]观察到加尼瑞克也有相同效果。19 名绝经前女性每天皮下注射 2mg，最长 12 周（中位数为 19 天）。通过每周复查超声和治疗前后的 MRI 对比监测肌瘤大小和子宫体积的变化。每周检测血清 LH、FSH、E_2 和孕酮水平。当连续 4 次超声提示子宫肌瘤或子宫体积下降 10% 时，停止治疗。在 11 名超过 6 周治疗的受试者中，超声显示肌瘤体积平均减少 42.7%（14%～77%），子宫体积减少 46.6%（6.1%～78.6%）。MRI 显示肌瘤体积下降 29.2%（35.6%～62.2%），子宫体积下降 25.2%（28.9%～63.6%）。这些受试者中有 6 人在治疗后的 16 天内肌瘤体积减少了 1/3。几乎所有受试者的血清 LH 和 E_2 水平在 1 周内下降到检测下限以下。FSH 和孕酮水平在整个治疗过程中也保持较低水平。此外，作者注意到肿瘤回声随治疗而改变。值得注意的是，尽管雌激素水平降低，但 1 例患者肌瘤和子宫体积增加。最常见的不良反应是潮热（75%）和头痛（45%），但在治疗第 3 周之前没有报道。所有的受试者都在停止使用加尼瑞克后的 2 周内接受了手术。

（二）随机临床试验

Felberbaum 等[12]对 20 名绝经前患者进行了一项前瞻性随机Ⅱ期试验，将西曲瑞克用于术前治疗。每个受试者在月经周期第 2 天接受 60mg

西曲瑞克双羟萘酸盐肌内注射。然后，患者被随机分配，雌二醇＞50pg/ml（n=4）的受试者第21天服用30mg或60mg西曲瑞克，或第28天服用。结果测量包括每周血清促性腺激素、雌二醇、孕酮和西曲瑞克水平。作者还使用每周复查经阴道超声和治疗前后的MRI评估了4个最大的肌瘤和子宫的体积。16名患者完成了研究。

治疗结束时，MRI评估平滑肌瘤体积平均减少25%，超声减少33.46%。值得注意的是，在治疗2周时，通过经阴道超声（trans vaginal ultra sound，TVUS）检测的平均缩小率为31.3%。肌瘤体积平均减少数值与西曲瑞克总剂量呈正相关：90mg组为20.5%±20%，120mg组为30.4%±15.2%。所有16例患者在第7天表现出最大LH抑制峰＜2mU/ml和雌二醇抑制。在给药1周内，血清西曲瑞克低于垂体抑制所需的水平。子宫动脉多普勒研究或雌激素受体表达在肌瘤或子宫体积减少＜20%的患者与反应更明显的患者之间没有差异。8名受试者在治疗开始4周内出现潮热。所有受试者在最后一次MRI检查后的3周内接受手术切除肌瘤。

在一个双盲随机试验，Engel等[35]比较了109名绝经前女性分别使用安慰剂（组1）、每周5mg（组2）、10mg（组3）的西曲瑞克共4次和每14天使用10mg共2次（组4）的肌瘤体积减少值。在研究起始和治疗周期的第29天进行MRI评估。同时测定治疗前和治疗后的血红蛋白和红细胞压积水平。作者观察到在完成研究的107例患者中，组1的子宫体积平均减少5.1%±32.1%，组2的子宫体积平均减少15.6%±20.2%，组3的子宫体积平均减少15.4%±34.6%，组4的子宫体积平均减少0.6%±30.6%。肌瘤体积分别减小2%、9.2%、14.3%和21.9%。“反应明显”定义为子宫体积减少至少30%，组4较组1更常见（42.3% vs. 11.1%，$P < 0.05$）。不良反应包括注射部位反应（治疗组2例，安慰剂组1例），潮热（2例）和睡眠障碍1例。治疗组间血红蛋白水平差异无统计学意义，但在研究结束时，治疗组4的血红蛋白水平较治疗组2和治疗组3的血红蛋白水平低，且有好转的趋势。治疗组与安慰剂组相比，在月经过多、痛经、子宫压迫或疼痛和点滴出血症状方面，也得到了更好的改善。

七、与GnRH激动剂比较

GnRH激动剂，如醋酸亮丙瑞林（Lupron），在引起垂体脱敏之前激活垂体，导致雌激素水平在促性腺激素水平变为超生理水平的最初刺激阶段后逐渐下降。因此，GnRH激动剂[37]可能需要4～8周才能达到预期的抑制效果。此外，肌瘤往往在停止治疗后的3～6个月内恢复到原来的体积。

相反，文献表明GnRH拮抗剂在没有最初刺激的情况下几乎立即引起垂体抑制。因此，它们避免了相关的血管舒缩症状和激素敏感疾病的恶化。此外，似乎在没有促性腺激素抑制的情况下肌瘤也会缩小，这表明GnRH拮抗剂通过其他机制发挥作用。Flierman等[34]观察到肌瘤回声的变化，暗示这些药物影响肌瘤平滑肌瘤组织的组成和体积。可以利用它们的剂量依赖效应来获得预期的抑制程度，同时避免低雌激素血症[34]的不良反应。最后，子宫和肌瘤的体积可以通过短期治疗达到显著的减少，这可能是短期术前肌瘤抑制的一个更好的选择。

八、未来研究方向

肌瘤和激素对GnRH拮抗剂的反应在不同的女性之间差异很大。在没有垂体抑制的情况下，肌瘤的体积也可能减小，或在低雌激素环境下继续生长[32, 34]。进一步的研究可能会阐明哪些因素可以预测治疗效果（如果有的话）。需要进一步的研究来了解这些药物影响肌瘤体积和（或）组织成分变化的作用机制。

目前可用的 GnRH 拮抗剂是可注射的。两种口服 GnRH 拮抗剂，elagolix sodium（elagolix）和 TAK-385（Relugolix）尚未被测试用于治疗肌瘤，但对其他情况似乎耐受性良好[38, 39]。GnRH 拮抗剂的创新包括口服非肽制剂的试验。

最后，平滑肌瘤造成了巨大的手术负担，在 2010 年[40]有超过 20 万例子宫切除手术。至少有一项研究的结果表明[32]，GnRH 拮抗剂的治疗可能消除或推迟手术的需要。需要进一步的研究来确定长期抑制作用的持续时间和频率以及长期使用的不良反应。为了确定最有效的治疗方案，需要更随机、更有力的研究来比较不同拮抗剂和剂量方案在不同种族间的反应。

参考文献

[1] Baird DD, Dunson DB, Hill MC, Cousins D, and Schectman JM. High cumulative incidence of uterine leiomyoma in black and white women: Ultrasound evidence. *Am J Obstet Gynecol*. 2003 January;188(1):100–7.

[2] Pollow K, Geilfuss J, Boquoi E, and Pollow B. Estrogen and progesterone binding proteins in normal human myometrium and leiomyoma tissue. *J Clin Chem Clin Biochem*. 1978 September;16(9):503–11.

[3] Frankel T and Benjamin F. (1975) Rapid enlargement of a uterine fibroid after clomiphene therapy. *J Obstet Gynaecol Br Commonw*. 1973 August;80(8):764–5.

[4] Wiznitzer A, Marbach M, Hazum E, Insler V, Sharoni Y, and Levy J. Gonadotropin–releasing hormone specific binding sites in uterine leiomyomata. *Biochem Biophys Res Commun*. 1998 May;152(3):1326–31.

[5] Rein MS, Friedman AJ, Stuart JM, MacLaughlin DT. Fibroid and myometrial steroid receptors in women treated with gonadotropin–releasing hormone agonist leuprolide acetate. *Fertil Steril*;1990 June;53(6):1018–23.

[6] Nisolle M, Gillerot S, Casanas–Roux F, Squifflet J, Berliere M, and Donnez J. Immunohistochemical study of the proliferation index, oestrogen receptors and progesterone receptors A and B in leiomyomata and normal myometrium during the menstrual cycle and under gonadotrophin–releasing hormone agonist therapy. *Hum Reprod*. 1999 November;14(11):2844–50.

[7] Folkerd EJ, Newton CJ, Davidson K, Anderson MC, and James VH. Aromatase activity in uterine leiomyomata. *J Steroid Biochem*. 1984 May;20(5):1195–200.

[8] Bulun SE, Simpson ER, and Word RA. Expression of the CYP_{19} gene and its product aromatase cytochrome P_{450} in human uterine leiomyoma tissues and cells in culture. *J Clin Endocrinol Metab*. 1999 March;78(3):736–43.

[9] Deligdish L and Loewenthal M. Endometrial changes associated with myomata of the uterus. *J Clin Pathol*. 1970 November;23(8):676–80.

[10] Medikare V. Kandukuri LR, Anathapur V, Deendayal M, and Nallari P. The genetic bases of uterine fibroids; A review. *J Reprod Inferil*. 2011 July–September;12(3):181–91.

[11] Cramer SF and Patel A. The frequency of uterine leiomyomas. *Am J Clin Pathol*. 1990 October;94(4):435–8.

[12] Felberbaum, RE, Germer U, Ludwig M et al. Treatment of uterine fibroids with a slow–release formulation of the gonadotrophin releasing hormone antagonist Cetrorelix. *Human Reprod*. 1998 June;13(6):1660–8.

[13] Reismman T, Felberbaum R, Diedrich K, Engel J, Comary–Schally AM, and Schally AV. Development and applications of luteinizing hormone–releasing hormone antagonists in the treatment of infertility. *Hum Reprod*. 1995 August;10(8):1974–81.

[14] Erb K, Klipping C, Dujkers I, Pechstein B, Schueler A, and Hermann R. Pharmacodynamic effects and plasma pharma–cokinetics of single doses of cetrorelix acetate in healthy premenopausal women. *Fertil Steril*. 2001 February;75(2):316–23.

[15] Oberyé JJ, Mannaerts BM, Kleijn HJ, and Timmer CJ. Pharmacokinetic and pharmacodynamics characteristics of ganirelix (Antagon/Orgalutran). Part I. Absolute bioavail–ability of 0.25 mg of ganirelix after a single subcutaneous injection in healthy female volunteers. *Fertil Steril*. 1999 December;72(6):1001–5.

[16] Oberyé JJ, Mannaerts BM, Huisman JA, and Timmer CJ. Pharmacokinetic and pharmacodynamics characteristics of ganirelix (Antagon/Orgalutran). Part II. Dose–proportionality and gonadotropin suppression after multiple doses of ganirelix in healthy female volunteers. *Fertil Steril*. 1999 December;72(6):1006–12.

[17] Tomera K, Gleason D, Gittleman M et al. The gonadotropin–releasing hormone antagonist abarelix depot versus luteinizing hormone releasing hormone agonists leuprolide or goserelin: Initial results of endocrinological and biochemical efficacies in patients with prostate cancer. *J Urol*. 2001 May;165(5):1585–9.

[18] Sommer L, Zanger K, Dyong T et al. Seven–day administration of the gonadotropin–releasing hormone antagonist Cetrorelix in normal cycling women. *Eur J Endocrinol*. 1994 September; 131(3):280–5.

[19] Couzinet B, Lahlou N, Thomas G et al. Effects of gonadotrophin releasing hormone antagonist and agonist on the pulsatile release of gonadotrophins and alpha–subunit in postmenopausal women. *Clin Endocrinol (Oxf)*. 1991 June;34(6):477–83.

[20] Halmos G, Schally AV, Pinski J, VadiloBuenfil M, and Groot K. Down–regulation of pituitary receptors for luteinizing hormone–releasing hormone (LH–RH) in rats by LH–RH antagonist Cetrorelix. *Proc Natl Acad Sci USA*. 1996 March;93(6):2398–402.

[21] Kwon JY, Park KH, Park YN, and Cho NH. Effect of cetrorelix acetate on apoptosis and apoptosis regulatory factors in cultured uterine leiomyoma cells. *Fertil Steril*. 2005 November;84(5):1526–8.

[22] Chen W, Yoshida S, Ohara N, Matsuo H, Morizane M, and Maruo T. Gonadotropin–releasing hormone antagonist cetrorelix down–regulates proliferating cell nuclear antigen and epidermal growth factor expression and up–regulates apoptosis in association with enhanced poly(adenosine 5'–diphosphate–ribose) polymerase expression in cultured human leiomyoma cells. *J Clin Endocrinol Metab*. 2005 February;90(2):884–92.

[23] Britten JL, Malik M, Levy G, Mendoza, M, and Catherino WH. Gonadotropin–releasing hormone (GnRH) agonist leuprolide acetate and GnRH antagonist cetrorelix acetate directly inhibit leiomyoma extracellular matrix production. *Fertil Steril*. 2012 November;98(5):1299–307.

[24] Huirne JA and Lambalk CB. Gonadotropin–releasing–hormone antagonists. *Lancet*. 2001 November;358(9295):1793–803.

[25] Duijkers IJM, Klipping C, Willemsen WNP, Krone D, Schneider E, Niebch G, and Hermann R. Single and multiple dose pharmacokinetics and pharmacodynamics of the gonad–otrophin–releasing hormone antagonist Cetrorelix in healthy female volunteers. *Human Reproduction*. 1998;13(9):2392–8.

[26] Wong, SL, Lau DTW, Baughman SA, Fotheringham N, Menchaca D, and Garnick M. Pharmacokineticsa and Pharmacodynamics of a novel depot formulation of abarelix, a gonadotropin–releasing

hormone (GnRH) antagonists, in healthy men ages 50 to 75. *J Clin Pharmacol*. 2004;44:495–502.

[27] *Ganirelix Acetate Injection [Prescribing Information]. Whitehouse Station*. NJ: Merck & Co, August 2015.

[28] Cetrotide® 0.25 mg [Internet]. Place unknown. Available from: http://tinyurl.com/zgwhzbd

[29] Anon. Ganirelix acetate GnRH antagonist treatment of female infertility. *Drugs Future*. 2000;24:3939–403.

[30] Anon. Cetrorelix, LHRH antagonist. *Drugs Future*. 1994;19:228–37.

[31] Kettel LM, Murphy AA, Morales AJ, River J, Vale W, and Yen SS. Rapid regression of uterine leiomyomas in response to daily administration of gonadotropin-releasing hormone antagonist. *Fertil Steril*. 1993 October;60(4):642–6.

[32] Gonzalez-Barcena D, Alvarea RB, Ochoa EP et al. Treatment of uterine leiomyomas with luteinizing-hormone releasing hormone antagonist Cetrorelix. *Hum Reprod*. 1997 September;12(9):2028–35.

[33] Felberbaum RE, Kupker W, Krapp M, Gehl B, Ludwig M, and Diedrich K. Preoperative reduction of uterine fibroids in only 16 days by administration of a gonadotrophin-releasing hormone antagonist (Cetrotide). *Reprod Biomed Online*. 2001;3(1):14–8.

[34] Flierman PA, Oberyé JJ, van der Hulst VP, and de Blok S. Rapid reduction of leiomyoma volume during treatment with the GnRH antagonist ganirelix. *BJOG*. 2005 May;112(5):638–42.

[35] Engel JB, Audebert A, Frydman R, Zivny J, and Diedrich K. Presurgical short term treatment of uterine fibroids with different doses of cetrorelix acetate: A double-blind, placebo-controlled multicenter study. *Eur J Obstet Gynecolo Reprod Biol*. 2007 October;134(2):225–32.

[36] Lemay A, Maheux R, Faure N, Jean C, and Fazekas AT. Reversible hypogonadism induced by a luteinizing hormone-releasing hormone (LH-RH) agonist (Buserelin) as a new therapeutic approach for endometriosis. *Fertil Steril*. 1984 June;41(6):863–71.

[37] Letterie, GS, Coddington, CC, Winkel CA, Shawker, TH, Loriaux DP, and Collins RL. Efficacy of a gonadotropin-releasing hormone antagonist in the treatment of uterine leiomyomata: Long-term follow-up. *Fertil Steril*. 1998 June;51(6):951–6.

[38] Struthers RS, Nicholls AJ, Grundy J, Chen T, Jimenez R, Yen SS, and Bozigian HP. Suppression of gonadotropins and estradiol in premenopausal women by oral administration of the nonpeptide gonadotropin-releasing hormone antagonist elagolix. *J Clin Endocrinol Metab*. 2009 February;94(2):545–51.

[39] MacLean D, Shi H, Faessel H, and Saad F. Medical castration using the investigational oral GnRH antagonist TAK-385 (Relugolix): Phase 1 study in healthy males. *J Clin Endocrinol Metab*. 2015 December;100(12):4579–87.

[40] Wright JD, Herzog TJ, Tsui J et al. Nationwide trends in the performance of inpatient hysterectomy in the United States. *Obstet Gynecol*. 2013 August;122(2 Pt 1):233–41.

第 13 章 芳香化酶抑制剂和选择性雌激素受体调节剂在治疗子宫平滑肌瘤中的作用

Role of Aromatase Inhibitor and Selective Estrogen Receptor Modulator in the Treatment of Uterine Leiomyoma

Luis S. Noble　Diego Ramirez　著

谢艳玲　译　　亓文博　李亚楠　校

一、芳香化酶抑制剂

（一）背景

毋庸置疑，雌激素依赖是子宫平滑肌瘤、子宫内膜异位症、子宫腺肌病和子宫内膜息肉的共同特征。17-β 雌二醇（E_2）刺激这些子宫和子宫内膜疾病的生长和维持。子宫平滑肌瘤的雌激素依赖已被很好地理解。然而，雌激素作用下涉及细胞分裂的分子机制是错综复杂的。雌激素影响下细胞凋亡减少，有丝分裂刺激的细胞分裂率增加；此外，孕酮对 Kruppellike 转录因子 11（KLF_{11}）的刺激被认为是 E_2 和孕酮的另一种分子介导效应[1-3]。

卵巢分泌至循环中的 E_2 作用于子宫平滑肌瘤，刺激平滑肌瘤细胞的生长，同时增加肌瘤细胞血管内皮生长因子（vascular endothelial growth factor，VEGF）的分泌，进而以精细同步的方式增强雌激素的输送，促进平滑肌瘤的生长和维持。

Bulun 和 Word 等在 1994 年描述了 CYP_{19} 基因及其产物芳香化酶细胞色素 P_{450}（P_{450}arom）在子宫平滑肌瘤中的表达。在子宫平滑肌瘤附近的子宫肌层中也发现了 P_{450}arom 转录的存在，而在正常子宫肌层中却没有 P_{450}arom 的表达，这首次描述了子宫平滑肌瘤从循环中的雄烯二酮中局部合成雌酮（E_1）的固有能力。P_{450}arom 催化循环 C_{19} 类固醇转化为雌激素，并在许多人类细胞中有生理性表达，如卵巢颗粒细胞、胎盘合体滋养细胞、睾丸间质细胞和脂肪组织[4]。芳香化酶在子宫平滑肌瘤及邻近子宫肌层组织、子宫内膜异位症和子宫内膜癌中的异常表达，是通过 cAMP 依赖信号通路，主要利用 CYP_{19} 基因的启动子Ⅱ来刺激的，该启动子正是 P_{450}arom 表达的同一卵巢启动子[4-7]。

E_1 的原位作用和可能 E_2 的产生可以通过旁分泌、自分泌或潜在的内分泌方式促进肿瘤的生长。此外，E_2 会增加雌激素和孕激素受体，在子宫平滑肌瘤中已经被证实[8-10]。简单地说，在 E_2 的影响下，这些肿瘤有巨大的资源来维持加速增长。

（二）芳香化酶抑制剂的种类和产生

治疗子宫平滑肌瘤的有效药物屈指可数。支

持芳香化酶抑制剂（aromatase inhibitor，AI）使用的数据很少。然而，一些结果是有希望的。AI可由两类化合物实现，即一类是与芳香化酶形成不可逆结合的化合物（依西美坦）。另一类是具有可逆竞争的化合物，如来曲唑和阿伐唑[11]。芳香化酶抑制剂有三代（表 13–1），临床上最常用的是阿那曲唑和来曲唑，可抑制 98%～99% 芳香化酶活性[11]。

（三）AI 应用于子宫平滑肌瘤的临床证据

Hilário 等使用阿那曲唑治疗绝经前患者 20 名，剂量为 1mg/d，持续 12 周，最终观察到子宫体积减少 9.2%，症状减少 32%（月经持续时间和痛经），而促性腺激素的测量没有变化。并提出结论，应用阿那曲唑是有效的。然而，效果不如 GnRH 类似物[12]。在另一项研究中，Parsanezhad 等将 70 名单个平滑肌瘤 ≥ 5cm 的绝经前女性，随机给予来曲唑 2.5mg/d 或促性腺激素释放激素类似物（GnRHa）曲普瑞林（每月 3.75mg）治疗 12 周。他们观察到来曲唑组与曲普瑞林组相比平滑肌瘤体积有统计学意义的减少（46% vs.33%）。此外，与来曲唑相比，曲普瑞林组血清 E_2 水平明显降低。他们得出的结论是，芳香化酶抑制剂在避免与 GnRH 类似物[13]相关的初始点火效应的同时，可以迅速起效。在另一项研究中，Gurates 等使用更高剂量的来曲唑（5mg/d）治疗了 16 名子宫平滑肌瘤 ≥ 2cm 的绝经前女性，为期 3 个月。结果显示子宫平滑肌瘤的体积及子宫平均体积与基线相比减少了 47% 和 22%[14]。在本研究中，随着治疗进展，血清 E_2 水平[14]显著下降，平均 FSH 和 LH 水平有统计学意义上的升高。此外，与基线相比，治疗 3 个月后失血量显著减少[14]，腰椎骨密度测量无明显影响。Shozu 等报道了一个病例，在一个合并大子宫平滑肌瘤和尿潴留的围绝经期女性，他们使用法偪唑 2mg/d 治疗 8 周之后再给予 1mg/d 治疗 4 周，在 12 周可观察到症状显著改善和体积明显减少 71%[15]。

GnRHa 的使用已成为治疗子宫平滑肌瘤的金标准，这些药物已被证实可以显著减少子宫体积的 35%～65%[16]。GnRHa 的使用有显著的不良反应来自于长期使用导致的低雌激素状态，包括潮热，闭经和显著的骨质流失。相反，根据先前提出的证据，AI 与 GnRHa 相比同样可减少子宫体积和平滑肌瘤体积，但没有 GnRHa 相关的初始点火效应和继发性骨丢失。AIs 的快速起效（降低 E_2 水平）可能比 GnRHa 更有利。将 AI 用于术前治疗或作为 GnRHa 佐剂，仍有许多问题需要进一步研究来解决，如在前 4 周使用 AI 以尽量减少 GnRHa 的点火效应，继续使用 AI 以缩短 GnRHa 的治疗时间，或将 AI 与孕激素联合长期使用。

总之，使用 AI 的研究结果似乎是有希望的；然而，还需要进一步的随机研究来确定其治疗子宫平滑肌瘤的适应证。

二、选择性雌激素受体调节剂

目前，选择性雌激素受体调节剂（selective

表 13–1 芳香化酶抑制剂类型

类型 1：不可逆的结合（甾体类）		类型 2：竞争抑制（非甾体类）
代：		
第一代		Aminoglutethemide
第二代		Fadrazole，Formestane
第三代	依西美坦	Anastrazole，Letrozole，Vorozole

estrogen receptor modulator，SERM）更常用于骨质疏松症和乳腺癌的治疗，并证实有效[17]。早期的 SERM 如枸橼酸氯米芬已被用于多囊卵巢综合征（polycystic ovarian syndrome，PCOS）相关不孕的诱导排卵。较新的 SERM 疗法已被开发用于治疗子宫完整患者的绝经后血管舒缩症状，也用于治疗与低雌激素相关的阴道萎缩和性交困难。大多数雌激素的表达是由雌激素受体（ER）-α 或 ER-β 受体介导的[17-19]。SERM 是化学多样性的非甾体类化合物，属于两个不同的化学家族之一，即三苯乙烯和苯并噻吩类，除了 fulvestran（下调剂）作用于位于 ER 羧基末端的配体结合域（LBD），还导致构象变化，从而促进作为共激活或共抑制蛋白的相互作用，随后启动或抑制靶基因的转录[17-19]。不同类型的 SERM 在不同的靶组织中既有激动剂作用又有拮抗药作用，如他莫昔芬对骨骼有激动剂作用，对乳房 ER 有拮抗药作用，另外它对子宫内膜组织也有激动作用。

表 13-2 总结了目前正在使用的 SERM 的可用组成部分。

三、SERM 应用于子宫平滑肌瘤的临床证据

使用 SERM 治疗子宫平滑肌瘤的经验非常有限，一些试验显示疗效不大，而其他试验则没有显示任何额外的好处，无论是作为单药或 GnRH 激动剂的反向添加治疗。

枸橼酸氯米芬治疗子宫平滑肌瘤的研究尚不充分，在一个病例报道中，观察到在使用这种特殊的 SERM 治疗期间单个平滑肌瘤显著增长[23]。由于它对子宫 / 平滑肌瘤具有已知的激动剂作用，他莫昔芬在很大程度上也被避免使用。另一方面，雷洛昔芬由于其生物学作用和药理特性（表 13-2），已成为治疗子宫平滑肌瘤的 SERM 首选药物。

在绝经后女性，Palomba 等在 2002 年对 90 例无症状的绝经后子宫平滑肌瘤患者进行了初步研究，并将其分为 3 组，分别是第一组接受 60mg/d 的雷洛昔芬治疗，第二组 180mg/d，第三组使用安慰剂。他们总共治疗了 6 个 28 天的周期，三组肌瘤大小没有任何显著的统计学差

表 13-2　目前使用的 SERM 可用药物的总结

SERM	临床数据	骨	乳　腺	子宫内膜
他莫昔芬	浸润性乳腺癌风险比安慰剂降低 49%。子宫内膜癌风险 vs. 安慰剂（RR 2.53 95% CI 1.35～4.97）[20]	激动剂	+ 拮抗剂	激动剂
克罗米酚	抗雌激素作用主要在下丘脑，临床指征为不孕症[19]	激动剂	暂无验证	+ 拮抗剂
雷洛昔芬	增加骨密度，降低低密度脂蛋白，与对照组相比对子宫内膜无显著影响，未增加子宫内膜癌风险（RR 0.8 95% CI 0.2～2.7），降低浸润性乳腺癌风险（RR 0.35 95% CI 0.21～0.58 vs. 安慰剂）[20]	激动剂	++ 拮抗剂	+ 拮抗剂
Basedoxifene	没有增加子宫内膜厚度或子宫内膜癌风险。雌二醇或结合雌激素（CE）对 MCF7 细胞[20]的阻断刺激作用	激动剂	+++ 拮抗剂	++ 拮抗剂
Ospemifene	增加了大鼠的子宫重量，尽管体外对子宫内膜是拮抗作用[20]。对阴道上皮细胞有激动剂作用[20, 22]	激动剂	++ 拮抗剂	+ 拮抗剂
Arzoxifene	只是在乳腺方面，没有超过他莫昔芬的优势。临床前数据显示大鼠子宫内膜[20]萎缩	激动剂	+ 拮抗剂	+ 拮抗剂
Fulvestran 甾体抗雌激素	用于他莫昔芬耐药的乳腺癌[18, 20]。强效抗雌激素，与 ER 高亲和力结合，没有激动剂作用[18]	暂无验证	++++ 拮抗剂	+++ 拮抗剂

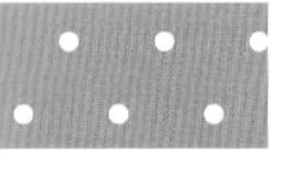

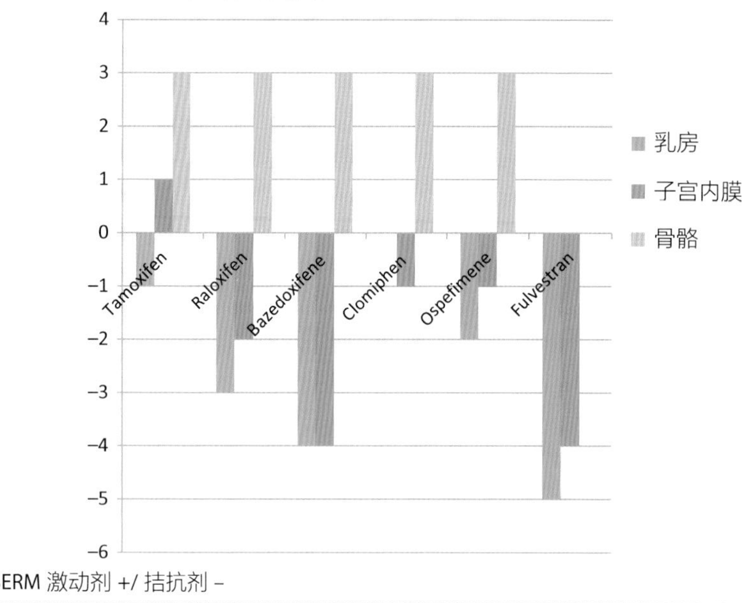

异。在 2005 年，该小组进行了一项前瞻性、随机、双盲、安慰剂对照研究，包括 40 名准备接受子宫切除术的绝经后女性。他们被随机分为两组，一组使用雷洛昔芬治疗共 3 个周期，每个周期 28 天，剂量 180mg/d；另一组为安慰剂组。他们得出结论，治疗后，雷洛昔芬组与基线和安慰剂组相比，子宫体积和肌瘤体积均有统计学意义上的减少。治疗后，雷洛昔芬组子宫和肌瘤体积分别减小了 11.8 ± 6.3cm^3 和 17.4 ± 6.1cm^3，安慰剂组子宫和肌瘤体积分别减小了 1.6 ± 0.9cm^3 和 1.9 ± 1.1cm^3。此外，在子宫切除术后，他们研究雷洛昔芬和安慰剂组的增殖和凋亡指标。雷洛昔芬治疗组的平滑肌瘤细胞和邻近的子宫肌细胞显示出抗增殖和凋亡的证据。这些研究总结了用 SERM 治疗绝经后女性的有限经验。

在绝经前女性，Jirecek 等在 2004 年对 25 名患有子宫平滑肌瘤的绝经前女性进行了一项前瞻性、随机、开放、对照试验，她们中的 13 人使用雷洛昔芬 180mg/d 治疗共 3 个月，另一组为具有相似的临床特点 12 人没有进行任何医学干预。他们在治疗 1 个月和 3 个月时通过超声测量了平滑肌瘤的体积。雷洛昔芬组在 3 个月间平滑肌瘤体积下降了 22.2%，而对照组 [25] 无明显变化，具有统计学意义。此外，Palomba 等在 2002 年进行了一项前瞻性单盲、随机、安慰剂对照试验，评估了 100 名绝经前女性联合使用雷洛昔芬和 GnRH 类似物的作用，其中 1 组使用醋酸亮丙瑞林联合 60mg 的雷洛昔芬，另一组则为醋酸亮丙瑞林联合安慰剂作为对照。经过 6 个 28 天周期后，两组间平滑肌瘤的体积和大小与基线相比有统计学意义，然而，GnRH 血管舒缩相关症状 [26] 无显著差异。

总之，关于绝经前和绝经后子宫平滑肌瘤女性使用 SERM 的数据还很缺乏，需要更多的研究来明确这些药物在子宫平滑肌瘤的治疗中的作用，或许可以利用新一代 SERM。使用雷洛昔芬似乎可以显著改善平滑肌瘤的体积，有证据表明使用更高的剂量（180mg/d）是有效的。虽然在这些研究中没有报道显著的不良反应，我们仍要重视这个药物剂量的潜在严重不良反应，如血栓栓塞现象，特别在绝经后的患者。此外，雷洛昔芬与 GnRH 类似物联合使用并没有改善治疗期间与低雌激素血症相关的症状。

参考文献

[1] Yin P, Lin Z, Cheng YH et al. Progesterone receptor regulates Bcl–2 gene expression through direct binding to its promoter region in uterine leiomyoma cells. *J Clin Endocrinol Metab*. 2007;92(11):4459–66.

[2] Matsuo H, Maruo T, Samoto T. Increased expression of Bcl–2 protein in human uterine leiomyoma and its up–regulation by progesterone. *J Clin Endocrinol Metab*. 1997;82(1):293–9.

[3] Xu Q, Takekida S, Ohara N et al. Progesterone receptor modulator CDB–2914 down–regulates proliferative cell nuclear antigen and Bcl–2 protein expression and up–regulates caspase–3 and poly(adenosine 5′–diphosphate–ribose) polymerase expression in cultured human uterine leiomyoma cells. *J Clin Endocrinol Metab*. 2005;90(2):953–61.

[4] Bulun SE, Simpson ER, and Word RA. Expression of the CYP19 gene and its product aromatase cytochrome P450 in human uterine leiomyoma tissues and cells in culture. *J Clin Endocrinol Metab*. 1994;78(3):736–43.

[5] Noble LS, Simpson ER, Johns A, and Bulun SE. Aromatase expression in endometriosis. *J Clin Endocrinol Metab*. 1996;81(1):174–9.

[6] Bulun SE, Zeitoun KM, Takayama K, and Sasano H. Molecular basis for treating endometriosis with aromatase inhibitors. *Hum Reprod Update*. 2000;6(5):413–8.

[7] Noble LS, Takayama K, Zeitoun KM et al. Prostaglandin E2 stimulates aromatase expression in endometriosis–derived stromal cells. *J Clin Endocrinol Metab*. 1997;82(2):600–6.

[8] Brandon DD, Bethea CL, Strawn EY et al. Progesterone receptor messenger ribonucleic acid and protein are overex–pressed in human uterine leiomyomas. *Am J Obstet Gynecol*. 1993;169(1):78–85.

[9] Brandon DD, Erickson TE, Keenan EJ et al. Estrogen receptor gene expression in human uterine leiomyomata. *J Clin Endocrinol Metab*. 1995;80(6):1876–81.

[10] Viville B, Charnock–Jones DS, Sharkey AM, Wetzka B, and Smith SK. Distribution of the A and B forms of the progesterone receptor messenger ribonucleic acid and protein in uterine leiomyomata and adjacent myometrium. *Hum Reprod*. 1997;12(4):815–22.

[11] Song H, Lu D, Navaratnam K, and Shi G. Aromatase inhibitors for uterine fibroids. *Cochrane Database Syst Rev*. 2013(10):CD009505.

[12] Hilario SG, Bozzini N, Borsari R, and Baracat EC. Action of aromatase inhibitor for treatment of uterine leiomyoma in perimenopausal patients. *Fertil Steril*. 2009;91(1):240–3.

[13] Parsanezhad ME, Azmoon M, Alborzi S et al. A randomized, controlled clinical trial comparing the effects of aromatase inhibitor (letrozole) and gonadotropin–releasing hormone agonist (triptorelin) on uterine leiomyoma volume and hormonal status. *Fertil Steril*. 2010;93(1):192–8.

[14] Gurates B, Parmaksiz C, Kilic G, Celik H, Kumru S, and Simsek M. Treatment of symptomatic uterine leiomyoma with letrozole. *Reprod Biomed Online*. 2008;17(4):569–74.

[15] Shozu M, Murakami K, Segawa T, Kasai T, and Inoue M. Successful treatment of a symptomatic uterine leiomyoma in a perimenopausal woman with a nonsteroidal aromatase inhibitor. *Fertil Steril*. 2003;79(3):628–31.

[16] Carr BR, Marshburn PB, Weatherall PT et al. An evaluation of the effect of gonadotropin–releasing hormone analogs and medroxyprogesterone acetate on uterine leiomyomata volume by magnetic resonance imaging: A prospective, randomized, double blind, placebo–controlled, crossover trial. *J Clin Endocrinol Metab*. 1993;76(5):1217–23.

[17] Dutertre M and Smith CL. Molecular mechanisms of selective estrogen receptor modulator (SERM) action. *J Pharmacol Exp Ther*. 2000;295(2):431–7.

[18] Shelly W, Draper MW, Krishnan V, Wong M, and Jaffe RB. Selective estrogen receptor modulators: An update on recent clinical findings. *Obstet Gynecol Surv*. 2008;63(3):163–81.

[19] Goldstein SR, Siddhanti S, Ciaccia AV, and Plouffe L. A pharmacological review of selective oestrogen receptor modulators. *Hum Reprod Update*. 2000;6(3):212–24.

[20] Komm BS, and Mirkin S. An overview of current and emerging SERMs. *J Steroid Biochem Mol Biol*. 2014;143:207–22.

[21] Santen RJ, Kagan R, Altomare CJ, Komm B, Mirkin S, and Taylor HS. Current and evolving approaches to individualizing estrogen receptor–based therapy for menopausal women. *J Clin Endocrinol Metab*. 2014;99(3):733–47.

[22] Wurz GT, Kao CJ, and DeGregorio MW. Safety and efficacy of ospemifene for the treatment of dyspareunia associated with vulvar and vaginal atrophy due to menopause. *Clin Interv Aging*. 2014;9:1939–50.

[23] Frankel T and Benjamin F. Rapid enlargement of a uterine fibroid after clomiphene therapy. *J Obstet Gynaecol Br Commonw*. 1973;80(8):764.

[24] Palomba S, Orio F, Morelli M et al. Raloxifene administration in premenopausal women with uterine leiomyomas: A pilot study. *J Clin Endocrinol Metab*. 2002;87(8):3603–8.

[25] Jirecek S, Lee A, Pavo I, Crans G, Eppel W, and Wenzl R. Raloxifene prevents the growth of uterine leiomyomas in premenopausal women. *Fertil Steril*. 2004;81(1):132–6.

[26] Palomba S, Russo T, Orio F et al. Effectiveness of combined GnRH analogue plus raloxifene administration in the treatment of uterine leiomyomas: A prospective, randomized, single–blind, placebo–controlled clinical trial. *Hum Reprod*. 2002;17(12):3213 9.

第 14 章　氨甲环酸（TA）

Tranexamic Acid (TA)

John Storment　Camille Storment　著
谢艳玲　译　　亓文博　李亚楠　校

一、概述

平滑肌瘤的治疗有几种选择，包括手术（子宫切除术或肌瘤切除术）和药物治疗。药物治疗包括激素治疗，如促性腺激素释放激素（GnRH）激动剂，和非激素治疗［非甾体抗炎药物和氨甲环酸（TA）］[1]。

应根据患者的病史、症状和生育计划来选择最佳的药物治疗方案。治疗的目标包括症状缓解，减少平滑肌瘤体积和改善或维持生育能力。因为平滑肌瘤通常是良性的，所以应该考虑最保守的治疗方法。治疗应最大程度的缓解症状并出现最少的不良反应。

药物治疗适用于那些希望保留生育力或接近更年期拒绝手术的女性。对于需要手术的女性，术前仍可推荐药物治疗，以减少失血。一般来说，药物治疗可分为激素治疗和非激素治疗。激素疗法通过阻断肌瘤细胞中的激素受体和降低流经平滑肌瘤组织的雌激素和孕酮水平来减少平滑肌瘤的生长和症状。非激素疗法，如非甾体抗炎药和 TA，也显示出减少月经失血（MBL）的效果。

数据显示月经量大女性的经血中存在广泛的纤维蛋白溶解。这促使人们研究使用抗纤溶药物通过增加血栓形成来减少月经过多[4, 5]。凝血级联反应的激活发生在组织损伤的部位。它涉及到凝血酶的形成，凝血酶将纤维蛋白原裂解成纤维蛋白并产生止血作用。然后，纤维蛋白会激活血栓的溶解，以保持血管畅通。当纤溶酶原（被困在血块中）与赖氨酸结合时，发生纤维蛋白凝块溶解，导致纤维蛋白凝块的降解。TA 可以防止过度的纤溶，使血凝块更稳定。TA 是氨基酸赖氨酸的合成衍生物，它能与纤溶酶原结合，阻断纤溶酶与纤维蛋白的相互作用，从而阻止血凝块的溶解[6]。尽管其作用机制引起了人们对血栓形成风险增加的关注，但这种关联在临床试验[7]中尚未发现。

二、月经大出血的处理

在美国，TA 有口服和注射两种形式。改良释放口服形式（Lysteda，Ferring PharmPharmticals Inc.，NJ）已经 FDA 批准可用于治疗周期性月经大出血[8]。注射剂型 Cyklokapron 适用于血友病患者短期使用（2～8 天），以减少或预防出血，并减少拔牙期间和拔牙后的替代治疗[9]。在美国之外，TA 已经被用于减少其他外科专业的出血。这一章将重点讲解使用口服 TA 减少子宫平滑肌瘤引发的月经大量出血（HMB）。

子宫平滑肌瘤患者月经大量出血的主要原因是子宫肌层和子宫内膜静脉结构的改变，由此肌瘤可引起小静脉扩张[10]。这导致静脉受压和

血管活性生长因子的局部释放，从而增加了子宫平滑肌瘤的血管密度。随着血管口径的增加，止血药物血小板和纤维蛋白栓的正常止血作用将会降低。

在有和没有子宫平滑肌瘤的女性中，TA 已经被证明可以减少平均月经失血量（MBL），理论上是由于 TA 作为一种竞争性纤溶酶抑制剂 [5] 对凝血级联反应的影响 [5]。Eder 等对 371 名月经量多的患者（包括 147 名平滑肌瘤患者）进行了 3 个月以上的评估，与安慰剂相比 MBL 显著降低，在患有平滑肌瘤的女性中 MBL 的降低幅度最大。TA 的耐受性良好，不良反应最小。

目前还不清楚 TA 是否也通过其他机制减少平滑肌瘤患者的月经过多。Lakhani 等评估了 TA 对女性平滑肌瘤患者血管阻力的影响。对照组（无平滑肌瘤的 AUB 女性）TA 的阻抗降低（通过超声测量阻抗指数和脉搏指数），而有平滑肌瘤的女性阻抗未下降。这可能表明 TA 并不直接影响子宫血管阻力，而是通过其抗纤溶活性 [7] 影响肌瘤。此外，经 TA 治疗的女性肌瘤坏死增加。Ip 等 [18] 评估了接受 TA 的女性平滑肌瘤的组织学特征。他们的结论是 TA 诱导平滑肌瘤坏死，较大的平滑肌瘤更容易发生坏死。这可能会导致治疗后疼痛或低烧的增加，但这在临床试验中并不一致。

三、围术期管理

在不同类型的手术中，TA 也被认为是减少围术期出血量的一种手段。在心脏手术、肝移植手术、口腔手术及一些妇科手术（如冷刀锥切）中均已证明减少失血 [19]。然而，对于接受腹部肌瘤切除术的女性，术前 TA 的益处并不明显。在一项前瞻性、随机、双盲、安慰剂对照试验中，Caglar 等证明围术期失血量或血红蛋白水平没有降低。在对这些数据的亚组分析中，他们显示 TA 可以减少女性肌瘤＞ 6cm 的失血量，但这需要进一步的研究。最近的一项随机、双盲、安慰剂对照试验评估了静脉注射 TA 作为垂体后叶素的辅助药物，并证实虽然可以减少失血量，但无统计学意义 [21]。

症状型子宫肌瘤并且试图怀孕的女性，通常建议手术干预，因为肌瘤可能对怀孕本身产生影响。对于那些小的肌瘤患者或合并手术禁忌证的患者，在尝试受孕的同时，推荐 TA 控制月经过多是合理的。尽管还没有研究证明，但考虑到它的半衰期短和作用机制，口服 TA 应该是安全的，即便是接受生育治疗的患者。不管确切的机制是什么，TA 可以很明显地降低 HMB 女性患者的纤溶亢进 [22]。这会导致以纤维蛋白为基础的凝血块更稳定、更持久，从而减少月经量。它为有或没有平肌瘤的患者提供了一种安全、耐受性良好、非激素的降低 MBL 的选择。

四、药理学

口服 TA 最常用的处方和经研究的方案（肾功能正常的女性）是在月经间期服用 [8]，每片剂量为 650mg，2 片 / 次，3 次 / 天（3900mg/d），最多 5 天，可以在不考虑膳食的情况下使用 TA。对于肾功能受损的女性，剂量应调整 [16]。活动性血栓形成或有血栓病史的女性禁用 TA。应避免与口服避孕药同时使用 [14, 17]。大部分关于 TA 减少月经出血作用的研究，在有无肌瘤的患者中都取得了良好的效果 [1]。与安慰剂相比，TA 在减少月经失血方面取得了更大的成功，仅在一小部分患者中出现不良反应，且不良反应极小，例如头痛、过敏和不适 [2]。

新型改良缓释的 TA 配方控制了药物的溶解，从而减少了胃肠道不良反应。Ⅰ期研究表明这两种制剂（立即释放和缓释释放）具有生物等效性 [12]。它是一种 650mg 的口服片剂。两项研究表明 TA 是治疗 HMB 的有效非激素疗法 [7, 13]，长期数据表明 TA 具有耐受性，最常见的不良反应是头痛、鼻窦症状和背痛[15]。

五、总结

氨甲环酸是治疗子宫肌瘤患者月经大量出血的安全药物。对于计划子宫或肌瘤切除术的患者来说，这是一个合理的选择，以便有时间改善术前贫血。氨甲环酸可以通过控制与肌瘤相关的月经大出血而避免手术切除肌瘤，且不会对生育产生负面影响。

参考文献

[1] Kashani BN, Centini G, Morelli SS, Weiss G, and Petraglia F. Role of medical management for uterine Leiomyomas. *Best Pract Res Clin Obstet Gynaecol*. 2015; 34:85–103.

[2] Peitsidis P and Koukoulomati A. Tranexamic acid for the management of uterine fibroid tumors: A systematic review of the current evidence. *World J Clin Cases* 2014.

[3] Dockeray CJ, Sheppard BL, and Bonnar J. The fibrinolytic system in normal menstruation and excessive uterine bleeding and the effect of tranexamic acid. *Eur J Obstet Gynecol Reprod Biol*. April 1987;24(4):309–318.

[4] Peitsidis P and Koukoulomati A. Tranexamic acid for the management of uterine fibroid tumors: A systematic review of the current evidence. *World J Clin Cases* 2014 December 16;2(12):893–898.

[5] Eder S, Baker J, Gersten,J, Mabey RG, and Adomako T. Efficacy and safety of oral tranexamic acid in women with heavy menstrual bleeding and fibroids. *Womens Health*. 2013;9(4):397–403.

[6] McCormack PL. Tranexamic acid. A review of its use in the treatment of Hyperfibrinolysis. *Drugs*. 2012:72(5);585–617.

[7] Lukes AS, Moore KA, Muse KN, et al. Tranexamic acid treatment for heavy menstrual bleeding: A randomized controlled trial. *Obstet Gynecol*. 2010;116:865–75.

[8] Ferring USA. *Full Prescribing Information*. Available at http://www.ferringusa.com/wp–content/uploads/2016/07/LystedaPI_3.2016.pdf. (Accessed on 15 January 2017)

[9] Pfizer. *Full Prescribing Information*. Available at https://www.pfizer.com/products/product–detail/cyklokapron. (Accessed on 20 January 2017)

[10] Farrer–Brown G, Beilby JO, and Tarbit MH. Venous changes in the endometrium of myomatous uteri. *Obstet Gynecol*. 1971; 38(5): 743–51.

[11] Stewart EA and Nowak RA. Leiomyoma–related bleeding: a classic hypothesis updated for the molecular era. *Hum Reprod Update*. 1996;2(4):295–306.

[12] Moore K, Morin I, Marenco T, Lavigne JR, and Morelli G. Pharmacokinetic studies of 2 novel oral formulations of tranexamic acid therapy. *Am J Ther*. 2012;19(3):190–198.

[13] Freeman EW, Lukes A, VanDrie R, Mabey RB, Gersten J, and Adomako TL. A dose–response study of a novel, oral tranexamic acid formulation for heavy menstrual bleeding. *Am J Obstet Gynecol*. 2011;205(4):319.e1–319 e7.

[14] ACOG *Committee Opinion Management of Acute Abnormal Uterine Bleeding*; Number 557 April 2013.

[15] Muse K, Lukes AS, Gersten J, Waldbaum A, Mabey RG, and Trott E. Long–term evaluation of safety and health related quality of life in women with heavy menstrual bleeding treated with oral tranexamic acid. *Womens Health*. 2011;7(6):699–707.

[16] RxList. Lysteda: Drug description. Available at: https://www.rxlist.com/lysteda–drug.htm#description. (Accessed on 10 January 2017)

[17] Stewart EA. Uterine fibroids. *N Engl J Med*. 2015;372:1646–55.

[18] Ip PP, Lam KW, Cheung CL, Yeung MC, Pun TC, Chan QK, and Cheung AN. Tranexamic acid–associated necrosis and intralesional thrombosis of uterine leiomyomas: A clinic–pathologic study of 147 cases emphasizing the importance of drug induced necrosis and early infarcts in leiomyomas. *Am J Surg Pathol*. 2007;31;1215–1224 (PMID: 17667546)

[19] Dunn CJ and Goa KL. Tranexamic Acid: a review of its use in surgery and other indications. *Drugs*. 1999;57:1005–1032 (PMID 10400410)

[20] Caglar GS, Tasci Y, Kayikcioglu F, and Haberal A. Intravenous tranexamic acid use in myomectomy; a prospective randomized double blind placebo controlled study. *Eur J OBstet Gynecol Reprod Biol*. 2008;137:227–231 (PMID 17499419]

[21] Ngichabe S, Obura T, and Stones W. Intravenous tranexamic acid as an adjunct haemostat to ornipressin during open myomectomy. A randomized double blind placebo controlled trial. *Ann Surg Innov Res*. 2015;9:10.

[22] Dockeray CJ, Sheppard BL, Daly L et al. The fibrinolytic enzyme system in normal menstruation and excessive uterine bleeding and the effect of tranexamic acid. *Eur J Obstet Gynecol Reprod Biol*. 1987 April;24:309–18.

第 15 章 子宫平滑肌瘤的替代疗法

Alternative Therapies in the Treatment of Uterine Leiomyoma

Anatte E. Karmon 著

谢艳玲 译 亓文博 李亚楠 校

尽管育龄期女性子宫肌瘤发病率很高，但手术仍然是主要的治疗方法，而药物和替代疗法在文献中描述较少[1, 2]。虽然子宫切除术和子宫肌瘤切除术是治疗子宫肌瘤的常见且高效的治疗方法，但两者都可能是病态的，并且在子宫切除术的情况下，排除了未来生育的可能。

关于使用“补充”“替代”或“整体”治疗肌瘤疾病的数据极为缺乏。然而，所有治疗女性平滑肌瘤的临床医生都应该熟悉这种疗法及其可能的作用机制，因为它们的使用并不少见。在933 名有症状的子宫平滑肌瘤女性队列中，34% 的女性报道使用饮食作为治疗，37% 报道使用草药，16% 报道使用针灸[1]。表 15-1 提供了替代疗法的摘要。本章的目的是让读者熟悉可用的替代疗法和支持使用替代疗法治疗肌瘤有限的数据。

一、维生素 D 和平滑肌瘤疾病

维生素 D 的生物活性形式（1α，25- 二羟基维生素 D）是一种脂溶性激素，具有基因组和非基因组效应[3]。它的类固醇活性调节多种基因的表达，包括一些经典型的与恶性转化有关的基因。维生素 D 可通过抑制细胞增殖、分化和生长，降低癌症风险[3–5]。众多研究表明，维生素 D 缺乏是子宫平滑肌瘤的一个高危因素[6–8]，由此推测，非洲裔美国人维生素 D 缺乏症的发病率较高，可能是这些女性患平滑肌瘤的概率是白人女性 2～3 倍的原因之一[9]。在全基因组关联研究（GWAS）中，已经发现了几个与维生素 D 水平相关的多态性，最近的一项研究表明，在自认为是黑人[9]的女性中，这种多态性的存在与子宫肌瘤的风险有关[9]。

鉴于维生素 D 最有可能参与肌瘤的发病机制，因此补充维生素 D 或其类似物可能是治疗平滑肌瘤疾病的一种有希望的方法。维生素 D 已被证明能抑制体外平滑肌瘤细胞系[10]的细胞增殖，也被证明在 Eker 大鼠模型[11]中缩小肌瘤体积。维持性治疗维生素 D 缺乏症每天 1500～2000U，维生素 D 成本低，毒性风险小[12, 13]。在提出任何临床建议之前，需要对维生素 D 治疗人类子宫平滑肌瘤的疗效进行随机对照试验。

二、膳食暴露在平滑肌瘤病理生物学和治疗中的作用

尽管人们对饮食对子宫平滑肌瘤的影响知之甚少，但使用补充剂和饮食调整治疗平滑肌瘤及其症状并不少见[1]。膳食脂肪与血浆雌酮[14]呈正相关，膳食脂肪在激素敏感性疾病（即子宫内膜异位症和子宫内膜癌）中的作用的研究普遍显示，高膳食脂肪与疾病风险呈正相关[15, 16]。然

表 15–1　肌瘤疾病治疗中可选择的替代疗法

治疗或干预	可能的作用机制	参考文献
维生素 D	抑制细胞增殖、分化和生长	Baird 等 [6]、Paffoni 等 [7]、Sabry 等 [8]、Wise 等 [9]、Blauer 等 [10]、Halder 等 [11]
减少脂肪摄入	降低雌激素酮水平	Chiaffarino 等 [17]、Nagata 等 [18]、Wise 等 [19]
增加乳制品摄入量	增加维生素 D 和钙的摄入量	Wise 等 2010 [21]、Wise 等 2013 [20]
减少酒精摄入量	降低雌二醇水平、8– 烯丙基柚皮苷（一种植物雌激素）降低	Wise 等 [30]、Marshall 等 [29]、Chiaffarino 等 [17]
姜黄素	诱导细胞凋亡，促进伤口愈合，调节细胞生长	Malik 等 [38]
番茄红素	细胞周期的调节，DNA 氧化损伤的调节	Sahin 等 2007 [40]、Sahin 等 2004 [42]
中药桂枝茯苓方	未明确	Liu 等 [51]、Chen 等 [32]
针灸	免疫系统和神经激素调节	Zhang 等 [54]、Cakmak 等 [56]、Habek 等 [55]

而，鲜有研究探讨子宫平滑肌瘤这一激素敏感肿瘤与膳食脂肪的关系 [17–19]。一项关于脂肪摄入和子宫肌瘤风险的前瞻性研究表明，摄入更多长链 ω-3 脂肪酸的女性子宫平滑肌瘤发病率增加，尽管没有观察到与总脂肪摄入量的相关性 [19]。作者认为 ω-3 脂肪酸和肌瘤之间的关系可能是偶然的，ω-3 脂肪酸或者内分泌干扰化学物质可来自某些鱼类 [19]。其他研究尚未证明脂肪和子宫肌瘤之间存在一致的联系 [17, 18]。

另一方面，低乳制品摄入量可能与子宫肌瘤风险增加有关 [20, 21]。这种关系背后的生理机制尚不清楚，但可能与乳制品中维生素 D 和钙的高水平有关，这两种物质都能减少细胞增殖 [3, 20, 22]。虽然与欧洲血统的女性相比，黑人女性更容易出现乳糖不耐症、避免食用乳制品和罹患平滑肌瘤 [23, 24]，但控制血统并不能明显改变乳制品摄入量与子宫平滑肌瘤之间的关系。此外，还描述了乳制品摄入量与平滑肌瘤风险之间的剂量 – 反应关系 [20]。咖啡因和酒精已被证明对男性和女性的激素谱和生殖结果都有影响 [25–28]，尽管有关它们对肌瘤影响的数据有限。在饮酒方面，与子宫平滑肌瘤呈正相关 [29, 30] 或无关 [17] 的文献均有报道。这种正相关的机制可能涉及酒精与较高水平的雌激素 [27]（一种已知能促进平滑肌瘤生长的激素）有关。有趣的是，与葡萄酒或白酒 [30] 相比，啤酒与平滑肌瘤风险的关联更强。研究人员推测，这可能与啤酒中存在的植物雌激素有关，8– 异丙烯柚皮苷已被证实可刺激体外乳腺癌细胞株的生长 [30, 31]。虽然关于这一问题的研究很少，但总体的咖啡因摄入似乎与平滑肌瘤风险无关 [17, 30]。一项研究表明，在 35 岁以下的女性中，尽管总体上与咖啡因的相关性为零，但咖啡因摄入量≥ 500mg/d 与平滑肌瘤风险呈正相关 [30]。

三、平滑肌瘤疾病的保健品治疗

使用保健品治疗子宫平滑肌瘤或其症状在北美并不罕见。最近在旧金山湾区进行的一项研究中，37% 的症状型子宫平滑肌瘤参与者使用草药治疗他们的症状，这些女性中，其中 38% 使用后自觉症状改善，且不良反应＜ 5% [1]。在世界其他地区，传统药物通常单独使用或与西药联合使用来治疗症状型子宫平滑肌瘤。文献中描述了许多替代治疗方法，从中药中使用的各种草药混合物 [32, 33] 到 Yorubic 传统医学 [34] 中使用穿山甲尸体。

姜黄素，一种被用作香料和药物的食品添加剂，可能具有抗增殖特性，使其成为治疗肌瘤疾病的潜在有效药物。通过对一些分子信号通路的影响，姜黄素已被证明可以诱导细胞凋亡、促进伤口愈合和调节细胞生长[35-37]。姜黄素在治疗子宫肌瘤中的普遍使用和体内疗效尚不清楚，尽管体外研究表明它可能是一种有前途的治疗方法。Malik 等利用人类纤维瘤细胞系进行的研究表明，姜黄素暴露抑制了细胞增殖，也上调了半胱氨酸天冬氨酸蛋白酶的总活性，这些酶是启动细胞凋亡的关键因素[38]。纤维连接蛋白，一种细胞外基质蛋白，与子宫肌层相比在肌瘤组织中表达上调[39]，在暴露于姜黄素的肌瘤细胞中表达降低[38]。

番茄红素是一种胡萝卜素，存在于包括番茄在内的一些红色水果和蔬菜中，是一种具有抗肿瘤特性的抗氧化剂[40]。大量摄入番茄制品与某些癌症呈负相关，包括前列腺癌、子宫颈癌和卵巢癌[41]。番茄红素和番茄制品的抑瘤作用机制尚不清楚，但可能涉及对细胞周期调节蛋白的影响和（或）对 DNA 氧化损伤的调节[40]。对子宫平滑肌瘤动物模型日本鹌鹑的研究表明，补充番茄红素[42]和番茄粉[40]可以降低鹌鹑肌瘤的发生率。补充番茄红素或番茄粉是否能有效治疗人类平滑肌瘤还有待证实。

芳香化酶抑制剂，如来曲唑和阿那曲唑，目前被用于辅助治疗雌激素敏感疾病，如乳腺癌、子宫内膜异位症和子宫肌瘤。芳香化酶抑制剂作为多种组织中雌激素的有效抑制剂，对于促性腺激素抑制剂效果不理想的患者，如绝经后卵巢雌激素分泌很少的患者，是很好的药物治疗方法。它们也可以与促性腺激素抑制剂联合使用，以扩大其雌激素抑制作用，或消除治疗开始时伴随 GnRH 激动剂的雌激素“点火”[43]。由于芳香化酶抑制剂在诱导低雌激素状态方面的不可否认的成功，通常会引起令人烦恼且严重的不良反应，如骨丢失和潮热[44, 45]。具有芳香化酶抑制活性的天然化合物提供了抑制雌激素的可能性，但不良反应更少[46]，尽管它们的临床应用数据有限。文献报道的一种化合物是葡萄籽提取物。通过抑制芳香化酶活性和表达，葡萄籽提取物已被证明可以减少乳腺癌异种移植模型中的肿瘤生长[47]。然而，一项评估冻干葡萄粉保健品对 18 名绝经后女性激素水平影响的研究并没有显示治疗前后水平的显著差异[48]。与其他保健品一样，还需要临床试验来确定葡萄籽提取物作为一种治疗子宫平滑肌瘤的特殊疗法的效用。

四、针灸与传统中医治疗平滑肌瘤病及症状

据报道，传统中医（Traditional Chinese medicine，TCM）疗法和针灸是治疗症状型子宫肌瘤的常用方法，尽管确切的流行率在西方世界尚不清楚[49]。在中国台湾，一项以 35786 名新诊断子宫平滑肌瘤的女性为研究对象的研究报道显示，大部分受试者（87.1%）曾到 TCM 诊所就诊。在使用 TCM 治疗的人群中，61.8% 使用中草药[50]。

关于 TCM 治疗平滑肌瘤疾病的用法和疗效的描述主要见于中国文献。然而，高质量的临床试验数量很少。此外，由于中医辨证论治[49]，设计符合中医原则的随机对照试验可能具有挑战性。尽管如此，医生应该重视更常见的中医疗法以及支持其使用的数据。

2013 年发表的一篇 Cochrane 综述评价了 21 项研究中药制剂治疗子宫肌瘤[51]的随机试验。由于大多数纳入的试验数据有限，且存在很大的偏倚，目前还没有足够的证据证实中医治疗的安全性和有效性。值得注意的是，与米非司酮治疗相比，补充雷公藤提取物可更大程度的减小平滑肌瘤与子宫的体积，桂枝茯苓方加米非司酮与单独使用米非司酮相比，平滑肌瘤体积减小的更多。

桂枝茯苓方是治疗子宫肌瘤常用的中药方剂

之一[32, 50]，由桂枝、茯苓、桃仁、赤芍或白芍、牡丹皮组成。一项对随机临床试验（均在中国进行并发表中文）的系统评价表明，桂枝茯苓方可能有利于减少平滑肌瘤体积和治疗痛经，尽管纳入的试验同样质量较差。没有试验报道严重不良事件[32]。桂枝茯苓方的中医作用机制有活血、化瘀、消肿等。潜在的分子作用机制尚不清楚。

针灸在亚洲已经使用了4000多年，主要是一种中医疗法，用针刺激身体的特定穴位。这种疗法的改进已经出现，包括穴位按压（用手指或装置按压穴位）和电针（利用电流增强传统针灸的效果）[52]。用中医的术语来说，针灸是通过使人体经络的能量流动正常化而起作用的。根据这一理论，症状产生于这些能量通路[53]的阻塞。就西方科学机制而言，针灸可能是通过影响细胞因子来调节免疫系统活动的。此外，针灸可能会影响脑内啡肽[52]等神经激素的释放。虽然使用针灸治疗平滑肌瘤疾病可能并不少见（在一项研究中有16%的调查对象[1]），但提示有效性的数据非常有限。2010年发表的一篇Cochrane综述试图纳入所有关于这一主题的随机对照试验。在回顾现有文献后，没有一项试验符合纳入标准[54]。少数病例报道证明针刺对肌瘤大小和出血有改善的结果[55, 56]；然而，需要临床试验来证实这些发现。

尽管缺乏关于替代疗法治疗肌瘤疾病的高质量数据，但它们在北美和国外的应用是普遍的[1, 49, 50]。虽然有许多已证实的子宫平滑肌瘤疗法存在，但这些研究较少的替代疗法仍然有一席之地。未来的研究应该集中在阐明这些疗法的有效性和安全性上。

参考文献

[1] Jacoby VL, Jacoby A, Learman LA et al. Use of medical, surgical and complementary treatments among women with fibroids. *Eur J Obstet Gynecol Reprod Biol*. 2014;182:220–5.

[2] Patel A, Malik M, Britten J, Cox J, and Catherino WH. Alternative therapies in management of leiomyomas. *Fertil Steril*. 2014;102(3):649–55.

[3] Brakta S, Diamond JS, Al–Hendy A, Diamond MP, and Halder SK. Role of vitamin D in uterine fibroid biology. *Fertil Steril*. 2015;104(3):698–706.

[4] Holick MF. Sunlight and vitamin D for bone health and prevention of autoimmune diseases, cancers, and cardiovascular disease. *Am J Clin Nutr*. 2004;80(6 Suppl):1678S–88S. doi:10.1093/ajcn/80.6.1678S

[5] Chen TC and Holick MF. Vitamin D and prostate cancer prevention and treatment. *Trends Endocrinol Metab*. 2003;14(9):423–30.

[6] Baird DD, Hill MC, Schectman JM, and Hollis BW. Vitamin d and the risk of uterine fibroids. *Epidemiology*. 2013;24(3):447–53.

[7] Paffoni A, Somigliana E, Vigano P et al. Vitamin D status in women with uterine leiomyomas. *J Clin Endocrinol Metab*. 2013;98(8):E1374–8.

[8] Sabry M, Halder SK, Allah AS, Roshdy E, Rajaratnam V, and Al–Hendy A. Serum vitamin D3 level inversely correlates with uterine fibroid volume in different ethnic groups: A cross–sectional observational study. *Int J Womens Health*. 2013;5:93–100.

[9] Wise LA, Ruiz–Narvaez EA, Haddad SA, Rosenberg L, and Palmer JR. Polymorphisms in vitamin D–related genes and risk of uterine leiomyomata. *Fertil Steril*. 2014;102(2):503–10 e1.

[10] Blauer M, Rovio PH, Ylikomi T, and Heinonen PK. Vitamin D inhibits myometrial and leiomyoma cell proliferation *in vitro*. *Fertil Steril*. 2009;91(5):1919–25.

[11] Halder SK, Sharan C, and Al–Hendy A. 1,25–dihydroxyvitamin D3 treatment shrinks uterine leiomyoma tumors in the Eker rat model. *Biol Reprod*. 2012;86(4):116.

[12] Wu JL and Segars JH. Is vitamin D the answer for prevention of uterine fibroids? *Fertil Steril*. 2015;104(3):559–60.

[13] Holick MF. Vitamin D deficiency. *N Engl J Med*. 2007;357(3):266–81.

[14] Aubertin–Leheudre M, Gorbach S, Woods M, Dwyer JT, Goldin B, and Adlercreutz H. Fat/fiber intakes and sex hormones in healthy premenopausal women in USA. *J Steroid Biochem Mol Biol*. 2008;112(1–3):32–9.

[15] Missmer SA, Chavarro JE, Malspeis S et al. A prospective study of dietary fat consumption and endometriosis risk. *Hum Reprod*. 2010;25(6):1528–35.

[16] Littman AJ, Beresford SA, and White E. The association of dietary fat and plant foods with endometrial cancer (United States). *Cancer Causes Control*. 2001;12(8):691–702.

[17] Chiaffarino F, Parazzini F, La Vecchia C, Chatenoud L, Di Cintio E, and Marsico S. Diet and uterine myomas. *Obstet Gynecol*. 1999;94(3):395–8.

[18] Nagata C, Nakamura K, Oba S, Hayashi M, Takeda N, and Yasuda K. Association of intakes of fat, dietary fibre, soya isoflavones and alcohol with uterine fibroids in Japanese women. *Br J Nutr*. 2009;101(10):1427–31.

[19] Wise LA, Radin RG, Kumanyika SK, Ruiz–Narvaez EA, Palmer JR, and Rosenberg L. Prospective study of dietary fat and risk of uterine leiomyomata. *Am J Clin Nutr*. 2014;99(5):1105–16.

[20] Wise LA, Palmer JR, Ruiz–Narvaez E, Reich DE, and Rosenberg L. Is the observed association between dairy intake and fibroids in African Americans explained by genetic ancestry? *Am J Epidemiol*. 2013;178(7):1114–9.

[21] Wise LA, Radin RG, Palmer JR, Kumanyika SK, and Rosenberg L. A prospective study of dairy intake and risk of uterine leiomyomata. *Am J Epidemiol*. 2010;171(2):221–32.

[22] Jacobson EA, James KA, Newmark HL, and Carroll KK. Effects of dietary fat, calcium, and vitamin D on growth and mammary tumorigenesis induced by 7,12–dimethylbenz(a)anthracene in female Sprague–Dawley rats. *Cancer Res*. 1989;49(22):6300–3.

[23] Jackson KA, and Savaiano DA. Lactose maldigestion, calcium intake

and osteoporosis in African–, Asian–, and Hispanic–Americans. *J Am Coll Nutr*. 2001;20(2 Suppl):198S–207S.

[24] Baird DD, Dunson DB, Hill MC, Cousins D, and Schectman JM. High cumulative incidence of uterine leiomyoma in black and white women: Ultrasound evidence. *Am J Obstet Gynecol*. 2003;188(1):100–7.

[25] Muthusami KR and Chinnaswamy P. Effect of chronic alco–holism on male fertility hormones and semen quality. *Fertil Steril*. 2005;84(4):919–24.

[26] Gaskins AJ, Rich–Edwards JW, Williams PL, Toth TL, Missmer SA, and Chavarro JE. Pre–pregnancy caffeine and caffeinated beverage intake and risk of spontaneous abortion. *Eur J Nutr*. 2018;57(1):107–17. doi:10.1007/s00394–016–1301–2.

[27] Katsouyanni K, Boyle P, and Trichopoulos D. Diet and urine estrogens among postmenopausal women. *Oncology*. 1991;48(6):490–4.

[28] Lucero J, Harlow BL, Barbieri RL, Sluss P, and Cramer DW. Early follicular phase hormone levels in relation to patterns of alcohol, tobacco, and coffee use. *Fertil Steril*. 2001; 76(4):723–9.

[29] Marshall LM, Spiegelman D, Barbieri RL et al. Variation in the incidence of uterine leiomyoma among premenopausal women by age and race. *Obstet Gynecol*. 1997;90(6):967–73.

[30] Wise LA, Palmer JR, Harlow BL et al. Risk of uterine leiomyomata in relation to tobacco, alcohol and caffeine consumption in the Black Women's Health Study. *Hum Reprod*. 2004;19(8):1746–54.

[31] Rong H, Boterberg T, Maubach J et al. 8–Prenylnaringenin, the phytoestrogen in hops and beer, upregulates the function of the E–cadherin/catenin complex in human mammary carcinoma cells. *Eur J Cell Biol*. 2001;80(9):580–5.

[32] Chen NN, Han M, Yang H et al. Chinese herbal medicine Guizhi Fuling Formula for treatment of uterine fibroids: A systematic review of randomised clinical trials. *BMC Complement Altern Med*. 2014;14:2.

[33] Sang H. Clinical and experimental research into treatment of hysteromyoma with promoting qi flow and blood circula–tion, softening and resolving hard lump. *J Tradit Chin Med*. 2004;24(4):274–9.

[34] Soewu DA and Ayodele IA. Utilisation of pangolin (*Manis* sps) in traditional Yorubic medicine in Ijebu province, Ogun State, Nigeria. *J Ethnobiol Ethnomed*. 2009;5:39.

[35] Sidhu GS, Singh AK, Thaloor D et al. Enhancement of wound healing by curcumin in animals. *Wound Repair Regen*. 1998;6(2):167–77.

[36] Shishodia S, Singh T, and Chaturvedi MM. Modulation of transcription factors by curcumin. *Adv Exp Med Biol*. 2007;595: 127–48.

[37] Shishodia S, Amin HM, Lai R, and Aggarwal BB. Curcumin (diferuloylmethane) inhibits constitutive NF–kappaB activation, induces G1/S arrest, suppresses proliferation, and induces apoptosis in mantle cell lymphoma. *Biochem Pharmacol*. 2005;70(5):700–13.

[38] Malik M, Mendoza M, Payson M, and Catherino WH. Curcumin, a nutritional supplement with antineoplastic activity, enhances leiomyoma cell apoptosis and decreases fibronectin expression. *Fertil Steril*. 2009;91(5 Suppl):2177–84.

[39] Malik M, Webb J, and Catherino WH. Retinoic acid treatment of human leiomyoma cells transformed the cell phenotype to one strongly resembling myometrial cells. *Clin Endocrinol (Oxf)*. 2008;69(3):462–70.

[40] Sahin K, Ozercan R, Onderci M et al. Dietary tomato powder supplementation in the prevention of leiomyoma of the oviduct in the Japanese quail. *Nutr Cancer*. 2007;59(1):70–5.

[41] Giovannucci E. Tomatoes, tomato–based products, lycopene, and cancer: Review of the epidemiologic literature. *J Natl Cancer Inst*. 1999;91(4):317–31.

[42] Sahin K, Ozercan R, Onderci M et al. Lycopene supple–mentation prevents the development of spontaneous smooth muscle tumors of the oviduct in Japanese quail. *Nutr Cancer*. 2004;50(2):181–9.

[43] Bedaiwy MA, Mousa NA, Casper RF. Aromatase inhibitors: Potential reproductive implications. *J Minim Invasive Gynecol*. 2009;16(5):533–9.

[44] Fontaine C, Meulemans A, Huizing M et al. Tolerance of adjuvant letrozole outside of clinical trials. *Breast*. 2008;17(4):376–81.

[45] Eastell R and Hannon R. Long–term effects of aromatase inhibitors on bone. *J Steroid Biochem Mol Biol*. 2005;95(1–5):151–4.

[46] Khan SI, Zhao J, Khan IA, Walker LA, and Dasmahapatra AK. Potential utility of natural products as regulators of breast cancer–associated aromatase promoters. *Reprod Biol Endocrinol*. 2011;9:91.

[47] Kijima I, Phung S, Hur G, Kwok SL, Chen S. Grape seed extract is an aromatase inhibitor and a suppressor of aroma–tase expression. *Cancer Res*. 2006;66(11):5960–7.

[48] Allen SV, Pruthi S, Suman VJ et al. Evaluation of the aromatase inhibition potential of freeze–dried grape powder. *J Diet Suppl*. 2015;12(4):373–382. doi:10.3109/19390211.2014.952863.

[49] Mehl–Madrona L. Complementary medicine treatment of uterine fibroids: A pilot study. *Altern Ther Health Med*. 2002;8(2):34–6, 8–40, 2, 4–6.

[50] Yen HR, Chen YY, Huang TP et al. Prescription patterns of Chinese herbal products for patients with uterine fibroid in Taiwan: A nationwide population–based study. *J Ethnopharmacol*. 2015;171:223–30.

[51] Liu JP, Yang H, Xia Y, and Cardini F. Herbal preparations for uterine fibroids. *Cochrane Database Syst Rev*. 2013(4):CD005292.

[52] Acupuncture [PDQ(R)]: Health Professional Version. PDQ Cancer Information Summaries. Bethesda (MD); 2002.

[53] Lao L. Acupuncture techniques and devices. *J Altern Complement Med*. 1996;2(1):23–5.

[54] Zhang Y, Peng W, Clarke J, and Liu Z. Acupuncture for uterine fibroids. *Cochrane Database Syst Rev*. 2010(1):CD007221.

[55] Habek D and Aksamija A. Successful acupuncture treatment of uterine myoma. *Acta Clin Croat*. 2014;53(4):487–9.

[56] Cakmak YO, Akpinar IN, Yoldemir T, and Cavdar S. Decreasing bleeding due to uterine fibroid with electroacu–puncture. *Fertil Steril*. 2011;96(1):e13–5.

第 16 章　经腹子宫肌瘤切除术

Laparotomy for Surgical Treatment of Uterine Fibroids

Jeffrey M. Goldberg　Zaraq Khan　著
张明乐　译　　李亚楠　校

在 30 年前，有症状的子宫肌瘤女性可选择的治疗方法仅限于经腹子宫切除术和子宫肌瘤切除术（通过开腹进行，也称为开放式子宫肌瘤切除术）。目前保留子宫的子宫肌瘤治疗方法包括药物治疗、传统和机器人辅助腹腔镜子宫肌瘤切除术[1, 2]、经阴道和宫腔镜子宫肌瘤切除术[3]、子宫动脉栓塞术（uterine artery embolization, UAE）[4]和磁共振引导下高强度超声聚焦手术（magnetic resonance-guided focused ultrasound surgery, MRgFUS）[5]。然而，这些治疗方案都有局限性，不能普遍应用于肌瘤患者。在大多数情况下，肌瘤的大小和数量决定了肌瘤切除术的手术方法。此外，大多数腹腔镜和阴式子宫肌瘤切除术需要技术熟练的外科医生。尽管 UAE 在美国和欧洲广泛使用，但它与一系列并发症有关，包括后续妊娠中的胎盘异常植入等问题。由于关于手术后生育结局的数据仍然有限，目前不建议有妊娠要求的女性接受 UAE。尽管 MRgFUS 是非侵入性的，但它需要尖端技术，仅少数医疗中心能够提供，并且缺乏包括妊娠在内的结局数据。

虽然传统经腹子宫肌瘤切除术存在有创、围术期失血多、感染和粘连风险等潜在缺陷，但该术式仍是保守治疗有症状子宫肌瘤的主要方法。此外，由于对腹腔镜下肌瘤粉碎术安全性的考虑[7]，完整取出子宫肌瘤需要更大的腹壁切口，这使得传统的经腹子宫肌瘤切除术再次受到重视。

一、术前评估

经腹子宫肌瘤切除术通常适用于肌壁间或浆膜下肌瘤。虽然黏膜下子宫肌瘤也可以经腹切除，但是宫腔镜是治疗这类病变的首选方法，因为宫腔镜手术是一种非常微创的手术，恢复快、围术期并发症发生率低，不会破坏子宫肌层的完整性，而破坏子宫肌层的完整性可能会增加妊娠期间子宫破裂的风险。经腹子宫肌瘤切除术的适应证如下。

1. 常规或机器人辅助腹腔镜子宫肌瘤切除术无法完成的巨大有症状的子宫肌瘤。

2. 大部分瘤体位于肌壁内的黏膜下肌瘤不适合宫腔镜切除。

3. 合并需要开腹手术治疗的除子宫肌瘤以外的其他腹腔内病变。

在经腹子宫肌瘤切除术被认为是最佳选择的情况下，对患者进行适当的知情同意非常重要，需要向患者解释选择非微创手术的原因。

（一）影像学

除了采集病史和体格检查，计划接受子宫肌瘤切除术的女性均应接受影像学检查，以帮助制

定最佳的手术方案，包括排除其他可能影响手术方案的偶然发现。盆腔超声可以满足计划接受经腹子宫肌瘤切除术女性的术前评估需求[8]。然而，当计划进行微创手术时，由于通过触诊很难或不可能定位小的和（或）深的肌瘤的存在，磁共振成像（MRI）能够评估全部肌瘤的数量、大小和位置，还有助于鉴别子宫肉瘤以及子宫腺肌瘤，被认为是最佳的评估方法[9]。

（二）实验室评估

由于子宫肌瘤切除术有大量出血的风险，建议对所有患者进行基线全血细胞计数。鉴于异常子宫出血是子宫体癌和良性子宫肌瘤最常见的症状之一，应考虑子宫内膜取样，特别是对于年龄在 35 岁以上或有子宫体癌高危风险因素的女性而言。当高度怀疑子宫平滑肌肉瘤时，血清乳酸脱氢酶（lactate dehydrogenase，LDH）水平及其同工酶也有助于诊断[10]。

（三）预防性抗生素

经腹子宫肌瘤切除术被认为是一种清洁手术，因为它不涉及阴道或肠道切口。美国妇产科学会（American College of Obstetricians and Gynecologists，ACOG）建议此类手术不必预防性使用抗生素[11]。但是包括笔者在内的其他学者们不同意这一观点，因为经腹子宫肌瘤切除术的手术部位感染风险与子宫切除术相似，而子宫切除术普遍推荐使用抗生素[12, 13]。此外，子宫肌瘤切除术后子宫肌层内充满血液的无效腔为细菌生长提供了良好的环境。最后，子宫肌瘤切除术后预防性使用抗生素，可能会减少对术后常见的自限性发热患者进行抗生素治疗的措施。

（四）术前贫血

子宫肌瘤的女性通常会出现月经过多等症状，导致慢性失血性贫血。任何既往存在的贫血都应在术前通过应用铁剂进行纠正。也可以用醋酸亮丙瑞林或连续口服避孕药诱导停经，从而纠正贫血。高危女性应该在手术前备血。

二、手术步骤及技术

经腹子宫肌瘤切除术通常在全身麻醉下进行，也有一些可能在区域麻醉下进行。该程序涉及的基本原则如下。

1. 选择适当的皮肤和筋膜切口以充分显露。
2. 应用减少失血的措施（见第 24 章）。
3. 适当的子宫切口。
4. 子宫肌瘤切除。
5. 缝合瘤腔。
6. 应用术后防粘连措施（见第 25 章）。

患者取膀胱截石位，不屈髋，以便于应用举宫器操纵子宫位置；还可进行经宫颈输卵管通液以记录输卵管通畅性；同时定位宫腔以防止剥肌瘤时不慎穿透。

（一）决定适当的皮肤和筋膜切口以获得充分的显露

经腹子宫肌瘤切除术中，皮肤切口的类型和大小对于优化手术显露至关重要。传统上，耻骨上皮肤横向切口用于较小的子宫，而垂直中线切口（脐下或向脐的上方延伸的切口）用于较大的子宫。筋膜切口同样重要。沿中线切开筋膜，以提供最大的暴露（图 16–1）。然而，在耻骨上皮肤横向切开的情况下，也有几种切开筋膜的选择。

最常见的切口是经典的 Pfannenstiel 切口（图 16–2）。在耻骨联合上方 2～5cm 处做一个横向切口，通常长 8～15cm。切开皮肤和皮下组织到达腹直肌前鞘，横向切开腹直肌前鞘，上、下筋膜边缘钳夹提起，并从下面的腹直肌上钝、锐结合剥离，沿中线分离腹直肌，接着垂直切开腹膜。

Maylard 切口（也称为 Mackenrodt 切口）也是穿过皮肤和筋膜的横向切口，但筋膜不与腹直

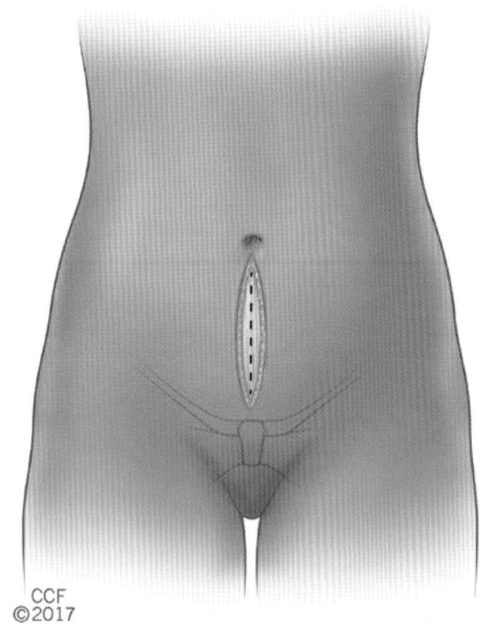

▲ 图 16–1 腹部中线皮肤和筋膜的纵切口，这类切口用于巨大子宫肌瘤和既往有中线纵切口的患者

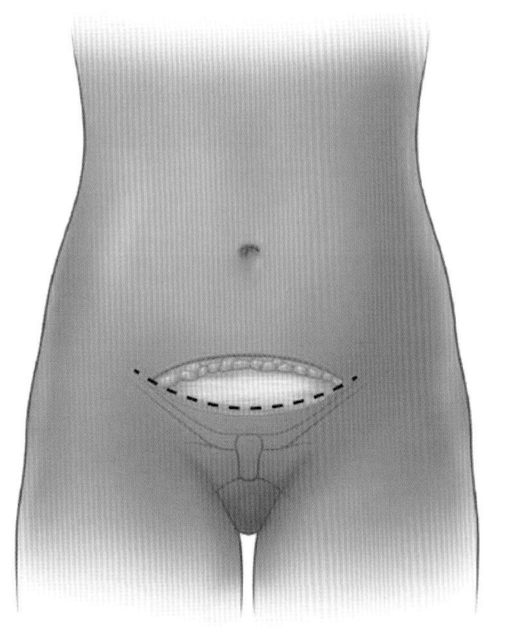

▲ 图 16–2 **Pfannenstiel** 切口是盆腔手术应用最普遍的切口，皮肤和筋膜横行切开，筋膜与腹直肌分离，腹直肌沿中线分离，腹膜垂直切开

肌分离（图 16–3 和图 16–4）。在肌肉的外侧下表面识别腹壁下深血管，将其钳夹、离断并缝扎。电刀横向切开腹直肌，腹膜也被横向切开。皮肤、筋膜和腹膜都可以从一侧髂前上棘延伸到另

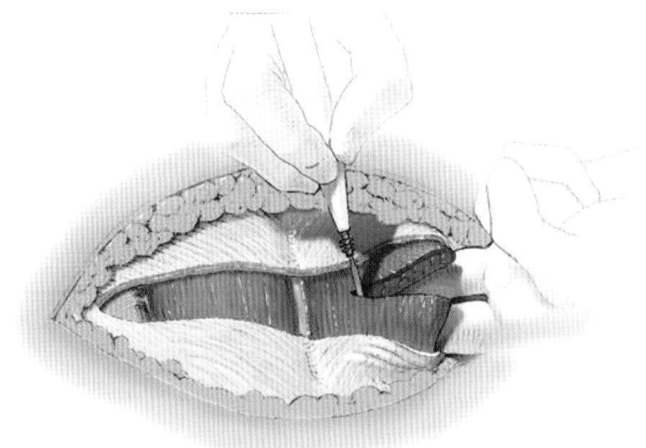

▲ 图 16–3 **Maylard** 切口比 **Pfannenstiel** 切口暴露更加充分，皮肤和筋膜横行切开，腹壁血管被识别、钳夹、离断并结扎。腹直肌和腹膜均横向切开

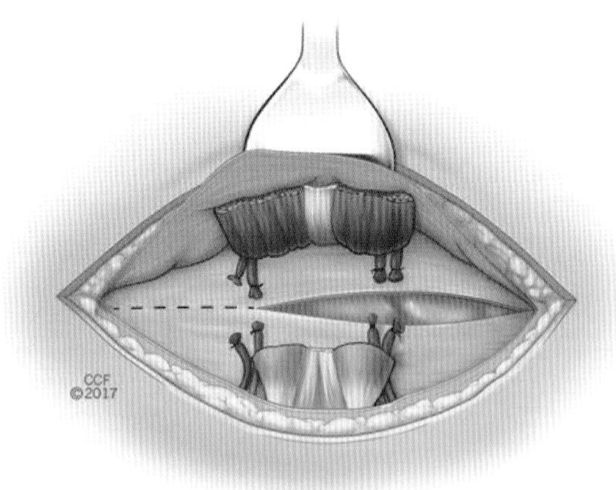

▲ 图 16–4 腹膜也被横向切开，皮肤、筋膜和腹膜都可以延伸到两侧髂棘，以便通过低位横向切口为大子宫提供良好的出口

一侧髂前上棘，显露充分，即使是最大的肌瘤也可以切除，而不必应用垂直切口。

Kustner 切口也始于耻骨上皮肤横向切口。皮下组织在与腹直肌前鞘垂直分离，露出白线（图 16–5）。筋膜和腹膜都在中线垂直切开。作者更喜欢将此切口用于小切口手术（4～6cm），因为它应用一次性圆形自保持切口牵开器能够提供良好显露（图 16–6）。像 Maylard 切口一样，它是既往有 Pfannenstiel 切口患者的一个很好的选择，因为它避免了在分离腹直肌筋膜和肌肉之间的粘连时经常遇到的困难。尽管切口很小，但可以切除大肌瘤（图 16–7）。

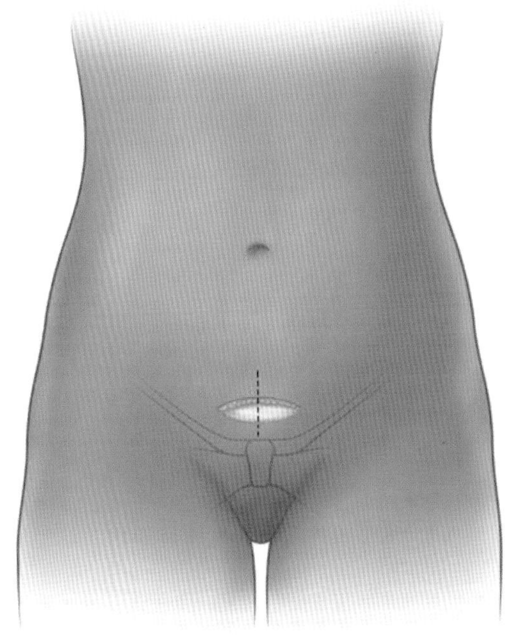

▲ 图 16–5 **Kustner 切口为耻骨上横切口，筋膜、腹膜为纵切口，作者使用这种切口做小切口手术**

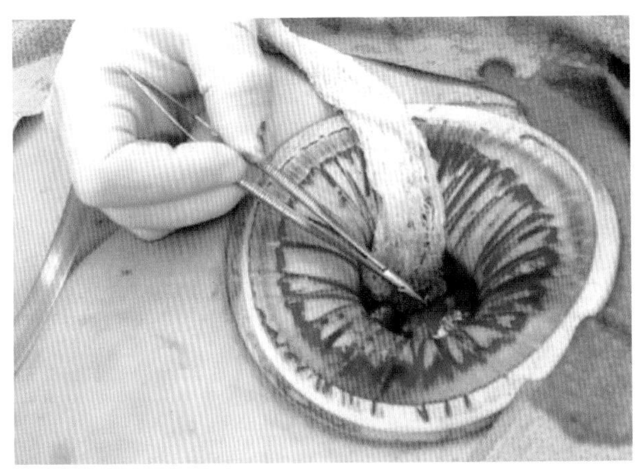

▲ 图 16–6 **圆形自保持切口牵开器能够为 Kustner 切口提供良好显露**

为了降低进腹时器官损伤的风险，在预计会出现严重盆腔粘连的情况下，可在腹部右上象限（Palmer 点）置入 5mm 腹腔镜。此外，腹腔镜粘连松解术通常会更容易，尤其是小切口的情况下。

（二）减少术中出血的措施

多种方式可用于减少子宫肌瘤切除术中的出血。这些将在第 24 章详细讨论。

（三）适当的子宫切口

子宫切口取决于子宫肌瘤的数量、位置和大小，以及它们与输卵管和子宫血管的关系。切口的位置应能够切除尽可能多的子宫肌瘤，而不会造成过多的子宫肌层损伤。作者更喜欢平行于子宫肌层血管的横向切口以减少出血。在切口横向延伸可能损伤输卵管或子宫血管的情况下，可选择垂直子宫切口。有时需要多个切口，但应保持在最小数量。基于前切口减少术后粘连的有限证据，前切口通常优于后切口[14]。切口穿过肌瘤包膜并进入瘤体（图 16–8）。

（四）子宫肌瘤的取出

用单齿抓钳、子宫肌瘤钻或巾钳轻轻向上牵拉肌瘤，同时将肌瘤假包膜从切口处向下推。手术刀或单极电刀也可用于分离周围的包膜纤维，以帮助剥除肌瘤（图 16–9）。随着更多的肌瘤暴露，抓钳向肌瘤基底部推进，继续分离，直到肌瘤被完全切除。根据肌瘤的大小，它既可以完整地从盆腔中取出，也可以在皮肤切口上方对其进行粉碎，如果因为肌瘤太大而无法通过腹部小切口取出的话。非常大的肌瘤可以使用手术刀在子宫肌层内原位切碎，以便于切除（图 16–10）。

（五）子宫切口缝合

肌瘤切除后，肌层缺损用 1 号或 0 号延迟可吸收缝线分层缝合。目标是预防子宫壁固有的弱点，以及消除任何可能导致血肿的无效腔。深肌层缺损用间断“八字”缝合，然后用连续“叠瓦状”缝合（图 16–11 和图 16–12）。浆膜层用 3–0 延迟可吸收线连续缝合，仅在止血时打结（图 16–13）。没有证据表明棒球缝合会减少粘连的形成。在子宫内膜腔被穿透时，子宫内膜层需要单独使用 4–0 延迟可吸收缝线间断或连续缝合。

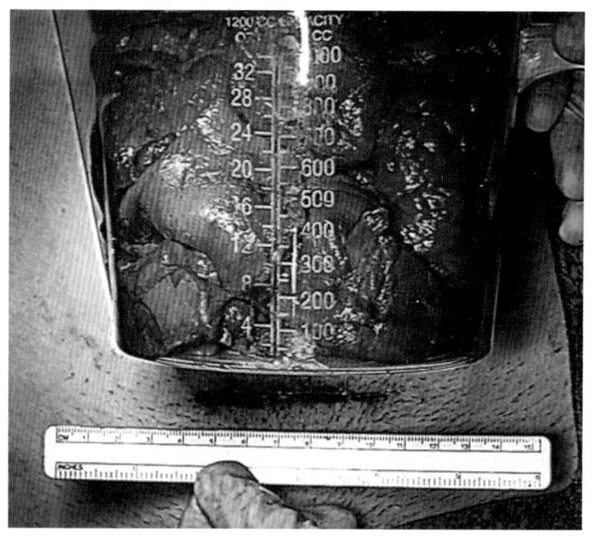

▲ 图 16-7　大子宫肌瘤可以通过腹部小切口取出。此患者由于多发性子宫肌瘤子宫如孕 **20** 周大小，大量的子宫肌瘤碎块通过耻骨联合上 **5cm** 的小切口取出

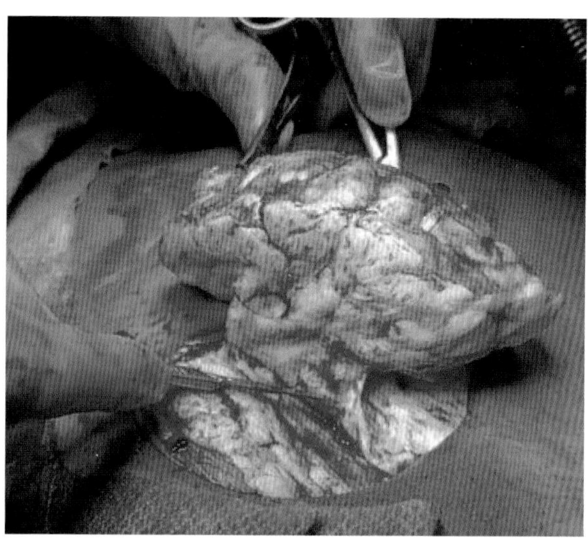

▲ 图 16-10　非常大的肌瘤可以使用手术刀原位粉碎，以便于完成切除

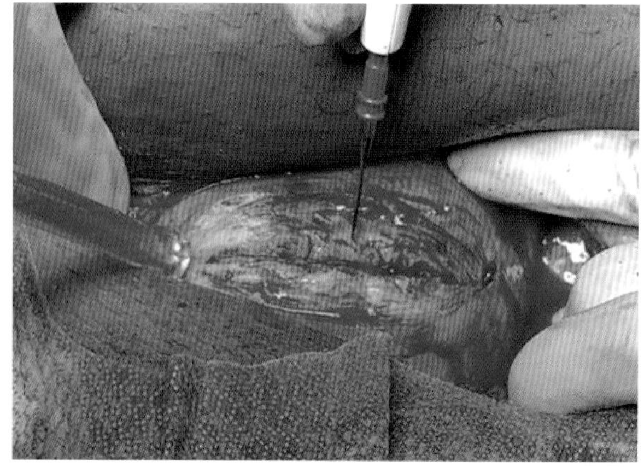

▲ 图 16-8　一个贯穿子宫浆膜层、肌层和肌瘤包膜进入瘤体的子宫横切口

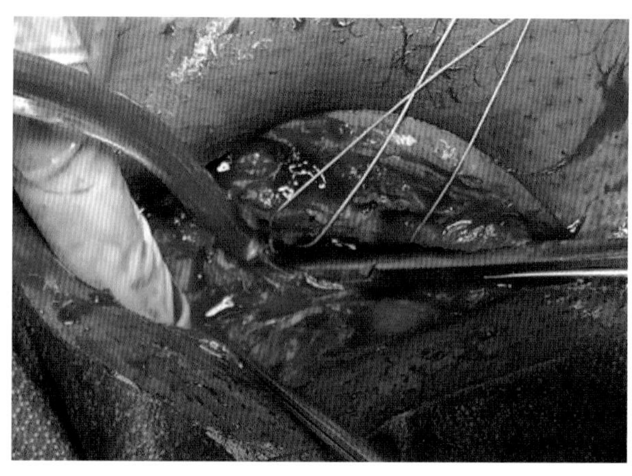

▲ 图 16-11　肌层缺损用 **0** 号延迟可吸收缝线分层缝合，关闭无效腔加固宫壁

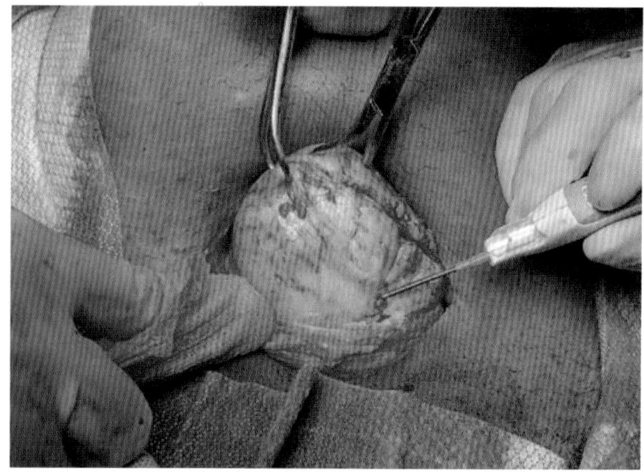

▲ 图 16-9　单齿抓钳或巾钳用来向上牵拉肌瘤，使瘤体和假包膜之间出现间隙，肌瘤被逐步剥除

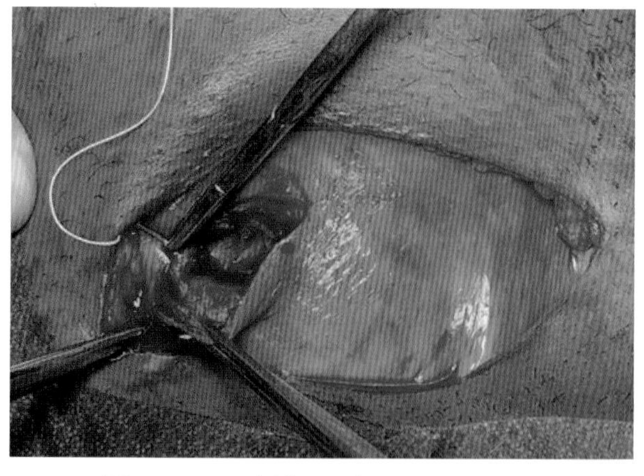

▲ 图 16-12　子宫浅肌层在深肌层上重叠缝合

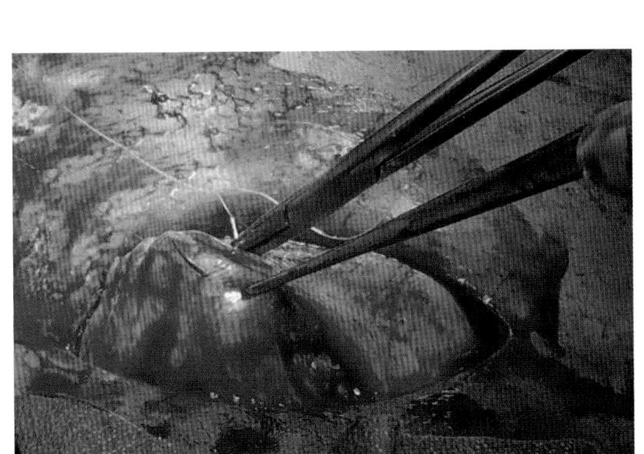

▲ 图 16-13　浆膜层用 3-0 可吸收线连续缝合

（六）减少术后粘连的措施

有几种不同的技术可以用来降低术后粘连的风险。这些将在第 25 章详细讨论。

三、常见并发症

（一）出血和中转子宫切除术

出血是子宫肌瘤切除术中很常见的并发症，平均失血量为 200～800ml [15-17]。子宫肌瘤切除术后输血的风险为 2%～28% [15, 16, 18]。肌瘤直径大、数目多以及穿透宫腔与更多的失血量相关 [19]。有 1%～4% 的经腹子宫肌瘤切除术由于不可控制的出血转子宫切除术 [20]。

（二）术后发热

12%～67% 的患者在子宫肌瘤切除术后 48h 内出现发热 [18, 20, 21]。不明原因的子宫肌瘤切除术后发热的机制包括子宫肌瘤切除部位的血肿或炎性介质。预防性抗生素的使用和术中仔细止血有助于减少术后发热 [13]。

（三）作为长期并发症的术后粘连

经腹子宫肌瘤切除术后可发生粘连。详见第 25 章。

四、经腹子宫肌瘤切除术后的结局

（一）生活质量和症状的改善

尽管经腹子宫肌瘤切除术已经应用了一个多世纪，但结局的数据非常有限。早期研究显示，多达 80% 的患者术后症状得到改善 [22]。遗憾的是，大规模研究未涉及经腹子宫肌瘤切除术后患者症状改善、满意度以及生活质量的评估 [18, 23-25]。

（二）子宫肌瘤的持续或复发

大量经腹子宫肌瘤切除术后的女性在随后的评估中会发现有肌瘤。然而，大多数患者没有症状，无须额外的治疗。27%～62% 的女性在子宫肌瘤切除术后 5～10 年会再发现肌瘤 [26-28]。年轻女性、在子宫肌瘤切除术时为多发性肌瘤的女性 [29] 和手术后未怀孕的女性 [27] 更有可能出现新的或持续性的病变。此外，术前接受促性腺激素释放激素类似物（GnRHa）治疗的女性在手术后更有可能肌瘤持续存在。女性因肌瘤相关症状需要后续再次手术的风险因素尚未得到充分研究。有研究发现，在术后 7 年的随访中 34% 的女性需要进行第二次手术 [30]。

五、总结

即使新的治疗方式不断出现，经腹子宫肌瘤切除术仍然是有生育要求或想避免子宫切除术女性的重要治疗方法。经腹子宫肌瘤切除术不受肌瘤的大小和数量的限制，这成为一个新的治疗选择的问题。随着许多手术室已经不再使用电动粉碎器，腹腔镜或机器人子宫肌瘤切除术后需要经腹部切口取出肌瘤，这使经腹子宫肌瘤切除术再次兴起。

参考文献

[1] Tinelli A, Hurst BS, Hudelist G et al. Laparoscopic myomectomy focusing on the myoma pseudocapsule: Technical and outcome reports. *Hum Reprod (Oxford, England)*. 2012;27(2):427–35.

[2] Moawad GN, Samuel D, Abi Khalil ED. Tips and Tricks: Single-Site Robotic-Assisted Myomectomy. *J Minim Invasive Gynecol*. 2016;23(6):861.

[3] Plotti G, Plotti F, Di Giovanni A, Battaglia F, and Nagar G. Feasibility and safety of vaginal myomectomy: A prospective pilot study. *J Minim Invasive Gynecol*. 2008;15(2):166–71.

[4] Marshburn PB, Matthews ML, and Hurst BS. Uterine artery embolization as a treatment option for uterine myomas. *Obstet Gynecol Clin North Am*. 2006;33(1):125–44.

[5] Zupi E, Centini G, Sabbioni L, Lazzeri L, Argay IM, and Petraglia F. Nonsurgical alternatives for uterine fibroids. *Best Pract Res Clin Obstet Gynaecol*. 2015;34:122–31.

[6] Kaump GR and Spies JB. The impact of uterine artery embolization on ovarian function. *Journal of Vascular and Interventional Radiology : JVIR*. 2013;24(4):459–67.

[7] Rosenbaum L. N-of-1 Policymaking–Tragedy, trade-offs, and the demise of morcellation. *N Engl J Med*. 2016; 374(10):986–90.

[8] Dueholm M, Lundorf E, Hansen ES, Ledertoug S, and Olesen F. Accuracy of magnetic resonance imaging and transvaginal ultrasonography in the diagnosis, mapping, and measurement of uterine myomas. *Am J Obstet Gynecol*. 2002; 186(3):409–15.

[9] Testa DA, Di Legge A, Bonatti M, Manfredi DR, and Scambia DG. Imaging techniques for evaluation of uterine myomas. *Best Pract Res Clin Obstet Gynaecol*. 2015;34:37–53.

[10] Goto A, Takeuchi S, Sugimura K, and Maruo T. Usefulness of Gd-DTPA contrast-enhanced dynamic MRI and serum determination of LDH and its isozymes in the differential diagnosis of leiomyosarcoma from degenerated leiomyoma of the uterus. *Int J Gynecol Cancer*. 2002;12(4):354–61.

[11] ACOG practice bulletin No. 104: Antibiotic prophylaxis for gynecologic procedures. *Obstet Gynecol*. 2009;113(5):1180–9.

[12] Rodriguez JF, Trobo AR, Garcia MV et al. The effect of performance feedback on wound infection rate in abdominal hysterectomy. *Am J Infect Control*. 2006;34(4):182–7.

[13] Mukhopadhaya N, De Silva C, and Manyonda IT. Conventional myomectomy. *Best Pract Res Clin Obstet Gynaecol*. 2008;22(4): 677–705.

[14] Tulandi T, Murray C, and Guralnick M. Adhesion formation and reproductive outcome after myomectomy and second-look laparoscopy. *Obstet Gynecol*. 1993;82(2):213–5.

[15] Sawin SW, Pilevsky ND, Berlin JA, and Barnhart KT. Comparability of perioperative morbidity between abdominal myomectomy and hysterectomy for women with uterine leiomyomas. *Am J Obstet Gynecol*. 2000;183(6):1448–55.

[16] Iverson RE, Jr., Chelmow D, Strohbehn K, Waldman L, and Evantash EG. Relative morbidity of abdominal hysterectomy and myomectomy for management of uterine leiomyomas. *Obstet Gynecol*. 1996;88(3):415–9.

[17] West S, Ruiz R, and Parker WH. Abdominal myomectomy in women with very large uterine size. *Fertil Steril*. 2006;85(1):36–9.

[18] LaMorte AI, Lalwani S, and Diamond MP. Morbidity associated with abdominal myomectomy. *Obstet Gynecol*. 1993;82(6):897–900.

[19] Schuring AN, Garcia-Rocha GJ, Schlosser HW, Greb RR, Kiesel L, and Schippert C. Perioperative complications in conventional and microsurgical abdominal myomectomy. *Arch Gynecol Obstet*. 2011;284(1):137–44.

[20] Olufowobi O, Sharif K, Papaionnou S, Neelakantan D, Mohammed H, and Afnan M. Are the anticipated benefits of myomectomy achieved in women of reproductive age? A 5-year review of the results at a UK tertiary hospital. *J Obstet Gynaecol*. 2004;24(4):434–40.

[21] Rybak EA, Polotsky AJ, Woreta T, Hailpern SM, and Bristow RE. Explained compared with unexplained fever in postoperative myomectomy and hysterectomy patients. *Obstet Gynecol*. 2008;111(5):1137–42.

[22] Buttram VC, Jr. and Reiter RC. Uterine leiomyomata: Etiology, symptomatology, and management. *Fertil Steril*. 1981;36(4):433–45.

[23] Ikpeze OC and Nwosu OB. Features of uterine fibroids treated by abdominal myomectomy at Nnewi, *Nigeria. J Obstet Gynaecol*. 1998;18(6):569–71.

[24] Sirjusingh A, Bassaw B, and Roopnarinesingh S. The results of abdominal myomectomy. *West Indian Med J*. 1994;43(4): 138–9.

[25] Vercellini P, Maddalena S, De Giorgi O, Pesole A, Ferrari L, and Crosignani PG. Determinants of reproductive outcome after abdominal myomectomy for infertility. *Fertil Steril*. 1999;72(1): 109–14.

[26] Acien P and Quereda F. Abdominal myomectomy: Results of a simple operative technique. *Fertil Steril*. 1996;65(1):41–51.

[27] Candiani GB, Fedele L, Parazzini F, and Villa L. Risk of recurrence after myomectomy. *Br J Obstet Gynaecol*. 1991;98(4):385–9.

[28] Fedele L, Parazzini F, Luchini L, Mezzopane R, Tozzi L, and Villa L. Recurrence of fibroids after myomectomy: A transvaginal ultrasonographic study. *Hum Reprod (Oxford, England)*. 1995;10(7):1795–6.

[29] Hanafi M. Predictors of leiomyoma recurrence after myomectomy. *Obstet Gynecol*. 2005;105(4):877–81.

[30] Stewart EA, Faur AV, Wise LA, Reilly RJ, and Harlow BL. Predictors of subsequent surgery for uterine leiomyomata after abdominal myomectomy. *Obstet Gynecol*.2002;99(3):426–32.

第 17 章　腹腔镜子宫肌瘤切除术

Laparoscopic Myomectomy

Anthony N. Imudia　Erika Parker New　著
张明乐　译　　李亚楠　校

一、概述

当子宫肌瘤导致如子宫大量出血、盆腔压迫症状伴尿路功能障碍或不孕等无法忍受的症状时，可进行子宫肌瘤切除术或子宫切除术。对于有生育要求的女性，子宫肌瘤切除术是一个很好的选择。肌瘤可能会影响宫腔形态甚至阻塞输卵管而影响生育能力。

与开腹子宫肌瘤切除术相比，腹腔镜子宫肌瘤切除术术后疼痛更轻，住院时间更短[1]。其他优点有：更多的患者在手术后 2 周完全康复，患者血红蛋白下降更少，整体并发症更少。尽管腹腔镜子宫肌瘤切除术由于手术过程的复杂性和所涉及的手术技能而导致手术时间延长，但外科医生的经验和手术工具的进步可能会节省手术时间[2]。比较腹腔镜与开腹子宫肌瘤切除术后的远期结局时，肌瘤复发、再次子宫肌瘤切除术或子宫切除术都没有显著差异[1]。

机器人辅助腹腔镜子宫肌瘤切除术与标准腹腔镜子宫肌瘤切除术的对比研究表明，机器人辅助方式需要更长的手术时间，平均增加了 76min。对于失血量过多的评估，虽然与机器人病例相关，但两者的术后并发症没有显著差异[3]。关于机器人辅助子宫肌瘤切除术的更多信息，请参考第 18 章。

二、患者选择和术前计划

腹腔镜子宫肌瘤切除术的理想人选是有症状并希望保留生育功能的女性。当考虑手术入路时，肌瘤的位置和大小都是需要考虑的关键因素。肌壁间和浆膜下肌瘤均可通过腹腔镜途径切除，黏膜下肌瘤通过宫腔镜切除更好。腹腔镜子宫肌瘤切除术前进行宫腔镜检查将有助于识别黏膜下肌瘤，同时并选择最佳入路[4]。

腹腔镜子宫肌瘤切除术安全切除肌瘤的数量或大小没有限制。一项 Meta 分析显示，1～7 个肌瘤都可以通过腹腔镜切除，即使是直径为 10cm 的肌瘤。每名术者必须根据自己的手术技能和经验为患者制定个体化的治疗方案[5]。

某些术前因素有助于选择腹腔镜子宫肌瘤切除术的患者。Dubuisson 等报道了腹腔镜子宫肌瘤切除术中转开腹的相关危险因素，如超声估计肌瘤大小≥ 5cm、肌壁间肌瘤、前壁肌瘤和术前使用 GnRHa[6]。手术前使用 GnRH 激动剂是有争议的，理论上，缩小肌瘤的大小会使手术更容易。然而，研究表明手术前使用 GnRH 激动剂肌瘤复发的风险更高，剥除较软组织的难度更大[7]。

适当的术前准备有助于正确选择患者。除了双合诊和经阴道超声（trans vaginal ultra sound，TVUS）成像外，还应进行磁共振成像（magnetic resonance imaging，MRI）以评估肌瘤的数量、位置和肌层内的深度。虽然两种成像方式都能准确评估肌瘤的存在，但磁共振成像在确定延伸到子宫壁的位置和深度方面更具优势[8]。

三、手术步骤

由于存在进入子宫腔的风险，以及使用显色剂，患者应在术前给予抗生素，一线药物为头孢唑啉[9]。全麻诱导后，患者取膀胱截石位，双脚放在脚蹬上，必要时采取头低臀高位。举宫器对肌瘤的充分显露至关重要，如 Pelosi 举宫器（苹果医疗公司，马萨诸塞州马尔伯勒）可使子宫前倾。此外，该装置可以在术中注射亚甲蓝或靛蓝胭脂红进行染色，以确定子宫内膜是否受损。

穿刺器布局包括一个用于放置摄像头的 5～12mm 脐孔穿刺器，以及 3 个在腹部上方形成弧形排布的辅助穿刺器（图 17–1）。有时，摄像装置穿刺器放置在脐上方几厘米处（脐上），以确保子宫底部或子宫肌瘤与摄像机之间有足够的操作空间（图 17–2），重要的是将穿刺口选取得足够高，以便符合人体工程学接近肌瘤。例如，子宫肌瘤超出骨盆边缘越高，穿刺器口必须选择得越高[7]。为了减少失血，血管升压素可以注射到子宫肌层和肌瘤包膜之间的平面（视频 17–1），从而产生特有的漂白效果（图 17–3）[7]。血管升压素浓度可以较高（在 60ml 生理盐水中加 20U）或较低（在 400ml 生理盐水中加 20U），二者对术中失血量的影响无差异[10]。

视频 17–1
切开子宫前注射血管升压素

四、手术技巧

建议最初的子宫切口在子宫肌瘤上方横向或水平切开（图 17–4）。腹腔镜下水平切口比垂直切口更易于缝合[11]。我们机构首选 Sonicision 无线超声刀设备（Coviden）切开肌瘤表面的浆膜至假包膜，其他的可选设备是超声刀（Ethicon）[11]，单极剪刀或激光。用单齿抓钳夹住肌瘤向上牵拉，同时使用钝性和锐性分离肌瘤和假包膜，以便摘除肌瘤（视频 17–2）[5]。

视频 17–2
腹腔镜子宫肌瘤切除

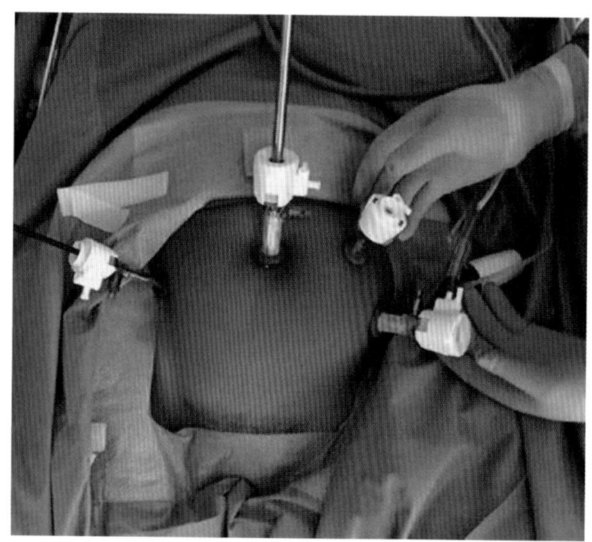
▲ 图 17–1　小于孕 16 周的子宫肌瘤切除术的穿刺器排布

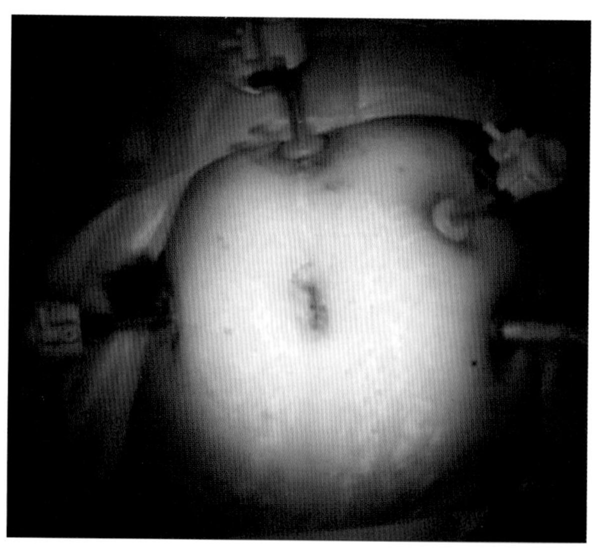
▲ 图 17–2　大于孕 16 周的子宫肌瘤切除术的穿刺器排布

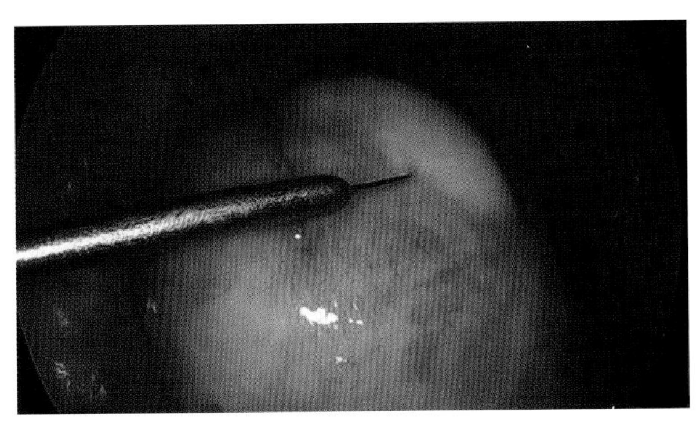

▲ 图 17-3　在子宫肌瘤和浆膜下层之间注射稀释的血管升压素以减少出血

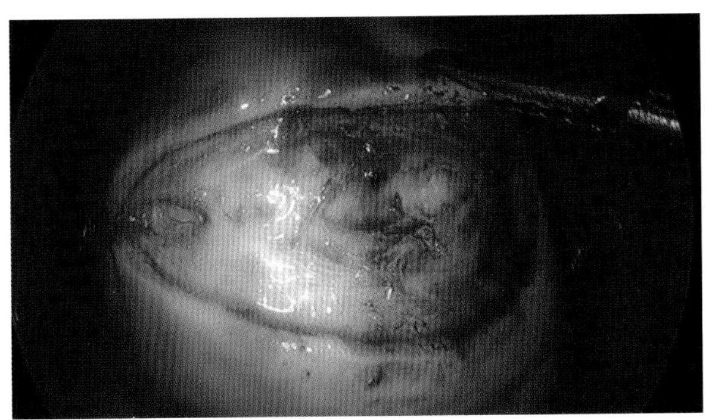

▲ 图 17-4　直接位于子宫肌瘤上方最初的横向或水平切口

一旦肌瘤被切除，需要采用或不采用棒球缝合技术双层缝合子宫肌层和浆膜层。有两种缝合方法可以充分关闭瘤腔和子宫切口。传统的方法是间断缝合。一种较新的缝合方法为使用 V-Loc（Covidien）倒刺线连续缝合。这种缝合线的末端有线圈允许针穿过，因此不需要打结（视频 17-3 和视频 17-4）。一项单中心研究表明，使用可吸收的倒刺线不仅节省了手术的时间，同时还减少了失血量[12]。一项多中心回顾性研究比较了传统间断缝合和连续倒刺线缝合后的切口愈合情况，发现在术后 6 个月内，切口愈合、并发症、血肿形成或超声下瘢痕减少方面没有显著差异。倒刺线缝合可以缩短手术时间，减少术中出血，是缝合子宫的优选方法（图 17-5）[13]。

视频 17-3
使用倒刺线双层缝合子宫肌层（V-Loc）

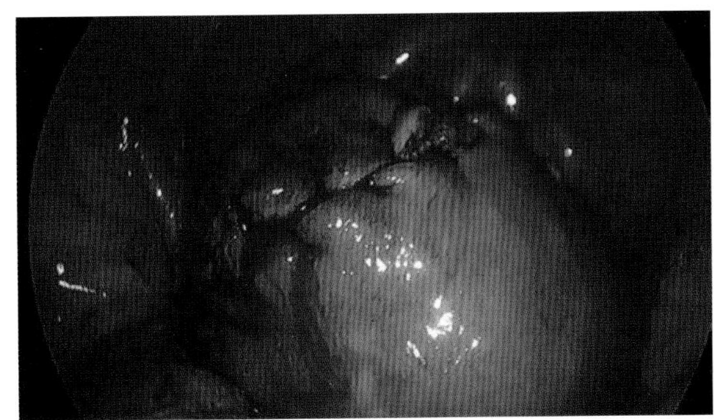

▲ 图 17-5　腹腔镜子宫肌瘤切除术后子宫缝合

视频 17-4
使用棒球缝合技巧缝合浆膜层

可以在子宫切口表面放置 Interceed（Ethicon）以预防粘连形成。一项 Cochrane 综述通过腹腔镜二探所见，对使用屏障物预防术后粘连形成给出了低水平的循证医学证据[14]。基于一项术后诊断性腹腔镜检查以评估粘连形成的研究，总体而言，腹腔镜子宫肌瘤切除术后的粘连明显少于经腹子宫肌瘤切除术[15]（视频 17-5）。

视频 17-5
传统腹腔镜子宫肌瘤切除术

进行微创手术，如腹腔镜肌瘤切除术，存在如何取出肌瘤组织的问题。在 2014 年美国食品药品管理局提出反对建议之前，通过电动旋切器将肌瘤旋切成小块取出，而不扩大腹部切口是肌瘤取出的金标准方法。现在通过微创方式进行子宫肌瘤切除术后，有多种肌瘤取出的方法，这些方法将在第 22 章详细讨论。

五、并发症

在手术前进行咨询和获得手术知情同意时，向患者解释潜在的手术并发症至关重要。严重并发症包括需要输血的失血、血肿形成、二次手术、泌尿系统或肠道损伤以及中转开腹手术。小的并发症包括术后发热、切口感染和膀胱炎。一项纳入 2000 多名患者的大型多中心研究及针对一名医生完成的 1000 多例手术的研究显示，腹腔镜子宫肌瘤切除术任何并发症的风险为 7.1%～11.1%，大多数并发症都很轻微[4]。中转开腹手术最常见的原因是出血过多，需要快速止血[2]。这通常发生在缝合子宫时，快捷的子宫缝合方法有助于减少失血，降低中转开腹率[4]。

六、术后管理

这种微创外科技术的一个好处是，患者可以在术后当天出院回家，大多数患者将在手术后 2 周内恢复正常的生活[11]。有生育要求的患者应该在术后针对术后避孕时间以及对未来分娩方式进行相关咨询。

七、总结

腹腔镜子宫肌瘤切除术与开腹子宫肌瘤切除术相比有很多优势，最显著的优势是住院时间短，总体并发症少。虽然这种术式需要较长的手术时间，但随着外科医生经验的增加，手术时间会缩短。成功的关键是合适患者的选择及全面的术前评估和计划。

参考文献

[1] Bhave Chittawar P, Franik S, Pouwer AW, and Farquhar C. Minimally invasive surgical techniques versus open myomectomy for uterine fibroids. *Cochrane Database Syst Rev*. 2014;10:CD004638.
[2] Jin C, Hu Y, Chen XC et al. Laparoscopic versus open myomectomy–a meta-analysis of randomized controlled trials. *Eur J Obstet Gynecol Reprod Biol*. 2009;145(1):14–21.
[3] Gargiulo AR, Srouji SS, Missmer SA, Correia KF, Vellinga TT, and Einarsson JI. Robot-assisted laparoscopic myomectomy compared with standard laparoscopic myomectomy. *Obstet Gynecol*. 2012;120(2 Pt 1):284–91.
[4] Paul GP, Naik SA, Madhu KN, and Thomas T. Complications of laparoscopic myomectomy: A single surgeon's series of 1001 cases. *Aust N Z J Obstet Gynaecol*. 2010;50(4):385–90.
[5] Mattei A, Cioni R, Bargelli G, and Scarselli G. Techniques of laparoscopic myomectomy. *Reprod Biomed Online*. 2011; 23(1):34–9.
[6] Dubuisson JB, Fauconnier A, Fourchotte V, Babaki-Fard K, Coste J, and Chapron C. Laparoscopic myomectomy: Predicting the risk of conversion to an open procedure. *Hum Reprod*. 2001;16(8):1726–31.
[7] Rossetii A, Sizzi O, Chiarotti F, and Florio G. Developments in techniques for laparoscopic myomectomy. *J Soc Laparoen-doscopic Surg*. 2007;11:34–40.
[8] Dueholm M, Lundorf E, Hansen ES, Ledertoug S, and Olesen F. Accuracy of magnetic resonance imaging and transvaginal ultrasonography in the diagnosis, mapping, and measurement of uterine myomas. *Am J Obstet Gynecol*. 2002;186(3):409–15.
[9] ACOG practice bulletin No. 104: Antibiotic prophylaxis for gynecologic procedures. *Obstet Gynecol*. 2009:113(5):1180–9.
[10] Cohen SL, Senapati S, Gargiulo AR et al. Dilute versus concentrated vasopressin administration during laparoscopic myomectomy: A randomised controlled trial. *BJOG: An Int J Obstet Gynaecol*. 2017;124(2):262–268.
[11] Hurst BS, Matthews ML, and Marshburn PB. Laparoscopic myomectomy for symptomatic uterine myomas. *Fertil Steril*. 2005;83(1):1–23.
[12] Angioli R, Plotti F, Montera R et al. A new type of absorbable barbed suture for use in laparoscopic myomectomy. *Int J Gynaecol Obstet*. 2012;117(3):220–3.
[13] Tinelli R, Litta P, Angioni S et al. A multicenter study comparing surgical outcomes and ultrasonographic evaluation of scarring after laparoscopic myomectomy with conventional versus barbed sutures. *Int J Gynaecol Obstet*. 2016;134.
[14] Ahmad G, O'Flynn H, Hindocha A, and Watson A. Barrier agents for adhesion prevention after gynaecological surgery. *Cochrane Database Syst Rev*. 2015(4):CD000475.
[15] Bulletti C, Polli V, Negrini V, Giacomucci E, and Flamigni C. Adhesion formation after laparoscopic myomectomy. *J Am Assoc Gyn Lap*. 1996;3(4):533–6.

第 18 章　计算机辅助腹腔镜子宫肌瘤切除术

Computer-Assisted Laparoscopic Myomectomy

Randi H. Goldman　Antonio R. Gargiulo　著
张明乐　译　　李亚楠　校

欧洲委员会（European Commission，CE）和美国食品药品管理局（Food and Drug Administration，FDA）分别于 1999 年和 2005 年批准达芬奇（R）外科手术系统用于妇科手术，这为传统腹腔镜手术提供了一种补充技术[1, 2]。迄今为止，达芬奇（R）手术系统仍然是唯一的计算机辅助妇科手术的商业平台（另一个经 FDA 批准的机器人手术平台，Transenterix 公司的 Senhance，已获 FDA 批准超过两年，但尚未能售出和实现临床应用）。在本章中，我们将互换使用"计算机辅助手术"和"机器人手术"这两个术语，前者是科学术语，而后者已被普遍应用。实际上达芬奇（R）手术系统不是机器人，而是计算机辅助的遥控操作器，但毫无疑问，计算机辅助手术领域将在不久的将来演变为真正的机器人手术。目前计算机辅助手术是一种成熟的新一代腹腔镜技术，它增加了微创手术类型，同时扩大了微创手术的患者人群。机器人手术的技术优势是巨大的，最重要的是设备的优势。使用达芬奇系统的外科医生每个机械臂享有 7 个自由度，4 个来自腕部仪器（俯仰、摇摆、旋转和抓握），另外 3 个来自机械臂本身（插入、俯仰和摇摆）[3]。此外，机器人系统具有降低自然震颤的优点，提供放大的、高清晰度的三维图像，提高外科医生的舒适度。这些技术优势能够转化为实际的操作优势，包括更快的学习曲线和虚拟双手的灵活性[4, 5, 6]。机器人手术的灵活性是无与伦比的，可以提高手术的精确度。最后，同样重要的是，医生可以通过在专用模拟器上训练，获得安全高级机器人手术的全部技术，从而避免由于外科医生处于学习曲线的早期阶段给患者带来的风险[7, 8]。这种技术熟练程度与直接的病人学习的分离是计算机辅助外科手术的一项隐藏优势，随着"以患者为中心"理念的发展，这项优势会越来越重要。表 18–1[9] 列出了机器人子宫肌瘤切除术中使用的器械的推荐清单。

众所周知，在每个外科领域，腹腔镜手术都优于开腹手术[10–17]。多项随机对照试验表明，微创腹腔镜子宫肌瘤切除术可作为日间手术，与开腹子宫肌瘤切除术相比，具有出血少、术后疼痛轻、活动恢复快、瘢痕小和整体并发症少的优势[17, 18]。

许多选择接受子宫肌瘤切除术的患者未来有生育要求。对于这些患者，腹腔镜方案在多个临床研究中展示了与开腹手术相比相同或更好的累积妊娠率和活产率[13–15]。产科风险方面，腹腔镜子宫肌瘤切除术后的妊娠导致子宫破裂发生率（0%～1.1%）[15, 19-21] 低于开腹手术（0%～4%）[22, 23]。实际上，腹腔镜子宫肌瘤切除术后的子宫破裂率接近既往子宫下段剖宫产后再次妊娠的风险（0.32%）[23]。此外，腹腔镜二探中可观察到腹腔镜子宫肌瘤切除术后粘连形成率（29%～35%）

表 18-1 机器人辅助腹腔镜子宫肌瘤切除手术步骤和推荐器械

手术步骤	推荐器械	辅助器械选择
子宫切开肌瘤剥除和处理	单极：Hot Shears（单极弯剪） 双极：PK 解剖钳 第三个器械臂：抓钳	单极： • 电钩 • 电铲 双极： • Maryland 双极钳 第三器械臂： • ProGrasp 钳 • Cobra 抓钳或 Cadiere 钳 吸引和冲洗： • EndoWrist 吸引冲洗一体机
子宫切口多层缝合（深层） 子宫切口多层缝合（浆膜层）	缝合： Mega SutureCut 针持 长嘴钳	缝合： • Mega 持针器 • 大持针器 • 点 Mega SutureCut 针持

引自 Gargiulo AR, and Nezhat C. Robot-Assisted Myomectomy: Broadening the Laparoscopist's Armamentarium. In: *Uterine Myoma, Myomectomy and Minimally Invasive Treatments* Cham: Springer International Publishing; 2015, pp. 193–202.

明显低于开腹手术（55%～94%）[24, 25]，这对于育龄期女性至关重要，因为粘连会增加未来的腹部手术（包括剖宫产）的难度，粘连也可能导致慢性疼痛和不孕[26–28]。因此美国生殖医学学会（American Society of Reproductive Medicine，ASRM）建议对合适的患者采用微创方法进行子宫肌瘤切除术，术中使用粘连屏障可将粘连形成的可能性降至最低[29]。可悲的是，这是最少被留意的 ASRM 的建议之一，很多接受了经腹子宫肌瘤切除术的女性也许会被那些受过更好训练和（或）设备更好的外科团队评估适合接受微创手术。在以患者为中心和计算机辅助外科手术的医学时代，这种以医生为中心的医疗模式（例如，以医生的手术技能而不是患者病理类型来评估是否选择微创手术）将不再能被接受。这种在女性健康中被接受而在男性健康中不被接受的以医生为中心的事实增加了冒犯甚至损伤的机会。具体地说，虽然腹腔镜前列腺切除术比开放前列腺切除术显示出明显的优势，但只有少数外科医生可以完成手术，而整个泌尿外科领域都在接受了机器人前列腺切除术，使得开放前列腺切除术在发达国家沦为怀旧外科医生（和知识匮乏的患者）的小众手术。妇科手术并非如此，尽管有证据表明微创子宫肌瘤切除术和其他先进的妇科手术的采用率低得不合理，但基于成本控制的虚假借口，一场反对机器人手术的理念之争还是发起了[30–32]。

机器人辅助腹腔镜子宫肌瘤切除术的主要优点是为那些有较大或较深的子宫肌瘤的女性提供了微创手术机会，否则这些肌瘤将通过开腹手术进行切除。Barakat 等报道，机器人辅助子宫肌瘤切除术组即使在肌瘤直径较大的情况下，与传统的腹腔镜子宫肌瘤切除术相比，其失血量、手术时间以及住院时间也没有差异[33]。机器人系统提供的先进设备可以将大肌瘤以精准可控的方式切除，并且逐层关闭瘤腔，确保切口闭合。

腹腔镜子宫肌瘤切除术是一种“大量缝合”的手术，计算机辅助手术使腹腔镜缝合（可以说是手术中最耗时、最具挑战性但又至关重要的部分）能够以方便和可控的方式完成。重要的是，切口缝合得越快，患者失血就越少。然而，一项有效的子宫肌瘤切除术技术不是缝合的如何快，而是如何快速的缝好。最近的一项研究通过腹腔镜子宫肌瘤切除术后 6 个月进行的腹腔镜二探发现，良好的切口缝合对降低粘连形成非常重要，术后粘连的存在与瘤腔缝合的质量有关。如果切口缝合后有突起，患者术后粘连的风险增加 2.5 倍[34]，这种情况更可能发生在传统腹腔镜子宫肌瘤切除术中最常进行的单层缝合之后[35]。相反，通过机器人辅助关闭瘤腔，突出的切口可以通过多层缝合技术消除[36, 37]。

在一些机器人辅助腹腔镜子宫肌瘤切除术的研究中发现存在手术时间较长的问题。Gargiulo等人比较了机器人子宫肌瘤切除术和腹腔镜子宫肌瘤切除术的手术时间，发现机器人手术平均要长 76min[38]。然而，在机器人组中，绝大多数切口使用的是常规缝合（需要大量打结），而腹腔镜组中使用倒刺线缝合（不需要打结）。倒刺线缝合能够缩短手术时间，减少失血，应该是任何微创子宫肌瘤切除术缝合的金标准[38, 39]，本研究中机器人组中没有使用倒刺线很可能是其手术时间更长的原因。

与任何手术一样，仔细选择病人是成功和避免意外中转开腹的关键。每个外科医生都有自己的手术舒适区，根据手术的预期难度，评估哪些患者适合进行计算机辅助手术。为了提高患者的评估，我们强烈建议术前进行磁共振成像（MRI）检查[9]。MRI 能够帮助外科医生详细了解每个肌瘤的大小和位置，对制定手术方案至关重要。此外，图像可以在手术过程中展示，并在术中起向导作用。根据我们团队既往开展的 750 例此类手术（0.1% 的患者中转开腹），总肌瘤＜ 15 个、最大肌瘤直径＜ 15cm 的患者是机器人子宫肌瘤切除术的适应证[3]。

机器人子宫肌瘤切除术时，正确的穿刺口位置对于手术的成功和操作的便捷至关重要（图 18–1）[40]。中央摄像头端口必须和工作区保持足够的距离，以获得最佳的视觉效果和操作空间。在大多数情况下，摄像机放置端口位于脐部；然而，对于大肌瘤或身材矮小的患者，可将摄像头放置于中线脐上位置。最近的证据表明，如果主穿刺点在脐上方 6.5cm 以内，则不会损伤肝脏的镰状韧带（即使是最小的患者也是如此）[41]。每个新增的端口应与其他端口相距至少 8cm，以便机械臂可以在最少外部碰撞的情况下具有完全的移动性。根据病例的预期难度、肌瘤的大小和位置以及美观性，除了一个辅助端口外，我们总共

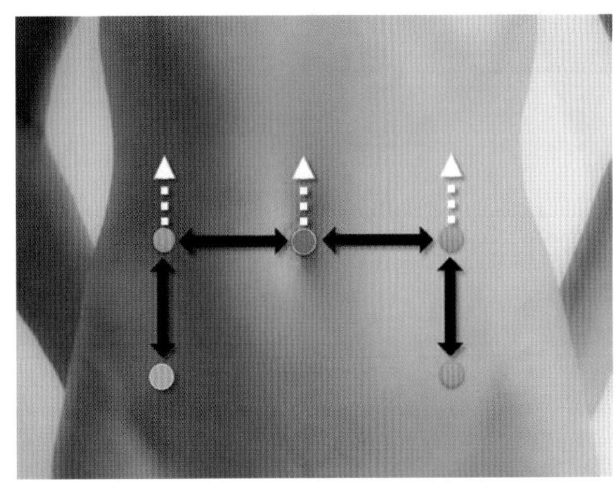

▲ 图 18–1 机器人辅助腹腔镜操作端口选择

用于肌瘤切除的机器人辅助腹腔镜操作端口位置如图所示。红色圆圈表示摄像头放置的位置，该位置必须距离工作区足够远，以实现最佳的可视化效果和操作空间。通常摄像机端口位于脐部。对于患有大肌瘤（或躯赶较短）的患者，可将其放置在脐上方中线位置，最高可达脐上方 6.5cm，而不会有损伤镰状韧带的风险。机器人操作端口用橙色圆圈表示，应该与所有其他端口相距至少 8cm，以实现最大化移动性和最小化机械臂的外部碰撞。辅助端口由蓝色圆圈表示，我们通常将其放在右下象限

使用 3 个或 4 个机器人端口（包括摄像头臂端口）[9]。最近，遵循美国食品药品管理局关于子宫组织粉碎的建议，许多医疗中心不得不放弃使用肌瘤旋切器，通过改良的腹腔镜切口取出肌瘤，以继续提供微创肌瘤切除术（图 18–2）。为应对这一情况，我们团队开创了单切口机器人辅助腹腔镜子宫肌瘤切除术，通过单切口完成手术操作以及取出标本（图 18–3）。目前这种手术方式常规用于直径 6cm 以下的肌瘤患者[42–44]。

有效的肌瘤剥除是所有路径肌瘤切除手术的基本步骤。子宫肌瘤切除术是严格的包膜内手术，保留神经血管束是子宫肌层功能修复的关键（图 18–4）[45–47]。子宫切口必须足够大，以取出子宫肌瘤，然而子宫切口太大会导致肌瘤剥除中出血量增加，并且需要通过更多的缝合来修复。机器人子宫肌瘤切除术剥除肌瘤是一个奇妙的步骤，如抓钩稳定肌瘤、机械手稳定子宫、术者用第二（或第三）操作器械推开肌瘤周围的子宫肌层（在子宫肌瘤假包膜内），直到肌瘤被剥除。

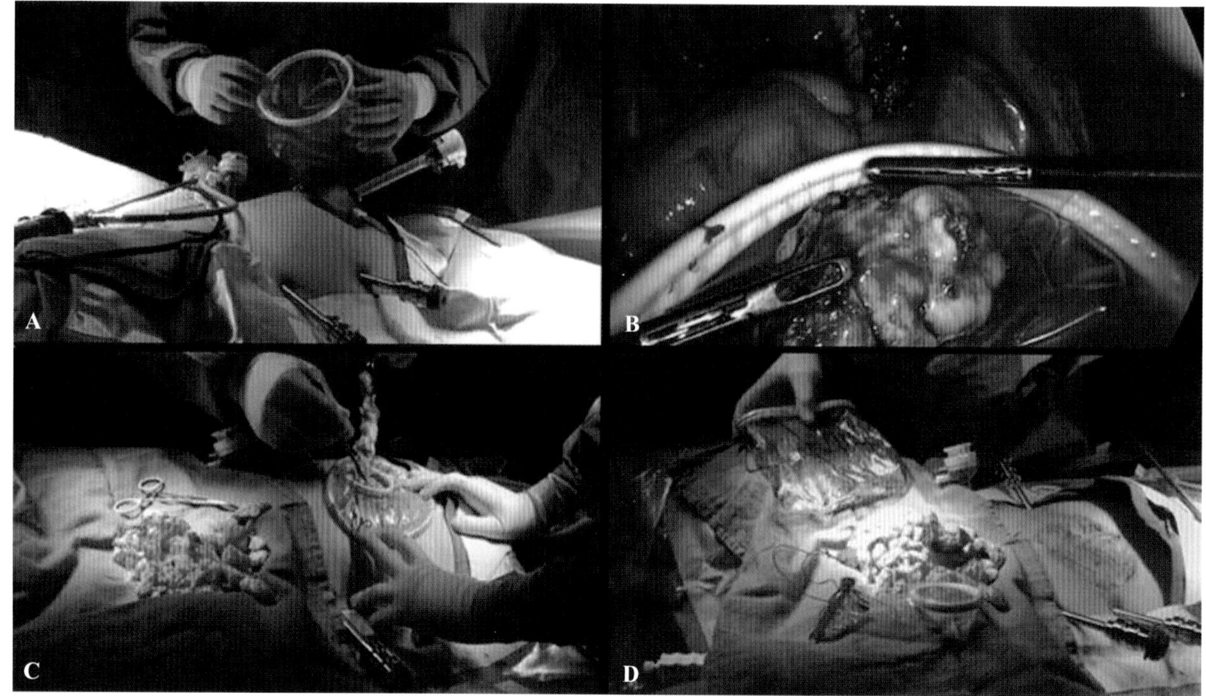

▲ 图 18-2 袋内肌瘤取出

根据 2014 年美国 FDA 关于子宫组织粉碎的建议，我们采用了一种袋内肌瘤剔除技术。A. 子宫肌瘤切除后，将脐部切口延长至 2～2.5cm（即传统腹腔镜的矢状切口），并在腹腔内放置一个标本袋；B. 通过腹腔镜将肌瘤标本放置在袋子内；C. 通过脐部切口将标本袋上缘拉出保护脐部切口，避免肌瘤与切口直接接触，用手术刀以旋切的方式边粉碎肌瘤边取出；D. 粉碎完成后，剩余肌瘤组织在标本袋内通过脐部切口取出，检查标本袋是否有损坏或溢出的迹象

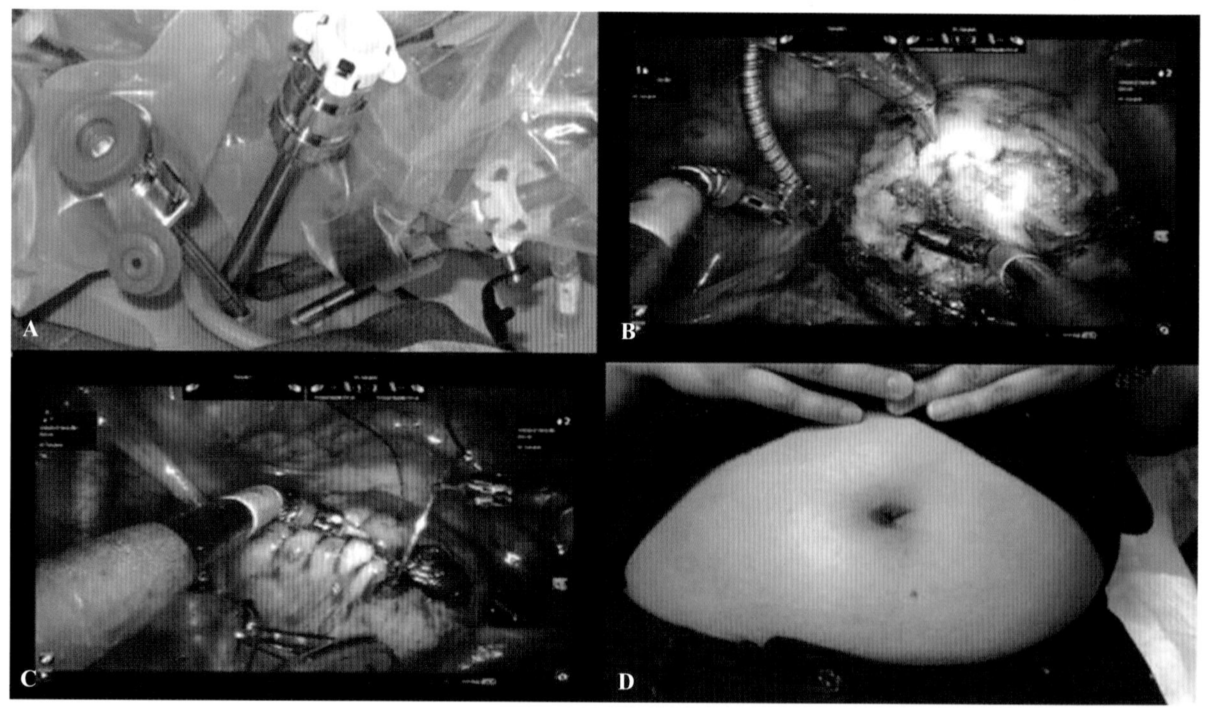

▲ 图 18-3 单切口机器人子宫肌瘤切除术

A. 通过我们新的单切口机器人技术，可以通过 2.5cm 脐部单切口完成子宫肌瘤切除术；B. 特制的曲面器械通过专用的单切口通道放置；C. 通过单切口使用机械腕部器械进行缝合，可以精确地逐层闭合子宫肌瘤床；D. 这种超微创的单切口手术可实现近乎“无瘢痕”，并且在目前需要 2.5cm 切口用于标本取出的过程中，它为患者节省了 3 个穿刺口

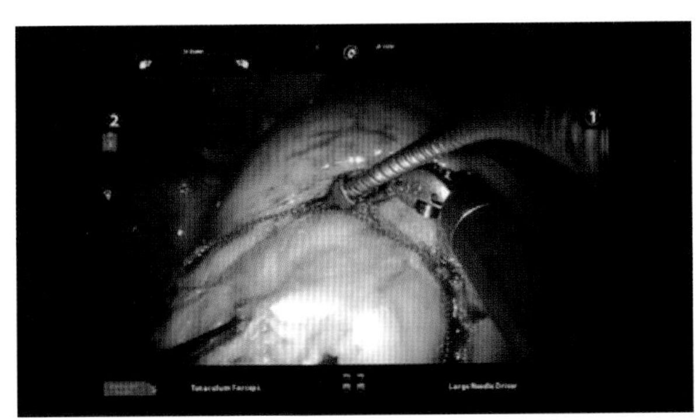

▲ 图 18-4　假包膜内肌瘤剥除

任何子宫肌瘤切除术的基本步骤都是剥除肌瘤，这应该只发生在假包膜内（红虚线）。这样可以保留肌瘤周围的神经血管束，这是子宫肌层功能修复的关键。子宫肌层切开后，固定肌瘤，将周围的子宫肌层（包括子宫肌瘤假包膜）完全推开，完整剥除肌瘤

稳定、三维、放大的术野有助于在适当的组织平面上仔细解剖、分离[9, 48]。理想情况下，外科医生应该尝试通过尽可能少的子宫切口剥除所有肌瘤，并且应该避免损伤子宫内膜腔和输卵管。虽然子宫切口最好能够使用电器械进行，以限制出血和保持手术视野的清晰，其余的剥除过程大多通过钝性分离和反向牵拉来实现。在某些情况下，子宫肌瘤切除术中可以进行显色试验，以评估是否进入宫腔。

剥除和缝合子宫的过程可能很耗时，它们通常是大量失血的原因。为了减少术中失血（以避免输血），我们推荐几种方法[9]。促性腺激素释放激素（gonadotropin-releasing hormone，GnRH）激动剂可在计划手术前应用几个月以减小肌瘤的直径，然而这有可能使组织平面扭曲，并可能使剥除更加困难[48, 49]。我们的标准预处理是术中经直肠放置米索前列醇（400μg）及子宫肌层注射稀释后的血管升压素来减少术中失血量。血管升压素必须谨慎使用，因为它会导致严重的心脏功能障碍，但这种不良反应非常罕见。它的半衰期为 10～20min，剂量＜10U 导致心脏不良事件（包括心血管骤停）尚未报告。因此，在我们的手术过程中，每 60～120min 重复使用 5U 的血管升压素。因为血管升压素会影响利尿和血压，所以在手术过程中，与麻醉师的沟通至关重要[50–52]。氨甲环酸最近已经应用于这些手术的过程中[53]。我们团队会给预计失血量很大或基础红细胞压积不理想的患者使用氨甲环酸。

如上所述，机器人辅助腹腔镜子宫肌瘤切除术提供的最大好处之一是子宫切口缝合满意。子宫切口缝合的金标准是多层缝合，无外露缝线；这一显微外科标准适用于所有的子宫肌瘤切除术，无论是通过开腹还是微创方法进行。单层缝合会导致血肿形成和二次愈合，而暴露的缝线会导致盆腔粘连，这两者都是现代生殖外科手术中需要避免的。适当的切口缝合将降低出血量、粘连形成以及未来子宫破裂的风险[9, 34, 36, 37]。重要的是在子宫肌瘤切除术时什么代表合格的显微外科技术，应该达成共识。因为在许多情况下，子宫肌瘤切除的微创手术已经成为“简化”手术的同义词，这是一个可悲的现实。“简化”手术在伦理上是不可接受的，因为患者完全不知道这种“捷径”，因此无法选择出值得信任的手术团队。规则很简单，无论经何种途径施术，子宫肌瘤切除术的基本原则是不变的，即假包膜内剥除子宫肌瘤、分层缝合、无外露缝线。这些可以通过开腹手术或腹腔镜手术来实现，但是不会由于手术路径不同而改变。当明确规则后，机器人辅助在许多外科医生进行腹腔镜手术的重要作用就变得更加清楚了。

倒刺线通常用于缝合子宫深肌层至浆膜层。倒刺线能够提供适当的组织张力使两侧组织平面的重新聚合，更快的实现切口愈合（和更少的失血）[38, 39, 54, 55]。严密止血后，我们通常会在子宫切口部位应用防粘连措施，如防粘连膜，以进一步降低术后粘连形成的风险[56]。

医学界和媒体普遍关注在腹腔镜手术中恶性子宫肿瘤被意外粉碎的情况。因此，微创手术后标本的取出对妇科医生来说变得更具挑战性[57–60]。根据美国食品药品管理局最近对子宫组织粉碎的建议，更多的患者和医生选择了剖腹手术，以降

低术前检查中未发现的恶性肿瘤播散的风险。理论上，这将降低子宫切除术或子宫肌瘤切除术的死亡率。然而，最近一项对 100 000 名假设绝经前女性的决策分析预测结果提示，更多的死亡原因实际上是由开腹手术导致，而不是由平滑肌肉瘤在腹腔镜手术中被粉碎发生播散这一罕见情况导致[61]。开腹手术后预计死亡人数的增加是由于术后并发症如血栓风险增高导致的。当然，因为平滑肌肉瘤通常要通过病理检查才能确诊，所以必须认真对待术中恶性肿瘤播散的风险。已经有一些技术解决这一问题，例如完成切除后，将子宫肌瘤或子宫放入腹腔镜标本取出袋中[62]。然后通过其中一个穿刺孔将袋子提拉到患者皮下，该穿刺口扩大到约 25mm，可以通过手工粉碎标本将其从患者体内取出，从而避免肌瘤碎屑播散。尽管存在粉碎限制，但是这种方法使我们所有符合机器人辅助腹腔镜手术标准的患者能够继续接受微创手术[63]。然而，本着提供一个既实用又科学章节的精神，我们应该认识到，在微创子宫肌瘤切除术的背景下限制恶性细胞潜在扩散的努力是没有任何依据的，因为在肌瘤剥除过程中子宫浆膜层已经被破坏，子宫肿瘤已经脱落数千个细胞到盆腔。

学习外科技术，如机器人辅助腹腔镜子宫肌瘤切除术可能具有挑战性。在医学上，我们习惯沿用“见一个，做一个，教一个”的传统，这是 20 世纪外科手术的“必然之恶”，但也是延续外科技术的唯一途径。正因如此，这种外科教学理念仍然被广泛接受，尽管所有证据都表明在外科医生的学习曲线中出现并发症的可能性更高，但是在手术过程中放弃一小部分安全性是一种付出的象征，以确保未来的患者仍能接触到训练有素的外科医生。这是一个真正的伦理难题，随着新技术的出现，这个难题也在不断演变。

机器人训练操作平台可以模拟机器人外科手术技术的教学和学习，从而在很大程度上将技术训练与患者分开。医生和受训者可以尝试在为真实患者实施手术之前，在训练平台上花时间完善模拟训练，从基本缝合到进行子宫切除术，而不是在为患者实施手术过程中学习，这对所有参与者都有利。机器人系统的操作学习曲线相对较快，并且可以通过使用训练操作台来增强[7, 64, 65]。虚拟模拟培训使许多医生能够有效地学习计算机辅助手术技术，从而实现开腹手术到微创手术的转变。

机器人辅助子宫肌瘤切除术扩大了腹腔镜手术的患者基础。以前只能选择开腹子宫肌瘤切除术的患者现在可以通过计算机辅助手术享受微创手术所带来的好处。机器人辅助手术提供的可视化和精确性仍然是无与伦比的，在子宫肌瘤切除术中尤其有用。虽然完善机器人技术需要时间和实践，但通过使用虚拟现实模拟器，学习执行机器人手术所需的技能与患者分离，这可能会对提高教学医院环境中的手术整体质量产生巨大影响。

免责声明

Gargiulo 博士报告说，他是 Medicaroid 公司和 Lumenis 公司的顾问。

参考文献

[1] Advincula AP, Song A, Burke W, and Reynolds RK. Preliminary experience with robot-assisted laparoscopic myomectomy. *J Am Assoc Gynecol Laparosc*. 2004 November; 11(4):511–8.
[2] O'Sullivan OE and O'Reilly BA. *Gynecological Surgery and the Robot*. 2014;6:59–70.
[3] Quaas AM, Einarsson JI, Srouji S, and Gargiulo AR. Robotic myomectomy: A review of indications and techniques. *Rev Obstet Gynecol*. 2010;3(4):185–91.
[4] Mucksavage P, Kerbl DC, and Lee JY. The da Vinci(®) surgical system overcomes innate hand dominance. *J Endourol*. 2011 August;25(8):1385–8.
[5] Moorthy K, Munz Y, Dosis A et al. Dexterity enhancement with robotic surgery. *Surg Endosc*. 2004 May;18(5):790–5.
[6] Choussein, S Srouji SS, Farland LV, Wietsma A et al. Robotic assistance confers ambidexterity to laparoscopic surgeons. *J Minim Invasive Gynecol*. 2018;25(1):76–83.
[7] Culligan P, Gurshumov E, Lewis C, Priestley J, Komar J, and Salamon C. Predictive validity of a training protocol using a robotic

surgery simulator. *Female Pelvic Med Reconstr Surg*. 2014 January–February;20(1):48–51.

[8] Gargiulo AR. Will computer-assisted surgery shake the foundations of surgical ethics in the age of patient-centered medicine? *OBG Manag Suppl*. 2015;S20–4.

[9] Gargiulo AR and Nezhat C. Robot-Assisted Myomectomy: Broadening the Laparoscopist's Armamentarium. In: A. Tinelli and A. Malvasi (eds.) *Uterine Myoma, Myomectomy and Minimally Invasive Treatments* Cham: Springer International Publishing; 2015, pp. 193–202.

[10] Alessandri F, Lijoi D, Mistrangelo E, Ferrero S, and Ragni N. Randomized study of laparoscopic versus minilaparotomic myomectomy for uterine myomas. *J Minim Invasive Gynecol*. 2006;13(2):92–7.

[11] Cicinelli E, Tinelli R, Colafiglio G, and Saliani N. Laparoscopy vs. minilaparotomy in women with symptomatic uterine myomas: A prospective randomized study. *J Minim Invasive Gynecol*. 2009;16(4):422–6.

[12] Fanfani F, Fagotti A, Bifulco G, Ercoli A, Malzoni M, and Scambia G. A prospective study of laparoscopy versus mini-laparotomy in the treatment of uterine myomas. *J Minim Invasive Gynecol*. 2005;12(6):470–4.

[13] Palomba S, Zupi E, Russo T et al. A multicenter randomized, controlled study comparing laparoscopic versus minilaparotomic myomectomy: Short-term outcomes. *Fertil Steril*. 2007 October;88(4):942–51.

[14] Palomba S, Zupi E, Falbo A et al. A multicenter randomized, controlled study comparing laparoscopic versus minilaparotomic myomectomy: Reproductive outcomes. *Fertil Steril*. 2007 October;88(4):933–41.

[15] Seracchioli R, Manuzzi L, Vianello F et al. Obstetric and delivery outcome of pregnancies achieved after laparoscopic myomectomy. *Fertil Steril*. 2006 July;86(1):159–65.

[16] Mais V, Ajossa S, Guerriero S, Mascia M, Solla E, and Melis GB. Laparoscopic versus abdominal myomectomy: A prospective, randomized trial to evaluate benefits in early outcome. *Am J Obstet Gynecol*. 1996 February;174(2):654–8.

[17] Jin C, Hu Y, Chen X et al. Laparoscopic versus open myomectomy--A meta-analysis of randomized controlled trials. *Eur J Obstet Gynecol Reprod Biol*. 2009 July;145(1):14–21.

[18] Moustafa S, Duke C, Sood A, Dun E, and Dabaja A. 30-Day postoperative outcomes of minimally invasive versus abdominal myomectomy: An analysis of the National Surgical Quality Improvement Program (NSQIP) Database 2005–2013. *Fertil Steril*. 2015;104:e179–80.

[19] Sizzi O, Rossetti A, Malzoni M et al. Italian multicenter study on complications of laparoscopic myomectomy. *J Minim Invasive Gynecol*. 1979;14(4):453–62.

[20] Pitter MC, Gargiulo AR, Bonaventura LM, Lehman JS, and Srouji SS. Pregnancy outcomes following robot-assisted myomectomy. *Hum Reprod*. 2013 January;28(1):99–108.

[21] Parker WH, Einarsson J, Istre O, and Dubuisson J-B. Risk factors for uterine rupture after laparoscopic myomectomy. *J Minim Invasive Gynecol*. 2009;17(5):551–4.

[22] Garnet JD. Uterine rupture during pregnancy. An analysis of 133 patients. *Obstet Gynecol*. 1964 June;23:898–905.

[23] Spong CY, Landon MB, Gilbert S et al. Risk of uterine rupture and adverse perinatal outcome at term after cesarean delivery. *Obstet Gynecol*. 2007 October;110(4):801–7.

[24] Takeuchi H and Kinoshita K. Evaluation of adhesion formation after laparoscopic myomectomy by systematic second-look microlaparoscopy. *J Am Assoc Gynecol Laparosc*. 2002 November;9(4):442–6.

[25] Dubuisson JB, Fauconnier A, Chapron C, Kreiker G, and Nörgaard C. Second look after laparoscopic myomectomy. *Hum Reprod*. 1998 August;13(8):2102–6.

[26] Awonuga AO, Fletcher NM, Saed GM, and Diamond MP. Postoperative adhesion development following cesarean and open intra-abdominal gynecological operations: A review. *Reprod Sci*. 2011 December;18(12):1166–85.

[27] Vrijland WW, Jeekel J, van Geldorp HJ, Swank DJ, and Bonjer HJ. Abdominal adhesions: Intestinal obstruction, pain, and infertility. *Surg Endosc*. 2003 July;17(7):1017–22.

[28] Duffy DM, diZerega GS. Adhesion controversies: Pelvic pain as a cause of adhesions, crystalloids in preventing them. *J Reprod Med*. 1996 January;41(1):19–26.

[29] Surgeons PC of AS for RM in collaboration with S of R. Pathogenesis, consequences, and control of peritoneal adhesions in gynecologic surgery: A committee opinion. *Fertil Steril*. 2013 May;99(6):1550–5.

[30] Liu G, Zolis L, Kung R, Melchior M, Singh S, and Cook EF. The laparoscopic myomectomy: A survey of Canadian gynaecologists. *J Obstet Gynaecol Canada*. 2010;32(2):139–48.

[31] Wright JD, Ananth CV, Tergas AI et al. An economic analysis of robotically assisted hysterectomy. *Obstet Gynecol*. 2014 May;123(5):1038–48.

[32] Wright JD, Ananth CV, Lewin SN et al. Robotically assisted vs. laparoscopic hysterectomy among women with benign gynecologic disease. *JAMA*. 2013 February 20; 309(7):689–98.

[33] Barakat EE, Bedaiwy MA, Zimberg S, Nutter B, Nosseir M, and Falcone T. Robotic-assisted, laparoscopic, and abdominal myomectomy: A comparison of surgical outcomes. *Obstet Gynecol*. 2011 February;117(2 Pt 1):256–65.

[34] Kumakiri J, Kikuchi I, Kitade M et al. Association between uterine repair at laparoscopic myomectomy and postoperative adhesions. *Acta Obstet Gynecol Scand*. 2012 March;91(3):331–7.

[35] Pluchino N, Litta P, Freschi L et al. Comparison of the initial surgical experience with robotic and laparoscopic myomectomy. *Int J Med Robot*. 2014 June;10(2):208–12.

[36] Gargiulo AR, Srouji SS, Missmer SA et al. Robot-assisted laparoscopic myomectomy compared with standard laparoscopic myomectomy. *Obstet Gynecol*. 2012 August;120(2 Pt 1):284–91.

[37] Einarsson JI, Vellinga TT, Twijnstra AR, Chavan NR, Suzuki Y, and Greenberg JA. Bidirectional barbed suture: An evaluation of safety and clinical outcomes. *JSLS*. 2010 July–September;14(3):381–5.

[38] Alessandri F, Remorgida V, Venturini PL, and Ferrero S. Unidirectional barbed suture versus continuous suture with intracorporeal knots in laparoscopic myomectomy: A randomized study. *J Minim Invasive Gynecol*. 1996;17(6):725–9.

[39] Angioli R, Plotti F, Montera R et al. A new type of absorbable barbed suture for use in laparoscopic myomectomy. *Int J Gynaecol Obstet*. 2012 June;117(3):220–3.

[40] Cela V, Freschi L, Simi G et al. Fertility and endocrine outcome after robot-assisted laparoscopic myomectomy (RALM). *Gynecol Endocrinol*. 2013 January;29(1):79–82.

[41] Bedaiwy MA, Zhang A, Henry D, Falcone T, and Soto E. Surgical anatomy of supraumbilical port placement: Implications for robotic and advanced laparoscopic surgery. *Fertil Steril*. 2015;103(4:e33).

[42] Gargiulo AR, Bailey AP, and Srouji SS. Robot-assisted single-incision laparoscopic myomectomy: Initial report and technique. *J Robot Surg*. 2013 June;7(2):137–42.

[43] Lewis EI, Srouji SS, and Gargiulo AR. Robotic single-site myomectomy: Initial report and technique. *Fertil Steril*. 2015 May;103(5):1370–7.e1.

[44] Moawad GN, Tyan P, Paek J et al. Comparison Between Single-Site and Multiport Robot-Assisted Myomectomy. *J Robot Surg* 2019;13(6):757–64.

[45] Tinelli A, Mynbaev OA, Sparic R et al. Angiogenesis and vascularization of uterine leiomyoma: Clinical value of pseudocapsule containing peptides and neurotransmitters. *Curr Protein Pept Sci*. 2016 March 22;17.

[46] Tinelli A, Malvasi A, Hurst BS et al. Surgical management of neurovascular bundle in uterine fibroid pseudocapsule. *JSLS*. 2012 January–March;16(1):119–29.

[47] Malvasi A, Cavallotti C, Nicolardi G et al. NT, NPY and PGP 9.5 presence in myomeytrium and in fibroid pseudocapsule and their possible impact on muscular physiology. *Gynecol Endocrinol*. 2013 February;29(2):177–81.

[48] Lewis EI and Gargiulo AR. The Role of Hysteroscopic and Robot-assisted Laparoscopic Myomectomy in the Setting of Infertility. *Clin*

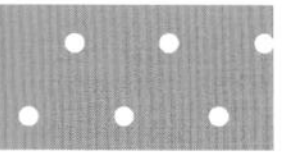

Obstet Gynecol. 2016 March;59(1):53–65.

[49] Muzii L, Boni T, Bellati F et al. GnRH analogue treatment before hysteroscopic resection of submucous myomas: A pro-spective, randomized, multicenter study. *Fertil Steril*. 2010 September;94(4):1496–9.

[50] Hobo R, Netsu S, Koyasu Y, and Tsutsumi O. Bradycardia and cardiac arrest caused by intramyometrial injection of vasopressin during a laparoscopically assisted myomectomy. *Obstet Gynecol*. 2009 February;113(2 Pt 2):484–6.

[51] Nezhat F, Admon D, Nezhat CH, Dicorpo JE, and Nezhat C. Life-threatening hypotension after vasopressin injection during operative laparoscopy, followed by uneventful repeat laparoscopy. *J Am Assoc Gynecol Laparosc*. 1994 November;2(1):83–6.

[52] Tulandi T, Béique F, and Kimia M. Pulmonary edema: A complication of local injection of vasopressin at laparoscopy. *Fertil Steril*. 1996 September;66(3):478–80.

[53] Fusca L, Perelman I, Fergusson D et al. The Effectiveness of Tranexamic Acid at Reducing Blood Loss and Transfusion Requirement for Women Undergoing Myomectomy: A Systematic Review and Meta-analysis. *J Obstet Gynaecol Can*. 2019;41(8):1185–92.e1.

[54] Zhang Y, Ma D, Li X, and Zhang Q. Role of barbed sutures in repairing uterine wall defects in laparoscopic myomectomy: A systemic review and meta-analysis. *J Minim Invasive Gynecol*. 2016;23(5):684–91.

[55] Greenberg JA and Goldman RH. Barbed suture: A review of the technology and clinical uses in obstetrics and gynecology. *Rev Obstet Gynecol*. 2013;6(3–4):107–15.

[56] Tinelli A, Malvasi A, Guido M et al. Adhesion formation after intracapsular myomectomy with or without adhesion barrier. *Fertil Steril*. 2011;95(5):1780–5.

[57] U.S. Food and Drugs Administration. *Safety Communications - Updated Laparoscopic Uterine Power Morcellation in Hysterectomy and Myomectomy*. FDA Safety Communication Center for Devices and Radiological Health. Available from: http://www.fda.gov/MedicalDevices/Safety/AlertsandNotices/ucm424443.htm

[58] AAGL Advancing Minimally Invasive Gynecology Worldwide. AAGL practice report: Morcellation during uterine tissue extraction. *J Minim Invasive Gynecol*. 2009;21(4):517–30.

[59] Brown J. AAGL advancing minimally invasive gynecology worldwide: Statement to the FDA on power morcellation. *J Minim Invasive Gynecol*. 2014;21(6):970–1.

[60] Executive Summary Power Morcellation and Occult Malig-nancy in Gynecologic Surgery 2014. Available from: https://www.acog.org/~/media/TaskForceandWorkGroupReports/Public/MorcellationSpecialReport.pdf

[61] Siedhoff MT, Wheeler SB, Rutstein SE et al. Laparoscopic hysterectomy with morcellation vs. abdominal hysterectomy for presumed fibroid tumors in premenopausal women: A decision analysis. *Am J Obstet Gynecol*. 2015 May;212(5):591.e1–8.

[62] Srouji SS, Kaser DJ, and Gargiulo AR. Techniques for con-tained morcellation in gynecologic surgery. *Fertil Steril*. 2015 April;103(4):e34.

[63] Cohen SL, Clark NV, Ajao MO et al. Prospective Evaluation of Manual Morcellation Techniques: Minilaparotomy Versus Vaginal Approach. *J Minim Invasive Gynecol*. 2019; 26(4):702–8.

[64] Lenihan JP, Kovanda C, and Seshadri-Kreaden U. What is the learning curve for robotic assisted gynecologic surgery? *J Minim Invasive Gynecol*. 1989;15(5):589–94.

[65] Lim PC, Kang E, and Park DH. Learning curve and surgical outcome for robotic-assisted hysterectomy with lymphadenectomy: Case-matched controlled comparison with laparoscopy and laparotomy for treatment of endometrial cancer. *J Minim Invasive Gynecol*. 2009;17(6):739–48.

第 19 章　宫腔镜子宫肌瘤汽化术

Hysteroscopic Vaporization of Uterine Myoma

Annie Leung　Togas Tulandi　著

张明乐　译　　李亚楠　校

一、概述

宫腔镜改变了包括黏膜下肌瘤在内的多种子宫内病变的治疗。黏膜下肌瘤的标准治疗方法是在宫腔镜直视下使用电切镜环状电极切除[1, 2]。然而，子宫肌瘤切除与组织碎片的积聚可能导致术野模糊，需要反复取出电切镜来清除这些碎片，使手术时间延长和感染风险增加。手术过程中的出血也可能会模糊操作者的视野，需要增加膨宫压力来使术野清晰，从而增加了液体超载的风险。

为了克服这些技术困难，泌尿外科领域率先研发了一种汽化技术[3]。在 Meta 分析中，经尿道汽化手术与出血、手术时间和发病率的显著减少以及住院时间和康复时间的缩短相关[4]。其疗效与常规经尿道前列腺切除术相似，成本较低。此后，汽化技术被应用于妇科领域[5]。在本章中，我们回顾了汽化的物理特性、手术技术以及在妇科领域的应用（表 19–1）。

二、汽化电极的物理特性

VaporTrode（Circon ACMI，Stamford，CT）是一种市售的汽化电极，它利用高频电流在切割组织时同步汽化和凝固。汽化电极表面呈沟槽状，这种设计能够有效利用电的边缘密度特性，在接触点产生高电流密度区域的电子浓度，产生热反应，使组织温度快速上升，直至汽化（100℃）[6]。

该电外科器械的射频在 400 000～1 000 000Hz，根据不同功率设置，可以进行切割、电凝、分离或汽化。在电切的过程中，电流发生器持续射频，正弦波的正负频率变化在切割过程中产生较高的切割热。在电凝过程中，凝固波形由短阵射频正弦波组成，每阵之间有一个停顿。虽然波形可能具有相同的电压峰值，由于凝固模式下的电流大部分时间处于暂停模式，每单位时间输送的平均功率较小。

在电外科干燥过程中，因组织自身具有电阻，电流通过时在其内部产生热量，使得组织变热变干，颜色变成浅棕色，水分排出，产生气泡和蒸汽。

汽化过程中使用的电流比标准切割中使用的电流有更高的功率。因此，当电极接触新鲜组织细胞时，它提供足够高的电流功率来汽化接触的组织细胞。然而，如果保持同一点的接触，由于被干燥的组织产生的电阻增加，其下方的组织细胞开始变干燥而不是被汽化。干燥的程度取决于与组织接触的质量和电极在该点停留的时间，接触时间越长，脱水效果越深。由于使用甘氨酸作为膨宫液，干燥的组织不断再水合，使其在后序的过程中能够被汽化。简而言之，汽化将不需要

表 19-1　宫腔镜汽化手术研究汇总

	系统	操作	预处理	中位手术时间（min）	中位液体灌流差（ml）	并发症
Glasser [6]	AccuBar	44 例（29EA+MYO，6MYO，9EA）	海藻棒 GnRHa	未提供	163（0～62）	
Vercellini [13]	VaporTrode	40 例（26EA+MYO，14 EA）	GnRHa	10（7～12）	90（0～200）	
Vercellini [14]	VaporTrode	47 例 EA	无	8（7～11）	70（0～175）	
Vilos [16]	VersaPoint	9 例（3 例子宫纵隔，1 例宫腔粘连，2 例息肉，3 例肌瘤）	无	未提供	未提供	
Kung [17]	VersaPoint	10 例（7 例息肉，6MYO，3 例子宫纵隔，1 例宫腔粘连）	无	41（6～115）	0～900	
Garry [22]	Laser	600 例 EA	达那唑或 GnRHa	25（5～105）	603（0～6700）	2 例术后子宫内膜炎
Philips [23]	Laser	58 例 EA+MYO	醋酸甲羟孕酮、达那唑或 GnRHa	36	872	1 例液体超负荷，1 例子宫穿孔

EA. 子宫内膜消融术；MYO. 肌瘤剔除术；NR. 未见报道

的组织汽化，并通过在汽化组织下形成干燥区来止血和防止水的再吸收。产生的热量在相邻的组织层中产生一个凝固区，汽化的深度取决于接触持续的时间、电阻（电极上的组织碎屑）和发生器的功率。

三、手术技术

（一）手术设置

术前准备包括手术前一晚置入宫颈扩张棒[6]。术者应熟悉电切镜的性能，并根据观察电切后的组织效应调整电流强度。可以选择输出功率，以在最宽的阻抗范围内保持最大的输出功率，即160～300W 的电切模式用于汽化，60～70W 的电凝模式用于点状止血。Glasser 等报道了 12° 镜头的 27F 连续灌流电切镜的使用（Olympus，Lake Success，NY）[6]，术前宫颈扩张到 10mm 或 11mm，术中用 1.5% 甘氨酸或 3% 山梨醇溶液膨宫，同时遵循宫腔镜膨宫液体使用指南，密切监测液体平衡[7]。

（二）恶性肿瘤的风险

在使用汽化电极之前使用环状电极从子宫肌瘤中获取组织进行病理分析非常重要，在一项纳入 92 名患者的回顾性分析中，发现了两例平滑肌肉瘤，强调了组织活检的价值[8]。

（三）不同类型黏膜下子宫肌瘤的手术入路

人们提倡采用多种手术方法切除黏膜下肌

瘤。0 型黏膜下肌瘤可以使用环形电极在切割电流模式下进行切除，然后将肌瘤碎片从子宫腔中取出。与单纯电切相比，汽化导致组织干燥，从而减少液体吸收和血液损失，这对于较大的黏膜下肌瘤是一种好的切除方式。针对大的黏膜下子宫肌瘤可以首先将其分成两瓣至内膜肌层交界处水平，然后从外周向中心进行汽化[6]，组织碎片可以用钳子取出或切碎。通过联合使用电切和汽化模式，环形电切的功率可以降低到 110W 纯切割电流。一旦肌瘤完全从子宫上分离下来，就会失去能量回路，无法将游离的组织进一步切除或汽化。

（四）组织汽化、凝固和电干燥的深度

即时接触汽化受输送到肌瘤表面的初始接触电流密度所控制。该装置通常将组织汽化到 3～4mm 的深度，附加 1～3mm 的凝固区。如果电极表面有炭化组织或黏附组织碎片，可以使用 70W 的电凝模式，并将其快速滚动到先前汽化的空腔表面来清洁电极。

保持电极静止不动可能导致汽化减少，这是“电极干燥”的原因。当电极保持静止，表面的组织脱水，增加组织电阻，产生电极干燥。随着电阻的增加，产生的热量会使邻近的组织干燥（即组织脱水而不是汽化组织）。干燥的深度取决于停留在那个区域的时间和电流克服组织电阻的能力。因此，重要的是避免在汽化之前凝固完整的组织，因为脱水的表面组织将产生高电阻，阻碍深度汽化。

（五）穿孔风险

电极应在组织上缓慢移动，仅在向操作者方向回拉时才施加电流。在一个部位持续作用可能导致子宫穿孔。为了避免诸如宫角等组织薄弱区域的穿孔，功率应降低到 80W 或 90W，以便仅对表面进行干燥。

（六）电极片损伤

电极片通常放置于患者臀部或腿部。如果功率设置过高，会增加通过电极（包括电极片）的电流强度，增加电极片部位皮肤烧伤的风险[9]。可以应用带有监测组织阻抗的能量输出设备来降低这种风险，汽化技术应在最低有效功率（低于 200W）下使用[10]。

四、汽化技术与其他电外科技术的比较

比较肌瘤汽化术和传统技术的初步报告显示，汽化术与手术时间缩短、肌瘤碎片减少、术中出血和膨宫液灌注减少有关[11]。

（一）液体灌注

体内研究表明，与环状电切相比汽化电极产生与标准电切深度相似的损伤，但其汽化区域下方组织凝固范围要深得多[12]。在一项关于正常大小子宫内膜汽化电切术的初步临床研究中，液体灌流差的中位值为 50ml。这是由于热效应使子宫肌层血管闭合，减少了液体灌注[13]。

在一项比较汽化电极和环状电极进行子宫内膜消融术的随机研究中[14]，结果显示，子宫内膜汽化消融的女性平均液体灌流差比子宫内膜电切术的女性减少 70%（差值约为 258ml）。子宫内膜汽化组仅 1 名女性液体吸收超过 500ml，而电切组有 14 名女性吸收超过 500ml，没有受试者出现液体超负荷的迹象或症状。膨宫液的全身吸收减少[14]是由于相邻组织的热损伤程度更大[12]，有学者认为这种优势也存在于宫腔镜子宫肌瘤切除术中[15]。

（二）手术时间

Vercellini 等报道子宫内膜汽化消融比子宫内膜切除术快 1.5min[14]。

五、VersaPoint 系统

VersaPoint（Gynecare Inc.，Somerville，NJ）是一种同轴双极电极的电外科汽化系统。它设计针对切割、干燥和汽化三项功能[16-19]，直径1.6mm（5F），长36cm。灵活的双极电极可用于各种宫腔镜手术。有三种电极头可供选择：带状电极用于汽化，环状电极用于切割，球状电极用于电凝。由于是双极电极，可以使用生理盐水作为膨宫液。在汽化模式下，发生器控制汽化腔或蒸汽泡的产生，一旦与组织接触，就会引起细胞的水分瞬间汽化。能量沿着阻力最小的路径通过盐水膨宫介质，并通过平行电极返回到发生器，因此不需要电极片。汽化电极宽4mm，直径4mm，电切环的直径为2.5mm。

六、激光汽化

1992年泌尿外科领域首次报道了前列腺激光汽化术[20]，与传统的切除技术相比，激光汽化术的优点包括失血较少，尤其是对使用抗凝剂的患者，但其再治疗率可能更高[21]。另一种技术是使用钕：钇铝石榴石激光（Nd：YAG）进行子宫内膜消融术，据报告其成功率超过90%[22]。然而，一项回顾性研究比较了激光汽化电极、球状电极或环状电极，在4年随访中显示了类似的远期结果[23]。使用激光的一个显著缺点是机器和光纤的成本较高，如今这项技术很少被应用。

七、等离子能量平台

等离子体能是一种新兴的能源。PlasmaJet外科系统（Plasma Surgical Limited，Berkshire，UK）通过在低电压（30～60V）下操作的双极电极之间集中低流量惰性氩气，产生电中性的氩气流[24]。等离子体射流具有热能、动能和光能，穿透组织至0.5～2.0mm的深度，导致汽化和凝固。虽然它尚未在宫腔镜手术中采用，但它在子宫内膜异位症[24-26]和腹膜癌[27]等妇科疾病中的应用正在扩大。

八、总结

在子宫肌瘤切除和子宫内膜消融的治疗中应用汽化技术能够减少出血量和液体灌流差。组织碎片的减少使得宫腔镜子宫肌瘤切除术能够快速进行，并且降低并发症。由于工作电流非常大，术者应该熟悉电切相关设备性能。

参考文献

[1] Murakami T, Tachibana M, Hoshiai T et al. Successful strategy for the hysteroscopic myomectomy of a submucous myoma arising from the uterine fundus. *Fertil Steril*. 2006;86:1513.e19–22.
[2] Polena V, Mergui J-L, Perrot N et al. Long-term results of hysteroscopic myomectomy in 235 patients. *Eur J Obstet Gynecol Reprod Biol*. 2007;130:232–7.
[3] Smith D, Khoubehi B, and Patel A. Bipolar electrosurgery for benign prostatic hyperplasia: Transurethral electro-vaporization and resection of the prostate. *Curr Opin Urol*. 2005;15:95–100.
[4] Poulakis V, Dahm P, Witzsch U et al. Transurethral electrovaporization vs. transurethral resection for symptomatic prostatic obstruction: A meta-analysis. *BJU Int*. 2004; 94:89–95.
[5] AAGL practice report: Practice guidelines for the diagnosis and management of submucous leiomyomas. *J Minim Invasive Gynecol*. 2012;19:152–71.
[6] Glasser MH. Endometrial ablation and hysteroscopic myomectomy by electrosurgical vaporization. *J Am Assoc Gynecol Laparosc*. 1997;4:369–74.
[7] Munro MG, Storz K, Abbott JA et al. AAGL practice report: Practice guidelines for the management of hysteroscopic distending media: (Replaces hysteroscopic fluid monitoring guidelines. *J Am Assoc Gynecol Laparosc*. 2000;7:167–168). *J Minim Invasive Gynecol*. 2013;20:137–48.
[8] Corson SL and Brooks PG. Resectoscopic myomectomy. *Fertil Steril*. 1991;55:1041–4.
[9] Vilos GA. Dispersive pad injuries associated with hysteroscopic surgery. *J Am Assoc Gynecol Laparosc*. 1999;6:364–7.
[10] Raders JL. Dispersive pad injuries associated with hysteroscopic surgery. *J Am Assoc Gynecol Laparosc*. 1999;6:363–4.
[11] Brooks PG. Resectoscopic myoma vaporizer. *J Reprod Med*. 1995;40:791–5.
[12] Vercellini P, Oldani S, Milesi M et al. Endometrial ablation with a vaporizing electrode. I. Evaluation of *in vivo* effects. *Acta Obstet Gynecol Scand*. 1998;77:683–7.
[13] Vercellini P, Oldani S, De Giorgi O et al. Endometrial ablation with a vaporizing electrode. II. Clinical outcome of a pilot study. *Acta*

Obstet Gynecol Scand. 1998;77:688–93.
[14] Vercellini P, Oldani S, Yaylayan L et al. Randomized compar–ison of vaporizing electrode and cutting loop for endometrial ablation. *Obstet Gynecol*. 1999;94:521–7.
[15] Vercellini P, Oldani S, DeGiorgi O et al. Endometrial ablation with a vaporizing electrode in women with regular uterine cavity or submucous leiomyomas. *J Am Assoc Gynecol Laparosc*. 1996;3:S52.
[16] Vilos GA. Intrauterine surgery using a new coaxial bipolar electrode in normal saline solution (Versapoint): A pilot study. *Fertil Steril*. 1999;72:740–3.
[17] Kung RC, Vilos GA, Thomas B et al. A new bipolar system for performing operative hysteroscopy in normal saline. *J Am Assoc Gynecol Laparosc*. 1999;6:331–6.
[18] Fernandez H, Gervaise A, and de Tayrac R. Operative hysteroscopy for infertility using normal saline solution and a coaxial bipolar electrode: A pilot study. *Hum Reprod*. 2000;15:1773–5.
[19] Golan A, Sagiv R, Berar M et al. Bipolar electrical energy in physiologic solution–a revolution in operative hysteroscopy. *J Am Assoc Gynecol Laparosc*. 2001;8:252–8.
[20] Costello AJ, Bowsher WG, Bolton DM et al. Laser ablation of the prostate in patients with benign prostatic hypertrophy. *Br J Urol*. 1992;69:603–8.
[21] Tholomier C, Valdivieso R, Hueber PA et al. Photoselective laser ablation of the prostate: A review of the current 2015 tissue ablation options. *Can J Urol*. 2015;22(Suppl 1):45–52.
[22] Garry R, Shelley–Jones D, Mooney P et al. Six hundred endo–metrial laser ablations. *Obstet Gynecol*. 1995;85:24–9.
[23] Phillips DR. A comparison of endometrial ablation using the Nd:YAG laser or electrosurgical techniques. *J Am Assoc Gynecol Laparosc*. 1994;1:235–9.
[24] Nezhat C, Kho KA, and Morozov V. Use of neutral argon plasma in the laparoscopic treatment of endometriosis. *JSLS*. 2009;13:479–83.
[25] Roman H, Pura I, Tarta O et al. Vaporization of ovarian endo–metrioma using plasma energy: Histologic findings of a pilot study. *Fertil Steril*. 2011;95:1853–6.e1–4.
[26] Deb S, Sahu B, Deen S et al. Comparison of tissue effects quan–tified histologically between PlasmaJet coagulator and Helica thermal coagulator. *Arch Gynecol Obstet*. 2012;286:399–402.
[27] Sonoda Y, Olvera N, Chi DS et al. Pathologic analysis of ex vivo plasma energy tumor destruction in patients with ovarian or peritoneal cancer. *Int J Gynecol Cancer*. 2010;20:1326–30.

第 20 章　宫腔镜肌瘤切除术

Hysteroscopic Myomectomy

Karissa Hammer　John C. Petrozza　著
闫　璐　译　　张明乐　李亚楠　校

一、背景

平滑肌瘤又称纤维瘤或肌瘤，是妇科常见疾病。子宫肌瘤患者可有经量增多、下腹包块、压迫症状或妊娠并发症。这种良性软组织肿瘤可选择药物保守治疗或手术治疗。子宫切除术虽然是治疗子宫平滑肌瘤最有效的方法，但许多育龄期女性希望保留生育功能。对于完全或部分位于宫腔内的肌瘤，宫腔镜手术是有效的微创治疗方法，在切除病灶的同时也保留了患者的生育功能。

本章将讨论最适合使用宫腔镜治疗的子宫肌瘤类型、宫腔镜下子宫肌瘤切除术、手术风险、术后恢复以及对生育能力的影响。

二、宫腔镜治疗子宫肌瘤

子宫肌瘤可以生长在子宫的任何部位。国际妇产科联盟（Federation of Gynecology and Obstetrics，FIGO）根据子宫肌瘤生长的位置将子宫肌瘤分为了 0～8 型，其中 0、1 和 2 型是指黏膜下肌瘤。FIGO 0 型：子宫腔内完全有蒂的肌瘤；1 型：无蒂黏膜下肌瘤，向肌层扩展≤ 50%；2 型：无蒂黏膜下肌瘤，向肌层扩展＞ 50%。0、1、2 型子宫肌瘤均可选择宫腔镜切除，宫腔镜入路是微创切除 [1] 黏膜下肌瘤的最佳手术途径。

三、术前管理

在进行宫腔镜手术操作前需充分评估患者情况，在准备行宫腔镜肌瘤切除术之前，必须对患者进行彻底评估。需要完善病史和体格检查，特别关注与肌瘤相关的症状，如阴道出血过多、贫血、疼痛、流产或其他生育相关问题。了解患者的其他并发症和手术史也有助于评估接受局部或全身麻醉患者的术前准备情况。病人必须在手术前完成方案的优化。体格检查应包括评估子宫的位置和大小，肌瘤的位置和大小（如果可触及）。行盆腔超声检查，准确判断肌瘤的位置，并评估从宫腔内入路 [2] 的可行性。如果这种成像方式不能准确描述肌瘤位置，则可以 [3] 行超声造影和（或）MRI 检查。图 20-1 显示了一个 FIGO 0 型肌瘤和子宫内膜息肉在宫腔内的超声声像图。

在特定病例中，术前医生还可以考虑电解质、红细胞压积及血型的实验室检查，以评估贫血及潜在的电解质紊乱。

在开始宫腔镜肌瘤切除术之前，需考虑预防使用抗生素、宫颈扩张或预处理、肌瘤预处理和手术时间等因素。美国妇产科医师协会（American College of Obstetricians and Gynecologists，ACOG）不建议预防性使用抗生素，认为术后感染是非常罕见的，并没有证据证实预防性使用抗生素可以降低术后感染风险 [4]。

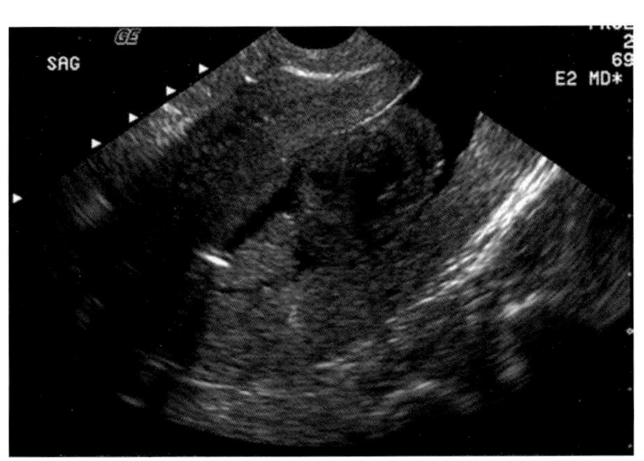

▲ 图 20-1 **超声声像图显示 FIGO 0 型肌瘤和子宫内膜息肉**

在手术前一晚用药促宫颈成熟是有争议的。由于与宫腔镜相关的大量并发症发生在进入宫腔的过程中，一些外科医生喜欢用米索前列醇软化宫颈，这或许有助于进入宫腔，然而这种方法成功率不一，目前不存在最佳实践声明[2, 3]。术中可以使用与宫腔镜直径一致的扩张器来进行宫颈准备 / 扩张，如果在诊室，可以考虑使用阴道内镜进行。一些研究建议在切除肌瘤前可用醋酸乌利司他或 GnRH 类似物来减小肌瘤体积[5, 6]，用这些药物进行预处理会使肌瘤体积缩小；但是瘤体往往会变得更柔软，更难分离[7, 8]。这些药物也可以使子宫内膜变薄，理论上通过减少出血进一步使术野清晰。卵泡期子宫内膜较薄，有利于宫腔镜子宫肌瘤切除术（表 20-1）。

如果患者阴道出血过多且不想生育，可以考虑在宫腔镜检查前进行子宫动脉栓塞，以使术野更清晰并减少术中出血量[10]。一项关于子宫动脉栓塞（uterine artery embolization，UAE）后妊娠的 Meta 分析报道，UAE 后妊娠率降低，流产率增加[11]。因此，如果患者有生育要求，我们建议子宫肌瘤切除术而不是栓塞术（表 20-2）。

表 20-1 **宫腔镜肌瘤切除术：药物预处理对子宫内膜薄化、血供减少和肌瘤萎缩的影响**

	无药物处理	曲普瑞林	来曲唑	醋酸乌利司他	***P* 值**
	N=23	*N*=20	*N*=11	*N*=7	
年龄（岁）	35.0±4.7	36.3±5.4	36.8±5.1	38.4±4.3	0.419
最大肌瘤径线（cm）	2.7±0.5	2.8±0.4	3.0±0.4	2.9±0.3	0.254
子宫内膜厚度（mm）	3.9±1.0	2.3±0.6	4.1±1.0	6.9±3.3	＜0.001
失血量（ml）	457±139	340±112	366±111	371±103	0.003（S vs. T） 0.048（S vs. L） 0.110（S vs. U）

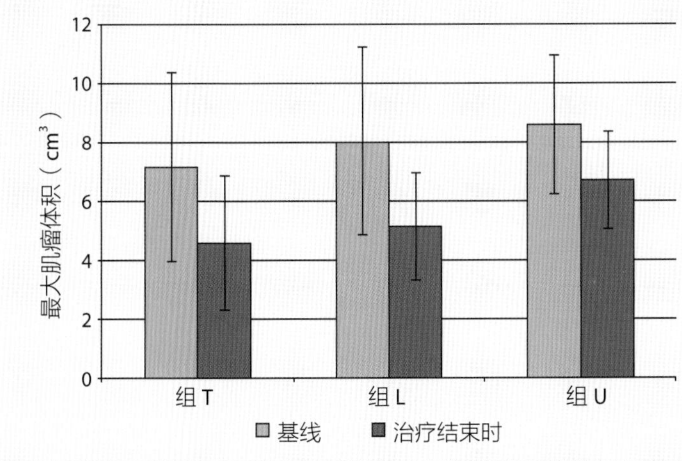

经许可转载，引自 Bizzarri N et al. *Eur J Obstet Gynecol Reprod Biol.* 2015; 192: 22–6.

表 20-2 子宫肌瘤栓塞（uterine fibroid embolization，UFE）对妊娠的影响

	妊娠率（%）	流产率（%）
随机对照实验	50	64
队列研究	69	56
病例系列	29	25

经许可转载，引自 Karlsen K et al. *Arch Gynecol Obstet.* 2018; 297: 13–25 .

四、宫腔镜技术

自从宫腔镜问世至今，这项技术已经迅速发展，目前许多操作是在门诊诊室进行。子宫肌瘤切除术必须根据患者具体情况和外科医生的技术来选择，以便为病人创造一个安全的手术过程。本章介绍的技术包括单极、双极、冷刀、机械粉碎抽吸系统和汽化电极。

宫腔镜由泌尿外科的电切镜[2]改造而来，通过使用一个手柄和弹簧装置来移动子宫腔内的环型刀。导线回路可以没有能量，或者用单极或双极电流[12]通电。第一个能量装置是单极电切镜[13]，这项技术改善了术中凝血和切割。然而，这种能量装置需要不含电解质的膨宫介质，如 1.5% 甘氨酸或 3% 山梨醇。这种膨宫介质有许多缺陷，包括有黏性，随着时间的推移会粘住并侵蚀镜体，以及潜在如低钠血症等电解质失衡风险[3, 14]。双极技术后来被应用于电切镜装置，允许使用等渗膨宫介质，如生理盐水。虽然生理盐水的使用更符合生理，但如果患者在术中吸收了过量的液体，仍有可能发生电解质失衡。无论使用何种技术，在此过程中都需要密切监测体液平衡[15]（视频 20-1）。

视频 20-1

冷刀子宫肌瘤切除术（https://youtu.be/0ZA1fRheSLM）

冷刀技术指的是使用无能量的电切镜。通常，能量最初是用来在肌瘤的基部做一个切口，然后电切环进入，将肌瘤从肌层内的假包膜中直接去除，也称为剔除。这种技术同样用于经腹肌瘤切除术，一旦确定一个平面，从正常的肌层组织中解剖肌瘤，这有助于减少瘤腔内烧灼[2, 16, 17]。

一种较新的和非常流行的技术是带有机械粉碎和抽吸功能的宫腔镜系统，如 Myosure，Truclear 和 Symphion 设备。这些系统包括在器械顶端的一个工作端口，当激活时，它通过旋转或上 / 下的动作切断病变，并会产生吸力将组织碎屑吸走。这些装置可与用等渗盐水作为膨宫介质的装置兼容[3]。为去除病变而创建的吸引器也可以帮助清除宫腔内的血性液体，以便使术野清晰。在 Myosure 或 Truclear 装置中没有用于切割或凝固的能量装置，Symphion 有能量装置。它们最常用于 0～1 型肌瘤。据报道，这种手术方式缩短了手术时间，减少了手术医生的学习曲线[2, 5]。但是，肌瘤越致密、钙化或越大，就越难用这些器械切除（视频 20-2）。

视频 20-2

Symphion 粉碎器（https://youtu.be/5VMlvB-7R9I）

一种较不常见的治疗子宫肌瘤的技术包括射频消融或热消融技术。在这项技术中，在肌瘤内放置一个电极，使组织干燥[18]。组织通常不需要额外的去除，但如果没有完全干燥，那么可能需要用电切环去除。但是这种方法不能取得组织进行病理学评估[8]。

手术技术的选择取决于手术医生的培训、肌瘤的位置和大小以及可用的手术技术（表 20-3）。

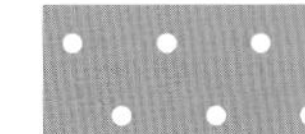

表 20-3　最常见的宫腔镜肌瘤切除术的优缺点

方　法	优　点	缺　点
单极电切镜	• 兼有电切与电凝 • 减少出血 • 术野清晰	• 需要无电解质的膨宫液 • 标本清除需要移除宫腔镜
双极电切镜	• 兼有电切与电凝 • 减少出血 • 术野清晰 • 等渗膨宫液	• 标本清除需要移除宫腔镜
冷刀	• 任何膨宫液 • 没有电能 • 切缘干净以便病理评估 • 可深入子宫肌层而不用担心能量影响宫外组织	• 无电切与电凝 • 出血、术野不清
机械粉碎抽吸系统	• 系统性切除并去除标本 • 真空抽吸系统清除血液 • 不需要移除宫腔镜去除标本 • 手术时间短 • 使用器械单次进入宫腔	• 无电切与电凝 • 出血、术野不清 • 受肌瘤大小和位置的限制
射频消融	• 体积减小 • 保存周围的肌层组织 • 使用器械单次进入宫腔	• 使组织干燥，无法行病理学检查 • 无电切与电凝 • 仍在研究中 • 减小肌瘤体积，但不是整个肌瘤

五、术后管理

根据切除肌瘤的位置和深度，手术医生可能会选择术后在宫腔内放置较小的 Foley 球囊尿管，这种方法被认为可以减少宫腔粘连的发生，正如 Abuzeid 等所证明的那样，这种方法与感染风险的增加无关。Abuzeid 等评估了超过 1000 例术后宫腔内放置 Foley 尿管的病例，没有报道感染[19]。另一种常见做法是在术后补充雌激素和孕酮以支持生理性子宫内膜再生，并可能降低粘连形成的风险，但这一方法缺乏支持性研究证据[20]。在手术后 1～2 个月进行诊断性宫腔镜检查有利于确保子宫内膜充分修复和无宫腔粘连的发生。

六、并发症

虽然宫腔镜肌瘤切除术是一种相对安全、微创的手术，但仍有潜在风险需要与患者讨论。首先，电解质紊乱是长时间宫腔镜手术最常见的并发症。这些变化可以是钠水平的轻微紊乱，也可以是危及生命的改变，导致患者心律失常和入住重症监护室[15, 21, 22]。因此，密切监测宫腔镜操作中膨宫液的出入量和麻醉下静脉输液是十分必要的[8, 14]。

宫腔镜手术需要扩张宫颈和器械置入宫腔，这一过程有子宫穿孔的风险。据报道，宫腔镜手术并发症的发生率约为 1%，诊断性宫腔镜的并发症发生率低于 0.1%[21, 23]。术前评估包括在操作前进行盆腔检查，以了解子宫的位置，降低这种风险。如果宫颈口狭窄，探针通常有助于在不造成假道或穿孔的情况下找到宫颈通道。

宫腔镜手术出血的风险低，但并不是没有。肌瘤出血可能导致术野模糊，难以一次完成手术。这通常是可以预测的，可以提前制定一个两次进行的手术方案，并提前与患者沟通[2, 8, 24]。在宫腔镜子宫肌瘤切除术中，血管升压素直接注射到宫旁或瘤体均可减少出血和清晰术野。患者必须被告知术后有出血多的风险，一旦发生需要联系医生或到急诊就诊。

宫腔镜子宫肌瘤切除术可由于深切子宫内膜下的子宫肌层导致宫腔粘连，患者术后可能出现异常子宫出血、不孕或疼痛[26]。粘连性疾病可通过宫腔镜诊断。如果诊断为薄膜状粘连，则可通过钝性分离来解决。遇到粘连较厚时，需要用宫腔镜剪刀进行更精确的分离。宫腔镜手术后粘连形成的发生率为 1%～41%[26, 27]。防粘连凝胶还没有被证明能有效防止粘连形成[8]。

宫腔镜子宫肌瘤切除术的弊端是，随着时间的推移，病灶可能会重新生长，特别是那些有很大肌瘤负荷的患者。如果患者接近更年期，这种风险就会降低。对于希望妊娠的患者，应该鼓励他们在手术后的几年内妊娠，以减少肌瘤复发的机会和对内膜的影响[8]。

子宫肌瘤很少被确认是恶性肿瘤，如果宫腔镜手术确定其是恶性肿瘤，宫腔镜液体有可能由于将癌细胞带入到盆腹腔内而使早期子宫内膜癌升级，但是这种风险很小，也几乎不会影响疾病的预后[28]。这是一种罕见的情况，报道的发病率低至0.86%，50岁以上的患者[29]风险增加。如果发现，建议及时转诊给妇科肿瘤医生。

七、术后康复

宫腔镜下肌瘤电切术是一种微创手术，可以作为门诊手术或在诊室进行。术后患者通常有轻度至中度的阴道出血，每天减少直至出血停止，月经恢复正常。如果放置小Foley尿管，建议术后7～14天拔除。术后疼痛应尽可能采用非麻醉性药物治疗，非甾体抗炎药物（如布洛芬）是非常有效的。患者应在手术后2周内与手术医生进行随访，查看病理报告，评估康复情况，并讨论下一步的治疗步骤。

八、对生育的影响

影响子宫内膜的肌瘤（FIGO分期0～2型）可能对胚胎的植入和生长产生不利影响。有生育问题、既往有不良产科结局和子宫肌瘤相关症状的患者应对其宫腔进行评估，需要时可行宫腔镜子宫肌瘤切除术[30, 31]。ASRM实践指南支持宫腔镜下切除影响子宫腔结构的黏膜下肌瘤。该指南有如下结论，有充分的证据支持宫腔镜子宫肌瘤切除术后提高妊娠率（B级），没有足够的证据表明宫腔镜子宫肌瘤切除术能降低早期妊娠流产的可能性（C级），不建议通过子宫肌瘤切除术去改善无症状且没有宫腔结构异常的子宫肌瘤女性的生育能力[32]。

九、总结

宫腔镜子宫肌瘤切除术是一种安全的微创手术，可有效治疗FIGO 0～2型子宫肌瘤。术前管理必须为每个病人量身定制，根据手术医生的技能和病人的表现选择手术方法。大部分患者为门诊病人且术后恢复快。切除影响子宫内膜的黏膜下肌瘤可积极改善患者的生育能力。

参考文献

[1] Wamsteker K, Emanuel MH, and de Kruif JH. Transcervical hysteroscopic resection of submucous fibroids for abnormal uterine bleeding: Results regarding the degree of intramural extension. *Obstet Gynecol*. 1993;82:736–40.

[2] Pakrashi T. New hysteroscopic techniques for submucosal uterine fibroids. *Curr Opin Obstet Gynecol*. 2014;26:308–13.

[3] Valentine LN and Bradley LD. Hysteroscopy for abnormal uterine bleeding and fibroids. *Clin Obstet Gynecol*. 2017;60:231–44.

[4] ACOG practice bulletin No. 195: Prevention of infection after gynecologic procedures. *Obstet Gynecol*. 2018;131:e172–e89.

[5] Friedman JA, Wong JMK, Chaudhari A, Tsai S, and Milad MP. Hysteroscopic myomectomy: A comparison of techniques and review of current evidence in the management of abnormal uterine bleeding. *Curr Opin Obstet Gynecol*. 2018;30:243–51.

[6] Murji A, Wais M, Lee S, Pham A, Tai M, and Liu G. A multicenter study evaluating the effect of ulipristal acetate during myomectomy. *J Minim Invasive Gynecol*. 2018;25:514–21.

[7] Favilli A, Mazzon I, Grasso M et al. Intraoperative effect of preoperative gonadotropin-releasing hormone analogue administration in women undergoing cold loop hysteroscopic myomectomy: A randomized controlled trial. *J Minim Invasive Gynecol*. 2018;25:706–14.

[8] Thubert T, Foulot H, Vinchant M et al. Surgical treatment: Myomectomy and hysterectomy; Endoscopy: A major advancement. *Best Pract Res Clin Obstet Gynaecol*. 2016;34:104–21.

[9] Bizzarri N, Ghirardi V, Remorgida V, Venturini PL, and Ferrero S. Three-month treatment with triptorelin, letrozole and ulipristal acetate before hysteroscopic resection of uterine myomas: Prospective comparative pilot study. *Eur J Obstet Gynecol Reprod Biol*. 2015;192:22–6.

[10] Namkung J, Kang SY, Chung YJ, Cho HH, Kim JH, and Kim MR. Multidisciplinary approach in large-sized submucosal myoma: Hysteroscopic myomectomy after uterine artery embolization. *J Minim Invasive Gynecol*. 2019;26:643–7.

[11] Karlsen K, Hrobjartsson A, Korsholm M, Mogensen O, Humaidan P, and Ravn P. Fertility after uterine artery embolization of fibroids: A systematic review. *Arch Gynecol Obstet*. 2018;297:13–25.

[12] Deutsch A, Sasaki KJ, and Cholkeri-Singh A. Resectoscopic surgery for polyps and myomas: A review of the literature. *J Minim Invasive Gynecol*. 2017;24:1104–10.

[13] Van Dijck C, Rex S, Verguts J, Timmerman D, Van de Velde M, and Teunkens A. Venous air embolism during hysteroscopic myomectomy: An analysis of 7 cases. *Gynecol Obstet Invest*. 2017;82:569–74.
[14] Darwish AM, Hassan ZZ, Attia AM, Abdelraheem SS, and Ahmed YM. Biological effects of distension media in bipolar versus monopolar resectoscopic myomectomy: A randomized trial. *J Obstet Gynaecol Res*. 2010;36:810–7.
[15] Litta P, Leggieri C, Conte L, Dalla Toffola A, Multinu F, and Angioni S. Monopolar versus bipolar device: Safety, feasibility, limits and perioperative complications in performing hysteroscopic myomectomy. *Clin Exp Obstet Gynecol*. 2014;41:335–8.
[16] Mazzon I, Favilli A, Grasso M, Horvath S, Di Renzo GC, and Gerli S. Is cold loop hysteroscopic myomectomy a safe and effective technique for the treatment of submucous myomas with intramural development? A series of 1434 surgical procedures. *J Minim Invasive Gynecol*. 2015;22:792–8.
[17] Mazzon I, Favilli A, Grasso M et al. Risk factors for the completion of the cold loop hysteroscopic myomectomy in a one–step procedure: A post hoc analysis. *Biomed Res Int*. 2018;2018:8429047.
[18] Munro MG. Hysteroscopic myomectomy of FIGO type 2 leiomyomas under local anesthesia: Bipolar radiofrequency needle–based release followed by electromechanical morcellation. *J Minim Invasive Gynecol*. 2016;23:12–3.
[19] Abuzeid OM, Hebert J, Ashraf M, Mitwally M, Diamond MP, and Abuzeid MI. Pediatric foley catheter placement after operative hysteroscopy does not cause ascending infection. *J Minim Invasive Gynecol*. 2018;25:133–8.
[20] Conforti A, Alviggi C, Mollo A, De Placido G, and Magos A. The management of Asherman syndrome: A review of literature. *Reprod Biol Endocrinol*. 2013;11:118.
[21] Haber K, Hawkins E, Levie M, and Chudnoff S. Hysteroscopic morcellation: Review of the manufacturer and user facility device experience (MAUDE) database. *J Minim Invasive Gynecol*. 2015;22:110–4.
[22] Smith CC and Brown JPR. A case of cardiac arrhythmia from absorption of normal saline during hysteroscopic myomectomy. *J Minim Invasive Gynecol*. 2019;26:770–3.
[23] Kayatas S, Meseci E, Tosun OA, Arinkan SA, Uygur L, and Api M. Experience of hysteroscopy indications and complications in 5,474 cases. *Clin Exp Obstet Gynecol*. 2014;41:451–4.
[24] Bettocchi S, Di Spiezio Sardo A, Ceci O et al. A new hysteroscopic technique for the preparation of partially intramural myomas in office setting (OPPIuM technique): A pilot study. *J Minim Invasive Gynecol*. 2009;16:748–54.
[25] Holloran–Schwartz MB, Harrison K, and Gimpelson R. Direct injection of vasopressin during hysteroscopic myomectomy: A case report. *J Reprod Med*. 2014;59:614–6.
[26] Mazzon I, Favilli A, Cocco P et al. Does cold loop hysteroscopic myomectomy reduce intrauterine adhesions? A retrospective study. *Fertil Steril*. 2014;101:294–8 e3.
[27] Shokeir TA, Fawzy M, and Tatongy M. The nature of intra–uterine adhesions following reproductive hysteroscopic surgery as determined by early and late follow–up hysteroscopy: Clinical implications. *Arch Gynecol Obstet*. 2008;277:423–7.
[28] Sainz de la Cuesta R, Espinosa JA, Crespo E, Granizo JJ, and Rivas F. Does fluid hysteroscopy increase the stage or worsen the prognosis in patients with endometrial cancer? A randomized controlled trial. *Eur J Obstet Gynecol Reprod Biol*. 2004;115:211–5.
[29] Yuk JS, Shin JY, Moon HS, and Lee JH. The incidence of unexpected uterine malignancy in women undergoing hysteroscopic myomectomy or polypectomy: A national population–based study. *Eur J Obstet Gynecol Reprod Biol*. 2018;224:12–6.
[30] Haimovich S, Mancebo G, Alameda F et al. Feasibility of a new two–step procedure for office hysteroscopic resection of submucous myomas: Results of a pilot study. *Eur J Obstet Gynecol Reprod Biol*. 2013;168:191–4.
[31] Guo XC and Segars JH. The impact and management of fibroids for fertility: An evidence–based approach. *Obstet Gynecol Clin North Am*. 2012;39:521–33.
[32] Practice Committee of the American Society for Reproductive Medicine. Removal of myomas in asymptomatic patients to improve fertility and/or reduce miscarriage rate: A guideline. *Fertil Steril*. 2017;108:416–25.

第 21 章　子宫肌瘤的位置（几乎）决定一切

Fibroids: Location is (Almost) Everything

Emily A. Seidler　Louise P. King　著
闫　璐　译　　张明乐　李亚楠　校

一、概述

子宫肌瘤（纤维瘤或肌瘤）是女性最常见的良性肿瘤。纤维瘤是导致子宫异常出血（abnormal uterine bleeding，AUB）和继发贫血、盆腔疼痛和不孕的主要原因。虽然肌瘤是子宫切除术最常见的单一原因，但大多数肌瘤是无症状的。因此，子宫肌瘤的流行病学没有得到很好的描述，很可能被低估。最近，随着分子谱使用的增加，人们认为肌瘤不是一个单一的疾病，而是多种疾病病理的共同表型[1]。考虑到这一点，我们必须仔细地处理子宫肌瘤，根据患者特有的症状和预期来指导治疗。

二、干预时机

一般来说，我们建议只有当患者有症状时才对子宫肌瘤进行干预，无论是盆腔疼痛或月经过多，还是不孕症或反复流产或可能改善妊娠结局。由于针对不孕症和妊娠期子宫肌瘤的治疗决策的证据并不充分，本章节我们将回顾现有的证据。

（一）生育能力

尽管没有确切的因果关系证据，但是子宫肌瘤可能会降低生育能力，增加流产的风险。

子宫肌瘤的生长位置是关键。肌瘤通常表现为浆膜下、肌壁间、黏膜下、宫颈或外生型（图 21–1）。除了外生型，任何部位的子宫肌瘤都可能会影响生育。肌壁间和黏膜下肌瘤可能阻碍输卵管 / 开口 / 配子运输（受精）和（或）可能影响着床以及早期妊娠维持。

黏膜下肌瘤是最影响生育能力的一种类型[2–4]。通常还有许多其他因素与肌瘤共同影响生育能力。除了肌瘤生长位置外，影响生育的可能机制包括子宫蠕动受损、血管变化和子宫内膜内环境的破坏。

辅助生殖技术可以规避与配子运输和受精相关的问题。然而，子宫内膜容受性异常和着床率减少的问题仍然存在。这一结论得到了以下发现

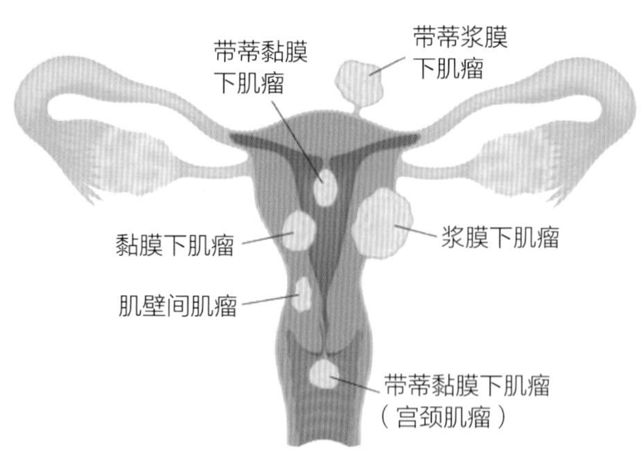

▲ 图 21–1　肌瘤的位置

经许可转载，引自 https://www.health.harvard.edu/womens-health/what_to_do_about_fibroids.

的支持：即使没有宫腔扭曲 / 肌壁间肌瘤也会对 IVF 的结果产生不利影响[5-10]。

（二）产科并发症

受孕之后，平滑肌瘤（特别是肌壁间或黏膜下肌瘤）可能具有重要的产科意义。Jenabi 等最近的一系列 Meta 分析表明子宫肌瘤增加了前置胎盘[11]、胎盘早剥[12]、胎先露异常和[13]择期剖宫产的风险，这与临床观点相符合。而另一项 Meta 分析则否定了传统的观点，即黏膜下肌瘤增加早期自然流产的独立风险。Sundermann 等分析了 20 000 多名孕妇，发现平滑肌瘤的存在与自然流产[14]的风险增加不相关。他们猜测，这可能是既往的研究未能调整混杂因素而导致结论不同。

Jenabi 等基于病例对照和队列研究的调整比值比估算（2.21，95%CI 1.48～2.94）发现子宫肌瘤与前置胎盘之间存在显著关联。同样，他们发现合并子宫肌瘤的孕妇发生胎盘早剥的风险更高（2.63，95%CI 1.38～3.88）。这些关联的病理生理学机制尚不明确，但子宫肌瘤的存在似乎增加了胎盘异常的风险。肌瘤解剖学的异常除了影响子宫内膜外，还会影响持续的妊娠过程，可能导致胎先露异常（2.65，95%CI 1.60～3.70），并增加择期剖宫产的风险（2.60，95%CI 2.02～3.18。鉴于这些关联的临床意义，有必要进一步的研究。

（三）盆腔疼痛 / 压迫症状

与生育问题相反，盆腔疼痛和压迫症状可能是由体积大的和（或）浆膜下肌瘤对周围盆腔结构的压迫引起的。这种肌瘤可引起膀胱症状（尿频、尿失禁、排尿不净）和肠道症状（肛门坠胀感）。

如果患者的症状，特别是盆腔疼痛已经影响其正常生活，就应该提供干预治疗。对于有生育要求的患者，干预措施应保留其生育能力。

（四）出血

黏膜下和肌壁间肌瘤可引起经量增多，严重者可导致贫血。即使患者只是月经量增多，未发现客观的贫血，也应该提供治疗。与盆腔疼痛和压迫症状一样，提供治疗的类型应该以生育要求为指导。

三、如何干预

（一）药物治疗

药物治疗包括激素治疗与非激素治疗。激素治疗主要为孕激素，最常见的是醋酸甲羟孕酮，以及孕激素宫内缓释系统和口服避孕药。非激素治疗包括非甾体抗炎药和氨甲环酸。这些治疗方案都能改善患者的出血情况（至少是暂时的）但可能不会影响肌瘤的体积。

相比之下，GnRH 激动剂（GnRHa）可暂时减少肌瘤体积和减少出血。子宫肌瘤切除术前短期使用 GnRHa 有助于减少肌瘤体积、减轻术前贫血和术中失血，并可能降低手术难度[15-17]。尽管如此，GnRHa 治疗子宫肌瘤还是有争议的，因为一些研究显示两者没有差异，也有研究报道，GnRHa 的使用可能使子宫肌瘤切除术中肌瘤的解剖层次不清晰[18]。

（二）手术治疗

子宫切除术仍然是治疗子宫肌瘤的最终选择。

与子宫切除术相比，肌瘤切除术涉及更多的术后病率（失血增加，粘连形成和术后并发症），并不是一个最终的解决方案。因此，子宫肌瘤切除术只适用于有生育要求的患者。对于已经完成生育或无生育要求的女性，应建议首选子宫切除术。如果希望保留子宫，手术医生应该仔细地与病人探讨她保留子宫的益处，因为媒体和新闻对子宫切除的风险和获益表达有偏差。也就是说，即使患者无生育要求或无生育能力，在充分知情后自主选择子宫肌瘤切除术也是合理的。

重要的是，肌瘤切除术后生育能力降低的风险仍然存在。随着肌瘤切除时年龄的增加以及肌瘤的数量和位置（深度）的增加（更多和更深的肌瘤），术后生育能力降低的风险增加；如果手术导致盆腔粘连或感染，生育能力也会降低[19]。

手术医生和患者还必须考虑子宫肌瘤切除术后未来妊娠期子宫破裂的风险。这方面的危险因素包括剔除过程中过度使用能量，单层或多层缝合缺陷（多层优先，但预示着更深的分离和更大的破裂风险），以及手术医生可能缺乏经验[20]。关于肌瘤切除术后子宫破裂的真实发生率的报道有限，并且在手术前进行可靠的风险评估几乎是不可能的。如果没有手术医生或手术记录的指导，产科医生和助产士应谨慎处理肌瘤切除术后的病人，应假定肌瘤切除术后的表现与之前的经典剖宫产术相同。因此，建议子宫肌瘤切除术后妊娠患者孕37～39（37.0～38.6）周时进行剖宫产，特别是子宫肌瘤切除术[21]时进行子宫全肌层切开的情况。

虽然有肌瘤切除术的替代方案，但是其不利于后续妊娠。子宫动脉栓塞（uterine artery embolization，UAE）是子宫切除术或子宫肌瘤切除术的最佳替代方案。一些证据表明，在短期内，患者对治疗效果的满意度与子宫肌瘤切除术相当。但对长期而言，患者并发症发生率增高（通常是疼痛），未来手术切除可能性增高[22, 23]。子宫动脉栓塞后的妊娠结局并不是很好[24]。一些研究表明，在UAE[25–28]之后，可能会增加自然流产以及不孕的风险。假设这些结果是由于肌层血流灌注减少和可能的缺血损伤导致，这意味着存在子宫内膜供血不足（生育能力下降）和胎盘形成不良（早期流产）的风险。然而，在这种情况下，生育率下降或不良产科结局的真正病理生理学机制尚不完全清楚。已有UAE后成功妊娠分娩的病例报道。

磁共振引导的高强度聚焦超声（MRgHIFU）在2004年被FDA批准用于治疗子宫肌瘤，但目前还没有广泛应用。在可行的情况下，对于那些药物治疗失败并希望保留生育能力的女性来说，这是一个合理的选择，因为它不影响血液供应，但是缺乏长期预后的数据[29]。值得鼓舞的是，MRgFUS后的初步妊娠数据表明了较高的分娩率及持续妊娠率[30]。

（三）保留生育能力的子宫肌瘤切除术

目前没有文献针对子宫肌瘤的特定大小或数量进行何种手术的详细建议。然而，已经有文献证明肌瘤切除术能提高不明原因的不孕症患者的妊娠率[31]。强有力的证据表明，在没有其他不孕因素的情况下，宫腔镜下黏膜下肌瘤切除术可提高妊娠率[32]。

针对多发性子宫肌瘤，确定切除多少瘤体以提高生育能力是困难的，这主要与术者的经验和专业知识有关，目前还没有针对这个问题的具体研究。专家建议通过最少的切口切除所有直径＞3～4cm的肌瘤，目标是尽量减少对肌层的损害。总之，就是通过尽可能少的切口切除尽可能多的肌瘤。但每一名患者的情况都是独一无二的，MRI可以帮助规划切口的数量和位置，但是费用较高，应该酌情使用。

一般情况下，与经腹手术相比，腹腔镜具有以下优点：失血少、粘连形成少、感染少、发生血栓事件概率低、恢复期短、术后疼痛小[33]。然而，一项随机对照研究发现，接受腹腔镜和经腹肌瘤切除术的不孕患者，在妊娠率（经腹手术后55.9% vs. 腹腔镜术后53.6%）、流产率（12.1%vs. 20%）、早产率（7.4% vs. 5%）和剖宫产率（77.8% vs. 65%）方面没有显著性差异，两组均无子宫破裂病例[34]。

对于经验丰富的术者，减少电器械的使

用，可以使腹腔镜肌瘤切除术和经腹肌瘤切除术在改善妊娠率和降低子宫破裂率方面无明显差异[35-38]。因此，如果技术上可行，基于以上优点，可优先考虑腹腔镜肌瘤切除术。

手术入路的选择必须基于术者的经验、充分精准沟通后患者的选择，肌瘤的大小、数量和位置。宫颈肌瘤、直径＞ 20cm 的肌瘤和数目＞ 5 个且瘤体相距较远的肌瘤，这些情况通常需要开腹手术。在某些情况下，对于合适的患者选择小切口开腹手术可以兼顾经腹手术和腹腔镜手术的优点[39]。

在切除多个肌瘤的腹腔镜手术中，必须以书面形式记录和标记切除肌瘤的数目。切除的肌瘤可以暂时缝合在一起，以串珠的方式固定在上腹部。手术结束后必须将所有肌瘤从腹腔内取出，以避免遗留的肌瘤坏死导致感染或术后播散种植的发生。

当不同位置的肌瘤共同存在时，我们应将黏膜下肌瘤作为最有可能影响生育的因素。在计划黏膜下肌瘤手术时，必须仔细考虑有多少正常肌层，因为这可能决定整个手术方式。如果在黏膜下肌瘤和浆膜的边缘之间只有很少的肌层（例如＜ 5mm），则应该进行腹腔镜手术。一个小样本病例系列报道，腹腔镜下子宫肌瘤切除术治疗穿透宫腔的肌壁间肌瘤（部分黏膜下）可能是一个安全的方法。32 名在随访期间备孕的患者中，有 23 名（39%）在 1 年内妊娠；7 名足月妊娠，没有并发症[34]。

在黏膜下和肌壁间肌瘤都需要切除的情况下，术者应首先进行宫腔镜检查。目前没有专门针对这一问题的研究。然而，一旦在腹式子宫肌瘤切除术（无论是腹腔镜还是经腹）过程中穿透到宫腔，再行宫腔镜检查就几乎不可能了。

无论切口的数量或位置，必须完全缝合肌层，这通常需要多层缝合，以防止后续切口裂开。这对于以后有生育要求的患者尤为重要。一项腹腔镜肌瘤切除术治疗有症状的子宫肌瘤的系统性回顾研究发现，当肌层被“恰当”缝合时（即由经验丰富的外科医生进行多层缝合）[40]，子宫破裂的风险很低。多项研究支持这一结论。一篇关于 7 例腹腔镜肌瘤切除术后子宫破裂的病例报道发现，仅 14.3% 的病例采用多层缝合的方法缝合肌层[20]。另一个小样本病例系列报道，子宫肌瘤切除时，腹腔镜缝合和内膜上三层的肌层修复，并不会妨碍未来妊娠，如患者愿意，均能妊娠至足月[41]。大多数专家建议用 vicryl 线荷包缝合子宫内膜，以保护宫腔，然后用薇乔线或倒刺线的进行多层连续锁边缝合。

（四）肌瘤切除术中减少出血方案

最常用的减少肌瘤切除术中失血的方法是子宫肌层注射血管升压素。将其注射到计划好的子宫切口部位，通过收缩毛细血管、小动脉和小静脉壁内的平滑肌，减少手术过程中的出血。一项随机对照试验报道，子宫肌瘤切除术中使用血管升压素的失血量明显低于安慰剂组或使用止血带组[42]。

很少有证据表明自体血回收技术是有益的。然而，在患者拒绝输血或预计失血过多的情况下，它可能是有用的。如前所述，GnRHa 也可以减少出血。

四、总结

对于患者和医生来说，子宫肌瘤都是一个困难且普遍存在的手术问题。尽管已有相当多文章发表，但是目前的研究仍不能为手术医生和生殖内分泌学专家提供可靠的指导，来帮助女性解决因子宫肌瘤引起的不孕症，需要更多的随机对照研究来解决这个问题。

参考文献

[1] Payson M, Leppert P, and Segars J. Epidemiology of myomas. *Obstet Gynecol Clin North Am.* 2006;33(1):1–11.

[2] Casini ML, Rossi F, Agostini R, and Unfer V. Effects of the position of fibroids on fertility. *Gynecol Endocrinol.* 2006;22(2):106–9.

[3] Pritts EA. Fibroids and infertility: A systematic review of the evidence. *Obstet Gynecol Surv.* 2001;56(8):483–91.

[4] Klatsky PC, Tran ND, Caughey AB, and Fujimoto VY. Fibroids and reproductive outcomes: A systematic literature review from conception to delivery. *Am J Obstet Gynecol.* 2008;198(4):357–66.

[5] Benecke C, Kruger TF, Siebert TI, Van der Merwe JP, and Steyn DW. Effect of fibroids on fertility in patients undergoing assisted reproduction. A structured literature review. *Gynecol Obstet Invest.* 2005;59(4):225–30.

[6] Sunkara SK, Khairy M, El–Toukhy T, Khalaf Y, and Coomarasamy A. The effect of intramural fibroids without uterine cavity involvement on the outcome of IVF treatment: A systematic review and meta–analysis. *Hum Reprod.* 2010;25(2):418–29.

[7] Guven S, Kart C, Unsal MA, and Odaci E. Intramural leoimyoma without endometrial cavity distortion may negatively affect the ICSI – ET outcome. *Reprod Biol Endocrinol.* 2013;11(1):102.

[8] Eldar–Geva T, Meagher S, Healy DL, MacLachlan V, Breheny S, and Wood C. Effect of intramural, subserosal, and submucosal uterine fibroids on the outcome of assisted reproductive technology treatment. *Fertil Steril.* 1998;70(4):687–91.

[9] Healy DL. Impact of uterine fibroids on ART outcome. *Environ Health Perspect.* 2000;108(S5):845–7.

[10] Khalaf Y, Ross C, El–Toukhy T, Hart R, Seed P, and Braude P. The effect of small intramural uterine fibroids on the cumulative outcome of assisted conception. *Hum Reprod.* 2006;21(10):2640–4.

[11] Jenabi E and Fereidooni B. The uterine leiomyoma and placenta previa: A meta–analysis. *J Matern Fetal Neonatal Med.* 2017 November 21:1–5.

[12] Jenabi E and Ebrahimzadeh Zagami S. The association between uterine leiomyoma and placenta abruption: A meta–analysis. *J Matern Fetal Neonatal Med.* 2017 November; 30(22):2742–6.

[13] Jenabi E and Khazaei S. The effect of uterine leiomyoma on the risk of malpresentation and cesarean: A meta–analysis. *J Matern Fetal Neonatal Med.* 2018 January;31(1):87–92.

[14] Sundermann AC, Velez Edwards DR, Bray MJ, Jones SH, Latham SM, and Hartmann KE. Leiomyomas in pregnancy and spontaneous abortion: A systematic review and meta–analysis. *Obstet Gynecol.* 2017 November; 130(5):1065–72.

[15] Lethaby A, Vollenhoven B, Sowter MC. Pre–operative GnRH analogue therapy before hysterectomy or myomectomy for uterine fibroids. In: Lethaby A, ed. *Cochrane Database of Systematic Reviews.* Chichester, UK: John Wiley & Sons, Ltd; 2001. p. CD000547.

[16] Zhang Y, Sun L, Guo Y et al. The impact of preoperative gonadotropin–releasing hormone agonist treatment on women with uterine fibroids. *Obstet Gynecol Surv.* 2014; 69(2):100–8.

[17] Liu CH, Lin YS, Lin CC, Tzeng CC, and Chou CY. Medical treatment of uterine myoma with long–acting gonadotropin–releasing hormone agonist prior to myomectomy. *J Formos Med Assoc.* 1993;92(6):536–9.

[18] Campo S and Garcea N. Laparoscopic myomectomy in pre–menopausal women with and without preoperative treatment using gonadotrophin–releasing hormone analogues. *Hum Reprod.* 1999;14(1):44–8.

[19] Kasum M. Fertility following myomectomy. *Acta Clin Croat.* 2009;48(2):137–43.

[20] Pistofidis G, Makrakis E, Balinakos P, Dimitriou E, Bardis N, and Anaf V. Report of 7 uterine rupture cases after laparoscopic myomectomy: Update of the literature. *J Minim Invasive Gynecol.* 2012;19(6):762–7.

[21] Spong CY, Mercer BM, D'Alton M, Kilpatrick S, Blackwell S, and Saade G. Timing of indicated late–preterm and early–term birth. *Obstet Gynecol.* 2011;118(2, Part 1):323–33.

[22] Hamoda H, Pepas L, Tasker F, Reidy J, and Khalaf Y. Intermediate and long–term outcomes following uterine artery fibroid embolization. *Eur J Obstet Gynecol Reprod Biol.* 2015;191:33–8.

[23] Narayan A, Lee AS, Kuo GP, Powe N, and Kim HS. Uterine artery embolization versus abdominal myomectomy: A longterm clinical outcome comparison. *J Vasc Interv Radiol.* 2010;21(7):1011–7.

[24] Gupta JK, Sinha A, Lumsden MA, and Hickey M. Uterine artery embolization for symptomatic uterine fibroids. *Cochrane Database Syst Rev.* 2012;5:CD005073.

[25] Homer H, and Saridogan E. Uterine artery embolization for fibroids is associated with an increased risk of miscarriage. *Fertil Steril.* 2010;94(1):324–30.

[26] Mohan PP, Hamblin MH, and Vogelzang RL. Uterine artery embolization and its effect on fertility. *J Vasc Interv Radiol.* 2013;24(7):925–30.

[27] Holub Z, Mara M, Kuzel D, Jabor A, Maskova J, and Eim J. Pregnancy outcomes after uterine artery occlusion: Prospective multicentric study. *Fertil Steril.* 2008;90(5):1886–91.

[28] Torre A, Paillusson B, Fain V, Labauge P, Pelage JP, and Fauconnier A. Uterine artery embolization for severe symptomatic fibroids: Effects on fertility and symptoms. *Hum Reprod.* 2014;29(3):490–501.

[29] Pron G. Magnetic resonance–guided high–intensity focused ultrasound (MRgHIFU) treatment of symptomatic uterine fibroids: An evidence–based analysis. *Ont Health Technol Assess Ser.* 2015;15(4):1–86.

[30] Rabinovici J, David M, Fukunishi H, Morita Y, Gostout BS, and Stewart EA. Pregnancy outcome after magnetic resonance–guided focused ultrasound surgery (MRgFUS) for conservative treatment of uterine fibroids. *Fertil Steril.* 2010;93(1):199–209.

[31] Samejima T, Koga K, Nakae H et al. Identifying patients who can improve fertility with myomectomy. *Eur J Obstet Gynecol Reprod Biol.* 2015;185:28–32.

[32] Shokeir TA. Hysteroscopic management in submucous fibroids to improve fertility. *Arch Gynecol Obstet.* 2005;273(1):50–4.

[33] Jin C, Hu Y, Chen X et al. Laparoscopic versus open myomec–tomy—a meta–analysis of randomized controlled trials. *Eur J Obstet Gynecol Reprod Biol.* 2009;145(1):14–21.

[34] Seracchioli R, Colombo FM, Bagnoli A, Govoni F, Missiroli S, and Venturoli S. Laparoscopic myomectomy for fibroids penetrating the uterine cavity: Is it a safe procedure? *BJOG.* 2003;110(3):236–40.

[35] Desai P and Patel P. Fibroids, infertility and laparoscopic myomectomy. *J Gynecol Endosc Surg.* 2011;2(1):36.

[36] Rossetti A, Sizzi O, Chiarotti F, and Florio G. Developments in techniques for laparoscopic myomectomy. *JSLS J Soc Laparoendosc Surg.* 2007;11(1):34–40.

[37] Sizzi O, Rossetti A, Malzoni M et al. Italian multicenter study on complications of laparoscopic myomectomy. *J Minim Invasive Gynecol.* 2007;14(4):453–62.

[38] Tian Y, Long T, and Dai Y. Pregnancy outcomes following different surgical approaches of myomectomy. *J Obstet Gynaecol Res.* 2015;41(3):350–7.

[39] Księżakowska–Łakoma K, Żyła M, and Wilczyński J. Removal of uterine fibroids by mini–laparotomy technique in women who wish to preserve their uterus and fertility. *Wideochirurgia I Inne Tech Maloinwazyjne = Videosurgery Other Miniinvasive Tech* 2016;10(4):561–6.

[40] Hurst B, Matthews M, and Marshburn P. Laparoscopic myomectomy for symptomatic uterine myomas. *Fertil Steril.* 2005;83(1):1–23.

[41] Stringer NH, Strassner HT, Lawson L et al. Pregnancy out–comes after laparoscopic myomectomy with ultrasonic energy and laparoscopic suturing of the endometrial cavity. *J Am Assoc Gynecol Laparosc.* 2001;8(1):129–36.

[42] Kongnyuy EJ, Wiysonge CS. Interventions to reduce haemorrhage during myomectomy for fibroids. In: Kongnyuy EJ, ed. *Cochrane Database Syst Rev.* Chichester, UK: John Wiley & Sons, Ltd; 2014. p. CD005355.

第 22 章 微创手术中的人工粉碎手术

Manual or Hand Morcellation in Minimally Invasive Surgery

Janelle K. Moulder Tarek Toubia Michelle Louie 著
闫璐 译 张明乐 李亚楠 校

一、背景

与剖腹手术相比，微创手术（minimally invasive surgery，MIS）的优势在妇科中得到了广泛的证明，包括康复更快、并发症更少、瘢痕更小[1-3]和死亡率更低[4]。在MIS过程中，需要进行粉碎术以去除大的组织标本。1995年，美国食品药品管理局（Food and Drug Administration，FDA）批准了电动或电机械粉碎机，这增加了大子宫[5]的女性获得MIS的机会。2014年4月和11月FDA发布了关于电动粉碎术中可能会传播未确诊子宫肉瘤的安全讯息，这将影响患者的长期生存[6]。继2014年FDA的安全讯息后，妇科医生电动粉碎术使用率显著降低[7]，多达84%的妇科医生改变了子宫切除术和子宫肌瘤切除术的手术方法[8]。此外，自2014年以来，在46%病例中[7]，开腹手术率增加了，这主要与手术并发症和再入院[9]率增加有关。美国近50%的妇科医生报道说，他们的医院已经禁止了电动粉碎器[7]。从那时起，妇科医生开始使用替代的粉碎技术，如手工或手粉碎，在袋内或密封粉碎。

除妇科外，普外科和泌尿外科也采用手工或手粉碎的方法取出组织[10-14]。在妇科，粉碎术应该避免在已知恶性肿瘤和高危子宫肉瘤患者中使用，比如那些绝经后，暴露他莫昔芬5年或以上，盆腔照射史，遗传性平滑肌瘤病和肾细胞癌综合症或儿童视网膜母细胞瘤的患者[5、15]。此外，应在预期粉碎术前进行患者咨询和适当的术前评估，包括子宫内膜活检。

二、人工粉碎的方法

人工粉碎术可以通过经阴道的阴道切开术或经直肠子宫陷凹切开术或经腹部的小型剖腹术进行。粉碎术的路径主要由手术医生的经验决定。在比较标本重量、病理、患者体质和患者解剖时，经阴道或经腹部粉碎术的围术期结果或手术时间均无显著差异，两种方法的并发症都非常罕见[16, 17]。与经阴道入路相比，经腹部入路的袋破裂或袋完整性破坏的比例明显更低[17-20]。

（一）经阴道的粉碎术

经阴道子宫取出术自19世纪[21]以来开始实施。密封或不密封粉碎术可以通过阴道进行，可以通过全子宫切除术后的阴道切开术，或在直肠子宫陷凹行子宫切除术或肌瘤切除术后进行切除术。通过使用阴道切开术杯或环作为引导，可以方便地进行后子宫直肠陷凹切开。以前已经描述过几种不密封阴道粉碎术[16, 22 - 24]。所有的技术都使用自固定或抓握辅助的阴道拉钩，以促进阴道壁、尿道、膀胱和直肠的显露、可视化和保护。头低脚高位下降到15°～30°。完成子宫切除术后，抓住子宫颈并将其带到阴道口。子宫体用手术刀楔形切除[21]，钻取或劈开。“卷纸”技术已被用于粉碎大到1690g的子宫[22]。“卷纸”技术是通过用手术刀从后方开始切开子宫肌层，并沿逆时针方向持续进行，同时用非惯用手[22]顺时针方向对子宫颈进行反向牵引来实现的。当取出标本时，持续的旋转使子宫的腹部部分滚动，就像在展开一卷纸。“螺旋切口”技术是一种类似的经阴道粉碎方法，它也成功地切除了大子宫，最大可达1350g[23]。子宫颈被直接拉向手术医生，使用11号刀片，从10点钟开始做一个切口，顺时针方向移动到6点钟，切到标本厚度的一半，然后顺时针旋转子宫，直到未切开的部分在十点钟被放置好，并做另一个顺时针切口。反复旋转和切开，直到标本完全取出。

在子宫切除术完成后，将袋子通过阴道切开术置入，以方便在腹腔镜下将标本放入袋子。在腹腔镜下，将标本放入袋内，将子宫底置于袋底，这样当袋子通过阴道时，标本的呈现部分就是宫颈。然后阴道拉钩放置在标本和袋子之间，以保护袋子在粉碎时不被刺破。同样的粉碎技术适用于非密封的阴道粉碎，可在密封或袋内粉碎实施。在一项研究中，平均子宫重量为370g（240～510g）的子宫粉碎术，平均时间为5min（范围4～19min）且无术中或术后并发症。

（二）经腹的粉碎术

在腹腔镜或机器人辅助的子宫次全切除术、全子宫切除术或子宫肌瘤切除术后，也可以通过2～4cm的小开腹口进行人工粉碎术[17, 18, 25 -27]。为了减少术后疼痛和优化切口外观，小开腹口在肚脐或耻骨联合上方2cm处进行，而不是在侧面进行。为了减少腹部切口的数量，可以将现有的一个切口扩大形成小开腹口。为了安全地进行人工粉碎术，用插入钳将标本带至小开腹口，以便在腹膜外的腹壁表面对标本进行切开。手术刀刃朝向腹壁45°，从7点钟开始在标本上切开，顺时针方向移动，在5点结束。然后将标本逆时针旋转，露出子宫未切开的部分，进行下一个切口。顺时针切开和逆时针旋转交替进行，理想的结果是组织以一种省时的连续螺旋状的方式呈现。

另一种方法是将腹腔镜手术刀或长柄手术刀通过1cm的耻骨上切口或套管针位置置入[25]。将手术刀置于外侧孔会增加髂血管损伤的风险。2名手术医生将子宫置于前部，手术刀沿标本的纵轴，从后到前，从头到尾。

经腹手工粉碎术可在标本密封袋内进行，以减少组织播散的风险[28-30]。在进行密封粉碎术时，通过阴道切开术或小开腹术将标本密封袋放入腹腔，以便在腹腔镜监视下将标本（即子宫或肌瘤）放入标本袋内。为了在标本密封期间保持气腹，可以闭合阴道口、阴道阻塞，腹部切口使用巾钳或适当大小的套管针。此外，在粉碎术之前完成阴道切口的闭合可以减少失血。标本密封袋平行于机体的长轴，开口朝向头部，底部朝向尾部。为了便于在大袋子中放置标本，可使用无菌标记笔来识别袋子的内部和开口的方向。首先在腹腔镜引导下定位袋，然后用腹腔镜抓物器将标本放入袋内。头低脚高体位可以降低到30°以帮助放置标本。一名手术医生将标本放在标本袋开口处，另一名外科医生使用腹腔镜抓物器将标本袋的边缘向前拉过标本。然后通过使用内置的标签或绳子或借助腹腔镜抓物器将袋子的开口通过原定小开腹口拉出。一旦袋子的开口完全穿过切口，套管针位置将扩大到原定小开口长度2～4cm。在手工粉碎术中保持气腹有助于保持手术刀与肠道和主要血管的距离。有许多不同的标本密封袋，每个都有自己的优点和缺点。与其他可用材料相比，防破裂的尼龙袋最耐用；然而，经腹粉碎术袋子破裂是罕见的[17-19]。为了增加可视化和暴露，在粉碎过程中保护周围的软组织，可在小开腹手术[19]中放置一个自固定的拉钩。在子宫非常大的情况下，促性腺激素释放激素激动剂手术前至少3个月的术前管理可以减少标本大小，不仅促进微创治疗，也允许标本放置在一个袋子，减少术中失血。

三、人工粉碎术的相关风险和并发症

标本粉碎为病理学家的诊断带来挑战。在许多非定向组织碎片中鉴别子宫内膜组织是困难的。即使子宫内膜被发现，恶性肿瘤也可能被漏诊，无法进行分期。与电机械粉碎术相比，人工粉碎术有可能维持更正常的子宫结构，以帮助达到正确的诊断[32]。用亚甲蓝[33]或台班蓝染色[31]，也有助于子宫内膜的识别和定位。

总之，与其他方法相比，在子宫肉瘤的背景下，使用电动粉碎术的预后、生存率和复发率更差。无病生存期（disease-free survival，DFS）和总生存期在电动腹部或阴道粉碎术[34]的肉瘤患者中明显较差。粉碎类型对 DFS 的影响有差异：电动粉碎术 DFS 为 6.3 个月，阴道粉碎术 DFS 为 11.9 个月，未粉碎术的 DFS 为 149.9 个月。粉碎术与肉瘤的频繁复发有关[28, 34, 35]。与未粉碎术相比，粉碎术后肉瘤复发的风险更高；然而，非电动粉碎术[29]与未粉碎术[29]之间的复发无差异。良性组织的播散可能导致腹膜平滑肌瘤病、寄生肌瘤和残留的宫颈、子宫内膜组织，这些可能在术后较长时间[27]才会被发现。

标本密封系统内的粉碎术（图 22–1）可降低良性或恶性组织播散的风险。密封粉碎术可能调整潜在恶性肿瘤病例的复发率：在两项研究中，在中位随访时间为 18 个月和 20 个月后，没有证据显示局部复发[36, 37]，总生存率在 12 个月时为 100%，24 个月时为 73%。值得注意的是，在平均随访 25 个月（16～36 个月）[30]后，子宫切除术后不密封的经阴道粉碎术与肉瘤复发无相关。需要更多的长期数据来更好地了解密封粉碎术对预后的影响。

在不密封的粉碎术过程中，可以通过降低头低脚高位程度来限制碎片向上腹部移动，大量

17cm
38cm
27cm
Alexis 密封提取系统
模型编号　袋的体积　袋的尺寸　环经
GTB17　6500ml　27cm × 38cm　17cm
© 2016 Applied Medical Resources Corporation. All rights reserved. 1912INT0816

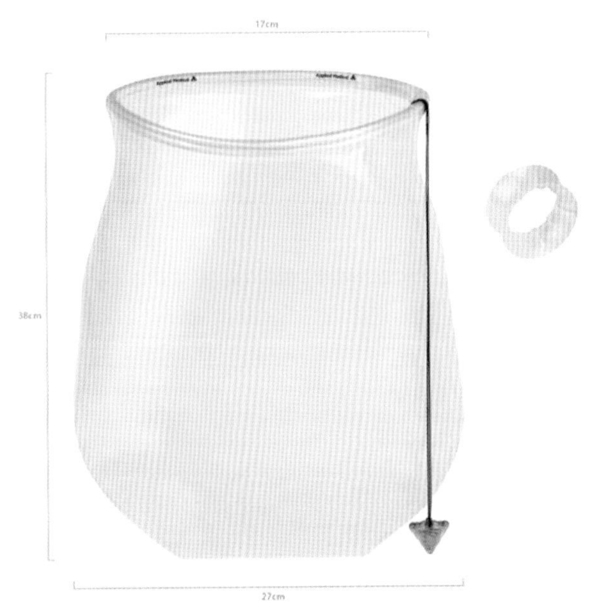

▲ 图 22–1　**Alexis 密封提取系统**

由 Applied Medical Resources Corp 提 供，Rancho Santa Margarita，加利福尼亚州

冲洗将小碎片冲洗到死角[38]，以及以一个连续的块取出标本来缓解组织和液体的播散。如果不可能连续取出，所有粉碎的碎片均应由手术医生取出。

除了与潜在恶性肿瘤粉碎术有关的风险外，固有风险存在于密封和不密封的手粉碎术。无论是密封还是非密封粉碎术都有损伤周围组织的风险。在阴道粉碎术过程中，使用自固定的或抓握辅助的阴道拉钩可以最大限度地减少阴道、尿道和直肠损伤的风险。当考虑阴道粉碎术的选择时，与标本平分相比，子宫肌层钻取有更高的减瘤失败率和术后发热[24]。针对密封阴道粉碎术，标本袋破裂可发生在多达 1/3 的病例中[20]。在经腹手粉碎术中，如果不采用谨慎的技术，内脏和主要血管就有损伤的危险。为了使手术刀片与内脏和主要结构保持距离，我们主张人工粉碎术过程中保持气腹。

四、总结

人工粉碎术将 MIS 的好处扩展到具有较大子宫的女性，并已被越来越多地用于子宫平滑肌瘤的取出。与所有的外科技术一样，采用手术医生舒适和熟悉的方法将优化患者的结果。不管是经阴道还是经腹均有几种人工粉碎术可采纳和取出组织。密封粉碎术可能会减少良性或恶性疾病相关的术后并发症风险。

参考文献

[1] AAGL Advancing Minimally Invasive Gynecology Worldwide. AAGL position statement: Route of hysterectomy to treat benign uterine disease. *J Minim Invasive Gynecol*. 2011 January–February;18(1):1–3.

[2] Nieboer TE, Johnson N, Lethaby A et al. Surgical approach to hysterectomy for benign gynaecological disease. *Cochrane Database Syst Rev*. 2009 July 8;(3):CD003677.

[3] American College of Obstetricians and Gynecologists. ACOG Committee Opinion No. 444: Choosing the route of hysterectomy for benign disease. *Obstet Gynecol*. 2009 November;114(5):1156–8.

[4] Wiser A, Holcroft CA, Tulandi T, and Abenhaim HA. Abdominal versus laparoscopic hysterectomies for benign diseases: Evaluation of morbidity and mortality among 465,798 cases. *Gynecol Surg*. 2009;114:1156–8.

[5] Tissue Extraction Task Force. Morcellation During Uterine Tissue Extraction. 2014; Available at: http://www.aagl.org/wp-content/uploads/2014/05/Tissue_Extraction_TFR.pdf

[6] United States Food and Drug Administration. *Laparoscopic Uterine Power Morcellation in Hysterectomy and Myomectomy*. FDA Safety Communication. 2014; Available at: https://www.fda.gov/media/88703/download. (Accessed 01 July 2016).

[7] Lum DA, Sokol ER, Berek JS et al. Impact of the 2014 Food and Drug Administration warnings against power morcellation. *J Minim Invasive Gynecol*. 2016 May–June; 23(4):548–56.

[8] Desai VB, Guo XM, and Xu X. Alterations in surgical technique after FDA statement on power morcellation. *Am J Obstet Gynecol*. 2015 May;212(5):685–7.

[9] Harris JA, Swenson CW, Uppal S et al. Practice patterns and postoperative complications before and after US Food and Drug Administration safety communication on power morcellation. *Am J Obstet Gynecol*. 2016 January;214(1):98.e1–e13.

[10] Camargo AH, Rubenstein JN, Ershoff BD, Meng MV, Kane CJ, and Stoller ML. The effect of kidney morcellation on operative time, incision complications, and postoperative analgesia after laparoscopic nephrectomy. *Int Braz J Urol*. 2006 May–June;32(3):273–9; discussion 279–80.

[11] Gabr AH, Gdor Y, Strope SA, Roberts WW, and Wolf JS, Jr. Approach and specimen handling do not influence oncological perioperative and long-term outcomes after laparoscopic radical nephrectomy. *J Urol*. 2009 September; 182(3):874–80.

[12] Greene AK and Hodin RA. Laparoscopic splenectomy for massive splenomegaly using a Lahey bag. *Am J Surg*. 2001 June;181(6):543–6.

[13] Hernandez F, Rha KH, Pinto PA et al. Laparoscopic nephrectomy: Assessment of morcellation versus intact specimen extraction on postoperative status. *J Urol*. 2003 August;170(2 Pt 1):412–5.

[14] Luo JH, Zhou FJ, Xie D et al. Analysis of long-term survival in patients with localized renal cell carcinoma: Laparoscopic versus open radical nephrectomy. *World J Urol*. 2010 June;28(3):289–93.

[15] Singh SS, Scott S, Bougie O et al. SOGC Clinical Practice-Gynaecology Committee. Technical update on tissue morcellation during gynaecologic surgery: Its uses, complications, and risks of unsuspected malignancy. *J Obstet Gynaecol Can*. 2015 January;37(1):68–81.

[16] Clark Donat L, Clark M, Tower AM et al. Transvaginal morcellation. *JSLS*. 2015 April–June;19(2):10.4293/JSLS.2014.00255.

[17] Serur E, Zambrano N, Brown K, Clemetson E, and Lakhi N. Extracorporeal manual morcellation of very large uteri within an enclosed endoscopic bag: Our 5-year experience. *J Minim Invasive Gynecol*. 2016 April 4;23.

[18] Serur E and Lakhi N. Laparoscopic hysterectomy with manual morcellation of the uterus: An original technique that permits the safe and quick removal of a large uterus. *Am J Obstet Gynecol*. 2011 June;204(6):566.e1–e2.

[19] Takeda A, Watanabe K, Hayashi S, Imoto S, and Nakamura H. In-bag manual extraction of excised myomas by surgical scalpel through suprapubic mini-laparotomic incision in lap-aroscopic-assisted myomectomy. *J Minim Invasive Gynecol*. 2016 March 3;23.

[20] Solima E, Scagnelli G, Austoni V et al. Vaginal uterine morcellation within a specimen containment system: A study of bag integrity. *J Minim Invasive Gynecol*. 2015 November–December;22(7):1244–6.

[21] Pelosi MA, 3rd and Pelosi MA. The Pryor technique of uterine morcellation. *Int J Gynaecol Obstet*. 1997 September;58(3):299–303.

[22] Wong WS, Lee TC, and Lim CE. Novel vaginal "paper roll" uterine morcellation technique for removal of large (>500 g) uterus. *J Minim Invasive Gynecol*. 2010 May–June;17(3):374–8.

[23] Lin YS. New helical incision for removal of large uteri during laparoscopic-assisted vaginal hysterectomy. *J Am Assoc Gynecol Laparosc*. 2004 Nov;11(4):519–24.

[24] Nazah I, Robin F, Jais JP et al. Comparison between bisection/morcellation and myometrial coring for reducing large uteri during vaginal hysterectomy or laparoscopically assisted vaginal hysterectomy: Results of a randomized prospective study. *Acta Obstet Gynecol Scand*. 2003 November;82(11):1037–42.

[25] Montella F, Cosma S, Riboni F, Dealberti D, Benedetto C, and Abate S. A safe and simple laparoscopic cold knife section technique for bulky uterus removal. *J Laparoendosc Adv Surg Tech A*. 2015 September;25(9):755–9.

[26] Moawad GN, Abi Khalil ED, Opoku-Anane J et al. Comparison of methods of morcellation: Manual versus power. *Acta Obstet Gynecol Scand*. 2016 January;95(1):52–4.

[27] Stine JE, Clarke-Pearson DL, and Gehrig PA. Uterine morcellation at the time of hysterectomy: Techniques, risks, and recommendations. *Obstet Gynecol Surv*. 2014 July;69(7):415–25.

[28] Cusido M, Fargas F, Baulies S et al. Impact of surgery on the evolution of uterine sarcomas. *J Minim Invasive Gynecol*. 2015 September–October;22(6):1068–74.

[29] Raine-Bennett T, Tucker LY, Zaritsky E et al. Occult uterine sarcoma and leiomyosarcoma: Incidence of and survival associated with morcellation. *Obstet Gynecol*. 2016 January;127(1):29–39.

[30] Zhang J, Li T, Zhang J, Zhu L, Lang J, and Leng J. Clinical characteristics and prognosis of unexpected uterine sarcoma after hysterectomy for presumed myoma with and without transvaginal scalpel morcellation. *Int J Gynecol Cancer*. 2016 March;26(3):456–63.

[31] Tam T, Harkins G, Caldwell T, Zaino R, and Hazard D. Endometrial dye instillation: A novel approach to histopathologic evaluation of morcellated hysterectomy specimens. *J Minim Invasive Gynecol*. 2013 September–October;20(5): 667–71.

[32] Rivard C, Salhadar A, and Kenton K. New challenges in detecting, grading, and staging endometrial cancer after uterine morcellation. *J Minim Invasive Gynecol*. 2012 May–June;19(3):313–6.
[33] Pavlakis K, Vrekoussis T, Pistofidis G, Gavresea T, and Panoskaltsis T. Methylene blue: How to visualize the endome–trium in uterine morcellation material. *Int J Gynecol Pathol*. 2014 March;33(2):135–9.
[34] Park JY, Park SK, Kim DY et al. The impact of tumor morcellation during surgery on the prognosis of patients with apparently early uterine leiomyosarcoma. *Gynecol Oncol*. 2011 August;122(2):255–9.
[35] Seidman MA, Oduyebo T, Muto MG, Crum CP, Nucci MR, and Quade BJ. Peritoneal dissemination complicating morcellation of uterine mesenchymal neoplasms. *PLOS ONE*. 2012;7(11):e50058.
[36] Favero G, Miglino G, Kohler C et al. Vaginal morcellation inside protective pouch: A safe strategy for uterine extration in cases of bulky endometrial cancers: Operative and oncological safety of the method. *J Minim Invasive Gynecol*. 2015 September–October;22(6):938–43.
[37] Montella F, Riboni F, Cosma S et al. A safe method of vaginal longitudinal morcellation of bulky uterus with endo–metrial cancer in a bag at laparoscopy. *Surg Endosc*. 2014 June;28(6):1949–53.
[38] Sepilian V, and Della Badia C. Iatrogenic endometriosis caused by uterine morcellation during a supracervical hyster–ectomy. *Obstet Gynecol*. 2003 November;102(5 Pt2):1125–7.

第 23 章　子宫平滑肌肉瘤

Uterine Leiomyosarcoma

Roni Nitecki　J. Alejandro Rauh-Hain　著
闫璐　译　　张明乐　李亚楠　校

一、概述

间叶细胞肿瘤包括子宫肉瘤（平滑肌肉瘤和子宫内膜间质肉瘤）和混合上皮 / 间质肿瘤（癌肉瘤和腺肉瘤）[1]。尽管罕见，但子宫肉瘤的诊断率呈上升趋势，1988—2001 年间，其发病率在所有子宫肿瘤中从 7.6% 上升到 9.1% [2]。子宫肉瘤最常见的类型是子宫平滑肌肉瘤（uterine leiomyosarcoma，ULMS）。ULMS 的年发病率为 6.4/1000 万 [3]，只占子宫恶性肿瘤的 1%～2%。诊断的中位年龄为 55 岁 [2]。这些肿瘤大多是位于肌层的巨大肿块，通常是血源性扩散。因为子宫肉瘤患者的症状与子宫肌瘤非常相似，因此诊断比较困难。ULMS 的恶性程度极高，一些研究表明Ⅰ～Ⅱ期患者的存活率为 50%，Ⅲ～Ⅳ期患者的存活率为 0%～28% [4–5]。先前的研究已经确定了原发诊断时的预后因素：分期和分化水平。对于年龄、肿瘤大小和肿瘤分级等其他因素，都进行了类似的调查研究，但结果表明这些因素与预后都没有明确的统计学意义 [2–6]。

二、危险因素

ULMS 的危险因素尚未完全阐明。非裔美国种族是子宫平滑肌瘤和 ULMS 的一个共同危险因素 [7]。一项对 12079 例患者的回顾性队列研究表明虽然非裔美国女性罹患子宫肿瘤的风险较低，但她们罹患子宫肉瘤 [8] 的风险较高。在评估子宫肿块时，存在一些因素使临床医生考虑 ULMS：鉴于良性平滑肌瘤主要发生在育龄期，高龄是 ULMS 的一个重要危险因素。然而，年轻并不能排除诊断为肉瘤的可能性，实际上诊断为 ULMS 的患者中有相当大的比例实际上是绝经前女性。此外，他莫昔芬使用超过 5 年也与患子宫肉瘤 [9] 的风险增加有关。以前曾指出盆腔照射是子宫肉瘤发生的危险因素，这种关联在癌肉瘤中最普遍，但现在被归类为上皮癌。此外，在一系列 ULMS 女性中仅有 0.5% 既往有盆腔照射史 [5]。在不同部位（特别是视网膜母细胞瘤）有肉瘤病史的患者第二次患肉瘤的风险较高，包括 ULMS [10]。

在子宫肌瘤的治疗中，微创方法使用率的增加会引起无意的 ULMS 粉碎，从而导致肿瘤腹腔内播散。在一项 58 例 ULMS 患者的单中心研究中，其中 39 例接受经腹全子宫切除术、19 例接受腹腔粉碎术，腹腔粉碎术与腹腔（盆腔）复发的风险显著增加和无复发生存率（10.8 个月 vs. 39.6 个月，P=0.002）显著缩短有关。一个多因素调整模型证实粉碎术增加了 3 倍以上的复发风险 [11]。

三、病理学

与其他部位的肉瘤相似，大体检查上，

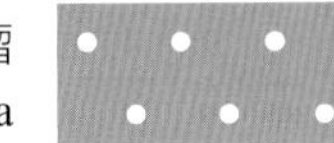

ULMS 具有肉质均匀一致性。它通常很大，肿瘤中位直径为 6cm。肿块的切面不具有良性平滑肌瘤的典型"漩涡"状外观，而是表现为出血和（或）坏死的斑点样外观[12, 13]。大多数平滑肌瘤轮廓清晰，当合并有不规则的出血和坏死时，应警惕为 ULMS[13]。

与上皮性肿瘤（侵蚀相当于恶性肿瘤）不同，鉴别平滑肌肿瘤良恶性更困难[14]。1994 年，斯坦福大学的一个研究小组提出了诊断 ULMS 的"斯坦福标准"，即显著的细胞异型性、丰富的核分裂象［每 10 个高倍镜视野（HPF）＞ 10 个］和凝固性坏死。报道指出，若占有两个或两个以上的要点时则存在转移扩散率＞ 10%[15] 的风险。一般来说，核分裂象计数有助于鉴别预后良好的良性病因（最初可能是恶性的），如富于细胞的平滑肌瘤和奇异型平滑肌瘤。这些瘤体通常每 10 HPF 包含有丝分裂象＜ 5 个。当平滑肌肿瘤中每 10 个 HPF 含有 5～9 个核分裂象时，被称为 STUMP（恶性潜能不明确的平滑肌肿瘤），STUMP 可以表现出异型性，根据细胞异型性的程度，可以进一步分类[16]。然而，对 ULMS 的病理诊断有广泛的讨论。一些专家认为核分裂象的数量是最重要的特征[17]，而另一些专家则认为，无论核分裂象计数如何，只要存在显著异型性的凝固性坏死，就可将病变归类为 ULMS[18]。边界浸润和细胞增生是有助于诊断的附加特征。值得注意的是，亮丙瑞林和子宫动脉栓塞都可能导致坏死的出现，这种坏死可能类似于凝固性（肿瘤相关）坏死，因此使诊断更具有挑战性[13]。

四、发病机制

虽然子宫肌瘤通常与 ULMS 同时被发现，但 ULMS 继发于良性平滑肌瘤是非常罕见的。来自微 RNA 表达谱的数据表明，子宫肌瘤和 ULMS 实际上是两个独立的实体，子宫平滑肌瘤与平滑肌细胞密切相关，ULMS 与间充质干细胞关系更密切[19-20]。导致 ULMS 发生的分子途径尚未阐明。然而，一些研究已经确定了可能与 ULMS 发病机制有关的因素，如 p16、p53 和高增殖指数（Ki-67）[1, 21]。重要的是，以上任何特征无阳性染色并不能排除 ULMS。文献表明鉴于[22] 频繁地发现复杂的染色体异常，所以遗传不稳定也是肿瘤形成的一个关键因素。因此进一步研究表观遗传机制和微 RNA 的表达在 ULMS 发病机制的意义是有前途的研究方向[23]。

五、临床表现和诊断

ULMS 通常表现为阴道出血、子宫增大、盆腔压迫症状、盆腔疼痛或腹胀。在一项 208 名 ULMS 患者的单中心研究中，56% 的患者出现异常出血，54% 的患者出现盆腔肿块，22% 的研究对象认为疼痛是主要症状[5]。所有患者中绝经后患者只占 41%。在另一项 148 例患者的研究中，绝经前异常子宫出血是最常见的症状（30.4%），其次是绝经后出血（27.7%）和盆腔压迫或疼痛（17%）[24]。有文献报道了较罕见的临床表现，包括 ULMS 破裂导致的腹腔积血和各种远处转移的表现。由于 ULMS 的血液播散和直接蔓延，这些肿瘤可导致胃肠道、泌尿或呼吸道症状，但最常见的还是原发肿瘤在转移前导致的症状[25]。

过去认为子宫肿块的快速生长与 ULMS 有关。然而，最近的数据推翻了这一说法。在一项 1331 名女性的研究中，通过临床检查或超声成像，将子宫迅速增大的患者中 ULMS 的发病率与子宫没有快速生长的患者进行比较，发现在 371 例子宫增大的患者中，只有一名患有 ULMS[26]。West 等[27] 对 91 名子宫的大小≥孕 16 周的患者进行了经腹子宫肌瘤切除术，尽管研究人群子宫非常大，但并没有发现肉瘤的存在。研究一致表明，年龄增加与发现隐匿性恶性肿瘤的风险增加有关，但与生长速度和肿块大小关系不大[28]。因此，不管是新发的子宫肿块或增长的肿块，无论增长率如何，临床医师都应该对绝经后女性发生恶性肿瘤提高警惕。

通常，ULMS 的诊断是通过术后大体标本的病理检查。用于子宫内膜癌术前诊断的子宫内膜活检在 ULMS 中尚未彻底研究。Hinchcliff 等 [25] 对 148 例 ULMS 患者进行了研究，其中 45% 患者接受了术前内膜活检。在接受活检的女性中，51% 正确地报告为恶性肿瘤或可疑恶性肿瘤，35% 准确地检测出 ULMS。本研究强调了对绝经前或绝经后有异常出血的女性进行子宫内膜活检的重要性。

对于计划进行良性平滑肌瘤手术的女性，文献中关于发现其为恶性肉瘤的风险存在一些差异。FDA 的文献回顾指出，这种情况下恶性肉瘤的患病率是 1/352。对 ULMS 具体来说，估计其患病率为 1/498 [29-30]。由于纳入了混合患者群体和异质研究，这一统计数据被认为是高估了。FDA 听证会上提出的另一项计算结果称，ULMS 的发病率为 1/7450 [31]。其他研究也报道了较低的发病率。Bojar 等 [32] 报道了 10 731 名接受子宫次全切除术的女性，发现她们患子宫肉瘤的风险为 1 / 5400。虽然并不是所有的患者都接受了子宫肿物的手术，但 80% 的患者手术指征实际上是有症状的平滑肌瘤，这使得数据总体上具有相关性。最后，Pritts 等 [33] 发表了一项包括前瞻性队列、回顾性队列和随机试验的 Meta 分析，研究对象是接受子宫包块手术的 30193 名女性，据报道，每 2000 例手术中有 1 例出现隐匿性 ULMS。

六、影像学

影像学在 ULMS 诊断和管理中的作用有不断的进展。几乎所有接受子宫肿块手术的女性都会在术前进行影像学检查。然而，ULMS 没有任何特征性的影像学表现。盆腔超声是一线的成像方式，有一些特征被认为是 ULMS 的提示，如异常的内部回声，混杂的回声和不规则的血管分布。但这些特征也可在平滑肌瘤中发现，因此对诊断并不可靠 [34]。计算机断层扫描（CT）尚未发现在 ULMS 诊断中有用，但它在识别子宫外疾病中确实有帮助。相比之下，磁共振成像（magnetic resonance imaging，MRI）有一些作用。ULMS 表现为大的浸润性不均质肌层肿块，T_1 低信号、T_2 高信号，而且边缘不规则 [35]。然而，变性的平滑肌瘤很难与 ULMS 区分，因为它也可能有出血和坏死的区域。一项回顾性 MRI 研究表明，区分非典型表现的良性肿瘤和 ULMS 最敏感和最特异的标准是“边界不清楚”和“读者格式塔”，两者的灵敏度都很低，分别为 56% 和 44%。由于弥散加权成像（diffusion-weighted imaging，DWI）能够量化病变 [36] 的程度，因此能够更好地描述恶性肿瘤，但这种成像方式还没有得到充分的研究。尽管有这些进展，目前 ULMS 并不是一种可以通过放射学诊断的疾病 [37]。

七、治疗

对于主要局限于子宫的 ULMS 患者，建议行全子宫切除术（total hysterectomy，TH）+ 双侧附件切除术（bilateral salpingo-oophorectomy，BSO）[26]。对于绝经前 ULMS 女性的双侧附件切除术应是个体化的。在一项由 25 名接受 BSO 治疗的女性和 25 名选择卵巢保存的女性组成的病例对照研究中，无复发和无疾病生存率具有可比性 [5]。如果存在转移性疾病，条件允许的情况下，应尽量做到肿瘤细胞减灭术。没有明显宫外转移时淋巴结受累风险较低 [26, 38]，淋巴结切除术似乎并不改变早期患者的生存率；因此，淋巴结切除术只适用于怀疑有淋巴结转移的患者和作为细胞减灭术的一部分 [1, 5, 26]。

研究数据不支持早期疾病辅助化疗或放疗。早期研究表明，这组患者 [26] 化疗后的整体或无进展生存率没有变化。然而，在最近的一项研究中，25例高级别和完全切除的ULMS患者接受了吉西他滨加多西他赛治疗，59%的Ⅰ～Ⅱ期ULMS患者在3年内无进展[39]。然而，这项研究的不足为样本量少且缺乏对照组。妇科肿瘤学组（Gynecologic Oncology Group，GOG）与英国癌症研究机构和欧洲癌症研究机构合作，进行了一项后续研究，比较高级别、完全切除的Ⅰ期ULMS患者接受吉西他滨+多西他赛+阿霉素治疗和仅观察治疗[40]。这次实验因收益缓慢而过早结束。分析入组患者没有显示任何益处。在这一点上，没有证据表明辅助化疗在早期疾病中有显著的临床获益。

复发ULMS的治疗取决于肿瘤的手术可切除性。ULMS有在肺、肝、腹部、盆腔和盆腔/腹主动脉旁淋巴结复发的倾向[41]。有手术切除可能性的复发患者应考虑进行二次手术。支持这种方法的数据仅限于小型研究[42]。一项31例复发性肺转移患者肺切除术作用的研究报告指出，该手术导致了70个月的总生存期（overall survival，OS）[43]。在Leitao等的一项研究中[44]，41例复发性ULMS患者进行了手术切除，41例患者的2年生存率为71.2%。

晚期和复发患者的最佳治疗通常是系统化疗；然而，关于最有效的化疗方案的前瞻性数据有限。初步研究表明，在转移性和（或）局部晚期ULMS中，最有效的药物是吉西他滨、多西他赛、阿霉素、异环磷酰胺和达卡巴嗪，缓解率17%～42%[45–48]。在这些药物中，通常推荐吉西他滨和多西他赛联合用药，根据其相对较高的客观缓解率和有利的毒性特征。在多个Ⅱ期临床试验中，已经对该方案在一线和二线或多线的疗效进行了评估，缓解率为27%～53%[49–52]。一项GOG研究报道显示，吉西他滨联合多西他赛在转移性ULMS初治化疗患者中诱导的客观缓解率达到35.8%。当使用相同的方案治疗复发性疾病[49, 52]时，仅观察到较低的缓解率为27%。一些研究还表明，阿霉素和异环磷酰胺联合多药化疗可改善晚期或复发性疾病的缓解率。然而，在一项Ⅲ期临床试验中，阿霉素和异环磷酰胺联合用于晚期或转移性软组织肉瘤（soft tissue sarcoma，STS）患者（包括ULMS）的一线治疗，未能显著提高生存率，并且毒性明显高于阿霉素单独用药[53]。一项Ⅲ期试验，比较了吉西他滨+多西他赛与阿霉素作为STS的一线治疗，包括27%的ULMS患者。两种方案在缓解率和无进展生存期方面相似[54]。这些研究表明，吉西他滨+多西他赛或阿霉素（加或不加异环磷酰胺）是无手术切除可能和（或）复发疾病的一线选择。

参考文献

[1] D'Angelo E and Prat J. Uterine sarcomas: A review. *Gynecol Oncol*. 2010;116(1):131–9.
[2] Ueda SM, Kapp DS, Cheung MK et al. Trends in demographic and clinical characteristics in women diagnosed with corpus cancer and their impact on the increasing number of deaths. *Am J Obstet Gynecol*. 2008;198(2):218.e1–6.
[3] Harlow BL, Weiss NS, and Lofton S. The epidemiology of sarcomas of the uterus. *J Natl Cancer Inst*. 1986;76:399–402.
[4] American Cancer Society. *Cancer Facts & Figures 2012*. Atlanta: American Cancer Society, 2012.
[5] Giuntoli RL 2nd, Metzinger DS, DiMarco CS et al. Retrospective review of 208 patients with leiomyosarcoma of the uterus: Prognostic indicators, surgical management, and adjuvant therapy. *Gynecol Oncol*. 2003;89:460–9.
[6] Rauh–Hain JA, Oduyebo T, Diver EJ et al. Uterine leiomyosacroma: An updated series. *Int J Gynecol Cancer*. 2013;23(6):1036–43.
[7] Brooks SE, Zhan M, Cote T, and Baquet CR. Surveillance, epidemiology, and end results analysis of 2677 cases of uterine sarcoma 1989–1999. *Gynecol Oncol*. 2004;93(1):204–8.
[8] Madison T, Schottenfeld D, and Baker V. Cancer of the corpus uteri in white and black women in Michigan, 1985–1994: An analysis of trends in incidence and mortality and their relation to histologic subtype and stage. *Cancer*. 1998;83(8):1546–54.
[9] Wickerham DL, Fisher B, Wolmark N et al. Association of tamoxifen and uterine sarcoma. *J Clin Oncol*. 2002;20(11):2758–60.
[10] Yu C, Tucker MA, Abramson DH et al. Cause–specific mortality in long–term survivors of retinoblastoma. *J Natl Cancer Inst*. 2009;101(8):581–91.
[11] George S, Barysauskas C, Serrano C et al. Retrospective cohort study evaluating the impact of intraperitoneal morcellation on outcomes of localized uterine leiomyosarcoma. *Cancer*. 2014;120(20):3154–8.
[12] Barter JF, Smith EB, Szpak CA et al. Leiomyosarcoma of the uterus: Clinocopathologic study of 21 cases. *Gynecol Oncol*. 1985;21:220–7.
[13] Moinfar F, Azodi M, and Tavassoli FA. Uterine sarcomas. *Pathology*. 2007;39(1):5.
[14] Chiang S and Oliva E. Recent developments in uterine mesen–

chymal neoplasms. *Histopathology*. 2013;62:124–37.

[15] Bell SW, Kempson RL, and Hendrickson MR. Problematic uterine smooth muscle neoplasms. A clinicopathologic study of 213 cases. *Am J Surg Pathol*. 1994;18(6):535–58.

[16] Dall'Asta A, Gizzo S, Musarò A et al. Uterine smooth muscle tumors of uncertain malignant potential (STUMP): Pathology, follow-up and recurrence. *Int J Clin Exp Pathol*. 2014;7(11):8136–42.

[17] O'Connor DM and Norris HJ. Mitotically active leiomyomas of the uterus. *Hum Pathol*. 1990;21:223–7.

[18] Toledo G and Oliva E. Smooth muscle tumors of the uterus: A practical approach. *Arch Pathol Lab Med*. 2008;132:595–605.

[19] Brany D, Dvorska D, Nachajova M et al. Malignant tumors of the uterine corpus: Molecular background of their origin. *Tumour Biol*. 2015;36(9):6615–21.

[20] Karmon AE, Cardozo ER, Rueda BR, and Styer AK. MicroRNAs in the development and pathobiology of uterine leiomyomata: Does evidence support future strategies for clinical intervention? *Hum Reprod Update*. 2014;20(5):670–87.

[21] Mills AM, Ly A, and Balzer BL. Cell cycle regulatory markers in uterine atypical leiomyoma and leiomyosarcoma: Immunohistochemical study of 68 cases with clinical follow-up. *Am J Surg Pathol*. 2013;37:634–42.

[22] Packenham JP, du Manoir S, Schrock E et al. Analysis of genetic alterations in uterine leiomyomas and leiomyosarcomas by comparative genomic hybridization. *Mol Carcinog*. 1997;19(4): 273–9.

[23] Danielson LS, Menendez S, Attolini CS et al. A differentiation-based microRNA signature identifies leiomyosarcoma as a mesenchymal stem cell-related malignancy. *Am J Pathol*. 2010;177(2):908–17.

[24] Hinchcliff EM, Esselen KM, Watkins JC et al. The role of endometrial biopsy in the preoperative detection of uterine leiomyosarcoma. *J Minim Invasive Gynecol*. 2016; 23(4):567–72.

[25] Gockley AA, Rauh-Hain JA, and del Carmen MG. Uterine leiomyosarcoma: A review article. *Int J Gynecol Cancer*. 2014;24(9):1538–42.

[26] Parker WH, Fu YS, and Berek JS. Uterine sarcoma in patients operated on for presumed leiomyoma and rapidly growing leiomyoma. *Obstet Gynecol*. 1994;83(3):414–8.

[27] West S, Ruiz R, and Parker WH. Abdominal myomectomy in women with very large uterine size. *Fertil Steril*. 2006;85(1):369.

[28] Leibsohn S, d'Ablaing G, Mishell DR Jr, and Schlaerth JB. Leiomyosarcoma in a series of hysterectomies performed for presumed uterine leiomyomas. *Am J Obstet Gynecol*. 1990;162(4):968–74.

[29] Quantitative assessment of the prevalence of unsuspected uterine sarcoma in women undergoing treatment of uterine fibroids-summary and key findings. https://www.fda.gov/media/88703/download.

[30] Wright JD, Tergas AI, Burke WM et al. Uterine pathology in women undergoing minimally invasive hysterectomy using morcellation. *JAMA*. 2014;312(12):1253–5.

[31] FDA-2014-N-0736: Comments on laparoscopic power morcellation devices. Available at https://www.fda.gov/medical-devices/surgery-devices/laparoscopic-power-morcellators. (Accessed on 16 February 2015).

[32] Bojahr B, De Wilde RL, and Tchartchian G. Malignancy rate of 10,731 uteri morcellated during laparoscopic supracervical hysterectomy (LASH). *Arch Gynecol Obstet*. 2015; 292(3):665–72.

[33] Pritts EA, Vanness DJ, Berek JS et al. The prevalence of occult leiomyosarcoma at surgery for presumed uterine fibroids: A meta-analysis. *Gynecol Surg*. 2015;12:165–77.

[34] Amant F, Coosemans A, Debiec-Rychter M et al. Clinical management of uterine sarcomas. *Lancet Oncol*. 2009; 10(12): 1188–98.

[35] Santos P and Cunha TM. Uterine sarcomas: Clinical presentation and MRI features. *Diagn Interv Radiol*. 2015;21(1):4–9.

[36] Sato K, Yuasa N, Fujita M, and Fukushima Y. Clinical application of diffusion-weighted imaging for preoperative differentiation between uterine leiomyoma and leiomyosarcoma. *Am J Obstet Gynecol*. 2014;210(4):368.e1–8.

[37] Hall T, Lee SI, Boruta DM, and Goodman A. Medical device safety and surgical dissemination of unrecognized uterine malignancy: Morcellation in minimally invasive gynecologic surgery. *Oncologist*. 2015;20(11):1274–82.

[38] Major FJ, Blessing JA, Silverberg SG et al. Prognostic factors in early-stage uterine sarcoma: A Gynecologic Oncology Group study. *Cancer*. 1993;71:1702–9.

[39] Hensley ML, Ishill N, Soslow R et al. Adjuvant gemcitabine plus docetaxel for completely resected stages I–IV high grade uterine leiomyosarcoma: Results of a prospective study. *Gynecol Oncol*. 2009;112:563–7.

[40] Hensley ML, Enserro D, Hatcher H, et al. Adjuvant Gemcitabine Plus Docetaxel Followed by Doxorubicin Versus Observation for High-Grade Uterine Leiomyosarcoma: A Phase III NRG Oncology/Gynecologic Oncology Group Study. https://www.ncbi.nlm.nih.gov/pmc/articles/PMC6241678/ *J Clin Oncol*. 2018; 36(33):3324–3330.

[41] Anraku M, Yokoi K, Nakagawa K et al. Pulmonary metastases from uterine malignancies: Results of surgical resection in 133 patients. *J Thorac Cardiovasc Surg*. 2004;127:1107–11.

[42] Clavero JM, Deschamps C, Cassivi SD et al. Gynecologic cancers: Factors affecting survival after pulmonary metasta-sectomy. *Ann Thorac Surg*. 2006;81:2004–9.

[43] Burt BM, Ocejo S, Mery CM et al. Repeated and aggressive pulmonary resections for leiomyosarcoma metastases extends survival. *Ann Thorac Surg*. 2011;92:1202–7.

[44] Leitao MM, Brennan MF, Hensley M et al. Surgical resection of pulmonary and extrapulmonary recurrences of uterine leiomyosarcoma. *Gynecol Oncol*. 2002;87(3):287–94.

[45] Gershenson DM, Kavanagh JJ, Copeland LJ et al. High-dose doxorubicin infusion therapy for disseminated mixed mesodermal sarcoma of the uterus. *Cancer*. 1987;59:1264–7.

[46] Sutton G, Blessing J, Barrett R, and McGehee R. Phase II trial of ifosfamide and mesna in leimyosarcoma of the uterus: A Gynecologic Oncologic Group study. *Am J Obstet Gynecol*. 1992; 166:556–9.

[47] Thigpen JT, Blessing JA, Beecham J et al. Phase II trial of cisplatin as first line chemotherapy in patients with advanced or recurrent uterine sarcomas: A Gynecologic Oncologic Group study. *J Clin Oncol*. 1991;9:1962–6.

[48] Gallup DG, Blessing JA, Andersen W, and Morgan MA. Evaluation of paclitaxel in previously treated leiomyosarcoma of the uterus: A Gynecologic Oncology Group study. *Gynecol Oncol*. 2003;89:48–51.

[49] Hensley ML, Maki R, Venkatraman E et al. Gemcitabine and docetaxel in patients with unresectable leiomyosarcoma: Results of a phase II trial. *J Clin Oncol*. 2002;20:2824–31.

[50] Hensley ML, Blessing JA, Degeest K et al. Fixed-dose rate gemcitabine plus docetaxel as second-line therapy for meta-static uterine leiomyosarcoma: A Gynecologic Oncology Group phase II study. *Gynecol Oncol*. 2008;109:323–8.

[51] Hyman DM, Grisham RN, and Hensley ML. Management of advanced uterine leiomyosarcoma. *Curr Opin Oncol*. 2014;26(4):422–7.

[52] Hensley ML, Blessing JA, Mannel R, and Rose PG. Fixed-dose rate gemcitabine plus docetaxel as first-line therapy for metastatic uterine leiomyosarcoma: A Gynecologic Oncology Group phase II trial. *Gynecol Oncol*. 2008;109:329–34.

[53] Judson I, Verweij J, Gelderblom H et al. Doxorubicin alone versus intensified doxorubicin plus ifosfamide for first-line treatment of advanced or metastatic soft-tissue sarcoma: a randomised controlled phase III trial. *Lancet Oncol* 2014;15:415–423.

[54] Seddon BM, Strauss SJ, Whelan J et al. Gemcitabine and docetaxel versus doxorubicin as first-line treatment in previously untreated advanced unresectable or metastatic softtissue sarcomas (GeDDiS): A randomised controlled phase 3 trial. *Lancet Oncol*. 2017;18(10):1397–410.

第 24 章　出血量最小化

Minimizing Blood Loss

Elise Bardawil　Jessica B. Spencer　著
赵金钗　译　　张敬坤　李亚楠　校

一、经腹子宫肌瘤切除术

对于肿瘤负荷大的患者，最常见的子宫肌瘤切除术途径是经腹肌瘤切除术。许多外科医生对于这条途径感到舒服，因为它拥有充足的视野和可感触的方法来切除肌瘤。不幸的是，这种肌瘤切除术与最高的出血量有关。这种高出血量可以在术前和术中进行管理。

（一）术前管理

术前应注意缩小肌瘤的大小或阻断肌瘤的血液供应。促性腺激素释放激素激动剂（GnRH 激动剂）可用于术前 23 个月，以缩小每个单独的肌瘤，从而减少子宫的整体大小。如果患者术前子宫尺寸减小意味着中线垂直皮肤切口和低横向皮肤切口之间的差异，则应考虑这种预处理。通过这种预处理，宫底高度平均下降了 2cm [1]。GnRH 激动剂有严重的不良反应，与更年期的症状相仿，所以许多患者不能忍受它们。关于 GnRH 激动剂是否能减少术中出血量的证据不一。虽然这种药物已经被证明可以缩小子宫的大小，但它也使得区分包膜和周围的子宫肌层变得更加困难。在出血方面，这种清晰手术视野的丧失可能抵消了较小的肌瘤对手术带来的好处。一项对 100 名患者进行的大型随机对照试验，比较了 GnRH 激动剂预处理 8 周与立即子宫肌瘤切除术的疗效，结果显示术中出血量无统计学差异 [2]。

子宫动脉栓塞术（uterine artery embolization，UAE）暂时中断了一些流向子宫的血流。这是通过 X 线透视引导可吸收栓塞材料进入子宫动脉完成的，通常由介入放射团队完成。这减少了流向子宫的血流量，从而也减少了流向肌瘤的血流量。有几项小规模的回顾性研究调查了术前 UAE 在减少术中出血量方面的作用。所有这些研究都是在手术当天、术前 48h 内或术前 1 周完成的双侧 UAE。术前行 UAE 的术中出血量多数为 56.5～147ml [3-5]。这些患者都不需要术中输血。

有几种前列腺素衍生的药物可以减少术中出血。它们通过引起子宫动脉的血管收缩而发挥作用。它们还会引起子宫肌层收缩，进而导致子宫血管收缩，从而减少流向肌瘤的血流量 [6]。这些药物，如米索前列醇和地诺前列酮，易于管理，可以在手术当天在术前等待区应用。米索前列醇因其在产科的广泛应用而被广泛研究，由于其不良反应少，被认为是一种安全的药物。米索前列醇可以口服、口腔含服、舌下含服、直肠和阴道给药。起效最快的给药方式是口服和舌下含服，不到 30min。经阴道给药 6h 的生物利用度高于口服或舌下含服。经直肠给药的半衰期比口服要长 [6]。一篇综述文章对服用米索前列醇和安慰剂的研究进行了比较，结果显示出血量存在显著差异，服用米索前列醇的平均估计出血量

（estimated blood loss，EBL）为 347.5ml，而服用安慰剂的为 539.3ml [6]。一个小的随机对照试验说明了类似的结果。术前 1h 服用 400μg 米索前列醇的女性，其平均 EBL 为 574ml，而安慰剂组为 874ml [7]。

最后术前需考虑的是是否应用自体细胞回收装置。细胞回收装置收集病人在整个手术过程中丢失的血液，希望在手术期间或结束时这些血液能够达到再回输。使用细胞回收是相当昂贵的，因此重点在于术前如何区分哪位患者更能从它的使用中获益。显然，EBL 最高的患者会从这一设备中获益最大。这些患者通常有一个大子宫，多发性肌瘤，低血红蛋白水平或拒绝异体输血。一篇对 607 例经腹肌瘤切除术患者的回顾性研究发现，使用细胞回收仅有 20% 是有效的和获益的。作者提供了一些最常见、与应用细胞回收装置有关且有统计学差异的患者共有的特征，其中包括因阴道出血作为肌瘤切除术的指征、术前红细胞压积低、子宫大小＞ 15 周、妊娠期及术前影像学检查发现 5 个以上肌瘤 [8]。

（二）术中管理

自 20 世纪 50 年代以来，宫颈周围使用止血带压迫子宫动脉是经腹肌瘤切除术时减少术中出血量的一种成功的技术 [9]。许多外科医生使用 Foley 导管，为了放置止血带，往往会在宫颈内口水平的阔韧带前后叶上打开一小口。然后将导管在原位紧紧地夹紧，并在手术结束时移除。较新的研究验证了三重止血带的功效。三重止血带通过压迫卵巢动脉和子宫动脉，进一步阻碍血液流向子宫。一项包含 28 名参与者的小型随机对照试验，比较了使用三重止血带和不使用止血带患者的疗效。在这项研究中，将 1 号 Polyglactin 缝线穿过阔韧带上的小口，打紧并保留 Roeder 活结。然后在输卵管和卵巢外侧的围绕骨盆漏斗韧带放置塑料导管。然后将一根 Foley 导管穿过塑料导管用来缓冲。这些止血带放置好后夹紧。没有止血带的对照组的平均 EBL 比对照组高 1870ml [10]。

血管升压素经常被用于术中注射以引起血管和子宫肌层收缩。用 30～100ml 生理盐水稀释 20U 的血管升压素，沿着子宫切口注射到切口浆膜下 [11]。20 世纪 90 年代，把浆膜下注射血管升压素和安慰剂进行比较，研究证明术中出血量减少。近来越来越多的研究将血管升压素的应用与其他已证实的技术相结合，以观察是否可以进一步减少出血。其中就有一项研究将单独应用血管升压素与术前直肠单剂量给予米索前列醇联合术中应用血管升压素进行了比较。当直肠米索前列醇与血管升压素联合使用时，术中出血量存在统计学显著差异 [12]。因此，血管升压素与其他先前讨论的方法如止血带或子宫动脉栓塞相结合时，术中出血量可能会进一步减少。

研究表明应用氨甲环酸是通过抑制纤溶而减少出血的一种方法。一篇综述认为围术期静脉注射氨甲环酸确实减少了术中出血量。由于其抗纤溶特性，可能会增加栓塞的风险，因此医生可能会谨慎使用这种药物。然而，在回顾性研究中，没有一个参与者出现过这些严重的不良反应 [13]。

FLOSEAL 是一种明胶凝血酶基质，通过在放置的部位形成血凝块这一协同作用来促进止血 [14]。虽然它已用于妇科手术多年，但仅有一个前瞻性随机试验研究其在开放性肌瘤切除术中的效用。这项小规模试验招募了 50 名女性。在这项试验中，外科医生使用稀释的血管升压素，然后进行子宫肌瘤切除术，在关闭子宫肌层缺损之前，在缺损出血部位放置 FLOSEAL 或氯化钠溶液。这项研究的结果显示，FLOSEAL 组的平均术中出血量为 85ml，而对照组为 625ml [15]。需要进一步的研究来确定是否支持常规使用 FLOSEAL，以及它是否对生育能力或粘连形成有影响。

肌瘤的位置在术中出血量中发挥重要作用。

由于宫颈和子宫下段肌瘤位于子宫动脉附近，因此它们的切除是很有挑战性的。肌瘤的位置会影响外科医生选择哪种途径来减少出血。通常，宫颈肌瘤会使正常的解剖结构变形，使得止血带难以安全放置。在这种情况下，术前给予血管升压素药物可能是一种使出血量最小化的最明智的方法。

关于一个切口与多个子宫切口是否会增加出血量的信息很少。在我们的机构中，尽量使用一个单一的、位置适当的、能接近肌瘤的切口，而不是通过多个切口切除肌瘤。关于是切口随时闭合，还是切除所有肌瘤后整体闭合，同样缺乏研究。这一决定应根据具体情况而定。如果某个切口正在大量出血，那么最应该在切除所有肌瘤之前关闭。一些手术医生发现在腹手术中准备关闭切口前用海绵填塞子宫肌层出血区域对阻止大量出血有帮助。

二、宫腔镜手术

宫腔镜子宫肌瘤切除术的术中总出血量明显少于经腹子宫肌瘤切除术。然而，出血量最小化这一观点至关重要，因为即使术中出血量很小，也会完全模糊宫腔镜手术的视野。

（一）术前管理

GnRH 激动剂预处理可用于宫腔镜下子宫肌瘤切除术。关于这一观点的研究主要集中在降低手术难度、减少液体亏损和达到患者满意。很少有研究着眼于限制出血量，可能是因为在这些病例中出血量是非常小的。一项随机对照试验，将术前阴道应用达那唑 200mg、每天 2 次、连续 30 天与肌内注射达菲林 2 次、间隔 28 天进行了比较。结果令人印象深刻，达那唑组 78.1% 没有术中出血，而达菲林组为 19.4%。遗憾的是，这项研究没有设置对照人群 [16]。一项多中心前瞻性的随机试验对直接行宫腔镜子宫肌瘤切除术与术前应用 2 个月 GnRH 类似物的研究进行了观察。尽管这项研究没有观察术中出血量，但作者报告了预处理组的手术时间更短，操作难度更小 [17]。我们可以推断 GnRH 激动剂可能通过减少黏膜下肌瘤的起始大小和减少其血供来影响手术时间。这两个因素在这些手术中都可能会减少术中的出血量。如前所述，GnRH 激动剂价格昂贵且有多种不良反应，因此在我们的实践中不是常规使用的。

（二）术中管理

宫腔镜检查时，宫颈内注射稀释的血管升压素已被证实可减少出血量 [18]。大多数宫颈内注射血管升压素的研究始于 20 世纪 90 年代。其中就有一项这样的研究，观察在长效醋酸亮丙瑞林预处理过的患者中加入宫颈内注射血管升压素是否会进一步减少术中出血量。这项小型、随机、双盲研究的结果显示，接受宫颈内血管升压素治疗的患者术中出血量较未接受血管升压素治疗的安慰剂组低，研究组为 20.3ml，而安慰剂组为 33.4ml。虽然出血量的差异在数值上很小，但在统计学上是显著的 [19]。最新的一项小型、前瞻性、随机、双盲的研究，观察血管升压素直接注射到黏膜下肌瘤中的疗效。通过连接 10ml 注射器的单腔卵子抽吸针将稀释的血管升压素注射到肌瘤中。注射血管升压素直到子宫变白或用完 10ml 溶液。对照组注射生理盐水。这项研究显示，血管升压素组的出血量为 5ml，而对照组为 20ml [20]。出血量是有显著差异的，且作者注意到视觉清晰度也得到了提高。

三、腹腔镜和机器人手术

微创技术，如腹腔镜和机器人手术通常会增加手术时间，但好处是可以减少术中失血量 [21]。许多在开放和宫腔镜子宫肌瘤切除术中减少出血的技术可以在腹腔镜和机器人手术中使用。

（一）术前管理

子宫动脉栓塞以往在经腹子宫肌瘤切除术中讨论过。一项小型回顾性病例对照研究比较了当日子宫动脉栓塞之后行腹腔镜子宫肌瘤切除术与单独腹腔镜子宫肌瘤切除术。术中出血量减少的趋势不明显。有两项回顾性研究显示，在腹腔镜子宫肌瘤切除术当天或术前 48h 内行子宫动脉栓塞均可显著减少术中出血量。这两项研究报道的围术期平均出血量分别为 90ml 和 147ml [3, 4]。然而，经腹和腹腔镜子宫肌瘤切除术的数据是合并的。需要更多的研究来明确腹腔镜手术或机器人辅助手术之前行 UAE 可使哪些患者最受益。

研究表明，术前应用米索前列醇可减少经腹子宫肌瘤切除术中的腹腔出血量。关于米索前列醇在子宫肌瘤切除术中应用的 Meta 分析发现，有一篇文章研究其在腹腔镜子宫肌瘤切除术前的应用。这项研究将术前经阴道应用 400μg 米索前列醇与安慰剂进行了比较。在这项单一研究中，术中出血量减少是显著的，研究组为 126ml，对照组为 217ml [6]。

来曲唑是一种芳香化酶抑制剂，可阻断雌激素的合成。它已被用来缩小肌瘤的大小，从而有可能减少术中失血。一项前瞻性随机研究观察了 40 名需腹腔镜子宫肌瘤切除术的患者每日口服来曲唑和醋酸炔诺酮 3 个月，并与未预处理的患者进行比较。作者发现预处理组术中出血量显著减少，平均为 271ml。但研究者发现，肌瘤包膜和周围肌层之间的组织界限在未预处理组中更清晰 [22]。在这方面，来曲唑类似于促性腺激素释放激素激动剂。在考虑这种治疗方法时，必须将术中难度的增加与术中出血量的减少之间进行权衡。

（二）术中管理

腹腔镜手术和开腹手术减少出血量的术中处理方法相似。据我们所知，腹腔镜子宫肌瘤切除术中宫颈周围应用止血带尚未有研究。然而，有两项研究观察了阻断子宫动脉的效果。在一项回顾性病例对照研究中，一名手术医生在双侧子宫动脉上放置内镜血管夹。随后这位医生完成了腹腔镜子宫肌瘤切除术并移除了夹子。术中出血量为 119ml，对照组为 203ml，有显著性差异 [23]。另一项研究观察了在腹腔镜子宫肌瘤切除时完成子宫动脉阻断和小切口手术中哪个更有优势，结果显示两种手术的术中出血量无明显差异。然而，腹腔镜组和小切口组的平均出血量分别为 61.5ml 和 47.6ml [24]。作者提到低估的失血量进一步证明了这项技术的实用性。

腹腔镜子宫肌瘤切除术最独特和最具挑战性的方面之一是腹腔镜下缝合。无须体内打结的带刺缝线的出现使得腹腔镜下缝合更容易。几项研究已经检验了它的实用性及它是否能减少术中出血。其中一项研究比较了 V-Loc（一种带刺缝合线）和传统缝合线，发现 V-Loc 与较少的术中出血量相关。V-Loc 手术的 EBL 是 113ml，而传统缝合线手术是 168ml。V-Loc 也与较短的平均手术时间有关 [25]。第二项研究观察了单孔腹腔镜子宫肌瘤切除术中带刺缝线的应用，同样发现带刺缝线可以减少术中出血 [26]。一项 Meta 分析还发现，当使用带刺缝线缝合子宫肌层时，术中出血量的显著减少具有统计学意义 [27]。

血管升压素在腹腔镜子宫肌瘤切除术中的应用方法与在经腹子宫肌瘤切除术相同。很少有研究探讨它是否会在临床上导致术中出血量的显著减少。由于药物的作用机制和剂量与经腹子宫肌瘤切除术相同，我们会认为血管升压素在腹腔镜下减少出血量的作用与经腹子宫肌瘤切除术相同。

参考文献

[1] Lethaby A, Vollenhoven B, and Sowter M. Efficacy of pre-operative gonadotrophin hormone releasing analogues for women with uterine fibroids undergoing hysterectomy or myomectomy: A systematic review. *BJOG Int J Obstet Gynaecol.* 2002 October;109(10):1097–108.

[2] Vercellini P, Trespidi L, Zaina B, Vicentini S, Stellato G, and Crosignani PG. Gonadotropin-releasing hormone agonist treatment before abdominal myomectomy: A controlled trial. *Fertil Steril.* 2003 June;79(6):1390–5.

[3] Dumousset E, Chabrot P, Rabischong B et al. Preoperative uterine artery embolization (PUAE) before uterine fibroid myomectomy. *Cardiovasc Intervent Radiol.* 2008 June; 31(3):514–20.

[4] Butori N, Tixier H, Filipuzzi L et al. Interest of uterine artery embolization with gelatin sponge particles prior to myomectomy for large and/or multiple fibroids. *Eur J Radiol.* 2011 July;79(1):1–6.

[5] McLucas B and Voorhees WD. The effectiveness of combined abdominal myomectomy and uterine artery embolization. *Int J Gynaecol Obstet Off Organ Int Fed Gynaecol Obstet.* 2015 September;130(3):241–3.

[6] Iavazzo C, Mamais I, and Gkegkes ID. Use of misoprostol in myomectomy: A systematic review and meta-analysis. *Arch Gynecol Obstet.* 2015 December;292(6):1185–91.

[7] Abdel-Hafeez M, Elnaggar A, Ali M, Ismail AM, and Yacoub M. Rectal misoprostol for myomectomy: A randomised placebo-controlled study. *Aust N Z J Obstet Gynaecol.* 2015 August;55(4):363–8.

[8] Son M, Evanko JC, Mongero LB et al. Utility of cell salvage in women undergoing abdominal myomectomy. *Am J Obstet Gynecol.* 2014 July;211(1):28.e1–8.

[9] Bieren R and Mckelway W. The use of a tourniquet in uterine surgery. *Am J Obstet Gynecol.* 1956 February;71(2):433–5.

[10] Taylor A, Sharma M, Tsirkas P, Di Spiezio Sardo A, Setchell M, and Magos A. Reducing blood loss at open myomectomy using triple tourniquets: A randomised controlled trial. *BJOG Int J Obstet Gynaecol.* 2005 March;112(3):340–5.

[11] White MS. *Te Linde's Operative Gynecology*. Woodruff Health Sciences Center Library eBooks. [cited 2016 Jul 11]. Available from: https://scholarblogs.emory.edu/whscl-ebooks/te-lindes-operative-gynecology/

[12] Frederick S, Frederick J, Fletcher H, Reid M, Hardie M, and Gardner W. A trial comparing the use of rectal misoprostol plus perivascular vasopressin with perivascular vasopressin alone to decrease myometrial bleeding at the time of abdominal myomectomy. *Fertil Steril.* 2013 October;100(4):1044–9.

[13] Peitsidis P and Koukoulomati A. Tranexamic acid for the management of uterine fibroid tumors: A systematic review of the current evidence. *World J Clin Cases.* 2014 December 16;2(12): 893–8.

[14] Oz MC, Rondinone JF, and Shargill NS. Floseal Matrix: New generation topical hemostatic sealant. *J Card Surg.* 2003 November 1;18(6):486–93.

[15] Raga F, Sanz-Cortes M, Bonilla F, CasañEM, and Bonilla-Musoles F. Reducing blood loss at myomectomy with use of a gelatin-thrombin matrix hemostatic sealant. *Fertil Steril.* 2009 July;92(1):356–60.

[16] Sayyah-Melli M, Bidadi S, Taghavi S et al. Comparative study of vaginal danazol vs. diphereline (a synthetic GnRH agonist) in the control of bleeding during hysteroscopic myomectomy in women with abnormal uterine bleeding: A randomized controlled clinical trial. *Eur J Obstet Gynecol Reprod Biol.* 2016 January;196:48–51.

[17] Muzii L, Boni T, Bellati F et al. GnRH analogue treatment before hysteroscopic resection of submucous myomas: A prospective, randomized, multicenter study. *Fertil Steril.* 2010 September;94(4):1496–9.

[18] Corson SL, Brooks PG, Serden SP, Batzer FR, and Gocial B. Effects of vasopressin administration during hysteroscopic surgery. *J Reprod Med.* 1994 June;39(6):419–23.

[19] Phillips DR, Nathanson HG, Milim SJ, Haselkorn JS, Khapra A, and Ross PL. The effect of dilute vasopressin solution on blood loss during operative hysteroscopy: A randomized controlled trial. *Obstet Gynecol.* 1996 November; 88(5):761–6.

[20] Wong ASW, Cheung CW, Yeung SW, Fan HL, Leung TY, and Sahota DS. Transcervical intralesional vasopressin injection compared with placebo in hysteroscopic myomectomy: A randomized controlled trial. *Obstet Gynecol.* 2014 November;124(5):897–903.

[21] Iavazzo C, Mamais I, and Gkegkes ID. Robotic assisted vs. laparoscopic and/or open myomectomy: Systematic review and meta-analysis of the clinical evidence. *Arch Gynecol Obstet.* 2016 July;294(1):5–17.

[22] Maggiore ULR, Scala C, Venturini PL, and Ferrero S. Preoperative treatment with letrozole in patients undergoing laparoscopic myomectomy of large uterine myomas: A pro-spective non-randomized study. *Eur J Obstet Gynecol Reprod Biol.* 2014 October;181:157–62.

[23] Kwon Y-S, Jung D-Y, Lee S-H, Ahn JW, Roh HJ, and Im KS. Transient occlusion of uterine arteries with endoscopic vascular clip preceding laparoscopic myomectomy. *J Laparoendosc Adv Surg Tech A.* 2013 Aug;23(8):679–83.

[24] Wang P-H, Liu W-M, Fuh J-L, Chao H-T, Yuan C-C, and Chao K-C. Symptomatic myoma treated with laparoscopic uterine vessel occlusion and subsequent immediate myomectomy: Which is the optimal surgical approach? *Fertil Steril.* 2009 August;92(2):762–9.

[25] Angioli R, Plotti F, Montera R et al. A new type of absorbable barbed suture for use in laparoscopic myomectomy. *Int J Gynecol Obstet.* 2012 June;117(3):220–3.

[26] Song T, Kim T-J, Kim WY, and Lee S-H. Comparison of barbed suture versus traditional suture in laparoendoscopic single-site myomectomy. *Eur J Obstet Gynecol Reprod Biol.* 2015 February;185:99–102.

[27] Iavazzo C, Mamais I, and Gkegkes ID. The role of knotless barbed suture in gynecologic surgery: Systematic review and meta-analysis. *Surg Innov.* 2015 October1;22(5):528–39.

第 25 章　子宫肌瘤相关粘连

Fibroid Adhesions

Eleni Greenwood Jaswa　Evelyn Mok-Lin　著
赵金钗　译　　张敬坤　李亚楠　校

一、概述

子宫手术可能导致宫腔粘连或融合，其严重程度从稀疏、薄膜状至大量致密带堵塞宫腔不等。疾病的程度不同可以表现出一系列症状。许多患者是没有症状的。其他人可能会出现月经异常、闭经、痛经、不孕或反复流产。

不孕症和异常子宫出血的发病机制部分归因于粘连性疾病子宫内膜血管系统的变化[1]。有症状的子宫粘连被称为 Asherman 综合征[2-4]。

粘连性疾病的严重程度有多种分级系统。在美国，最常用的系统来自美国生育学会（今天的美国生殖医学学会，ASRM）[5]。这一分类涉及内膜腔受累的比例、粘连特征和月经情况（表 25-1）。

表 25-1　美国生育学会宫腔粘连分期

宫腔粘连范围	＜1/3	1/3～2/3	＞2/3
	1	2	4
粘连类型	薄膜样	薄膜与致密之间	致密粘连
	1	2	4
月经情况	正常	月经微量	闭经
	0	2	4

引自 The American Fertility Society classifications of adnexal adhesions, distal tubal occlusion, tubal occlusion secondary to tubal ligation, tubal pregnancies, Müllerian anomalies and intrauterine adhesions. *Fertil Steril*. 1988；49（6）：944–55.

认识粘连性疾病的发病机制、预防和治疗是外科手术的重要组成部分。

二、预后分期

Ⅰ期（轻度）：1～4 分。
Ⅱ期（中度）：5～8 分。
Ⅲ期（重度）：9～12 分。

三、流行病学

宫腔粘连的总体患病率是未知的，因为这种疾病往往是无症状的。在接受子宫输卵管造影的患者中，约 1.5% 的患者偶然发现粘连[4]。

各种临床研究报道了粘连患病率，6.9% 的不孕女性可能有宫内粘连[6]。在继发性闭经的女性中，1.7% 患有粘连性疾病[7]。各种产科手术后宫腔粘连的发病率从剖宫产术后的 2.8% 到妊娠残留物刮宫术后的 40% 不等。宫腔镜下子宫肌瘤切除术后粘连的发病率也有很宽的范围（表 25-2）。

四、危险因素

子宫内膜再生的基底层损伤易发生宫腔粘连。妊娠子宫特别容易受到这种伤害。粘连最常与妊娠并发症的器械操作有关，而妊娠并发症包

表 25-2　各种手术后宫腔粘连的发生率

手　术	发生率	参考文献
妇科手术		
宫腔镜下子宫肌瘤切除术	40%	Yang 等[8]
	7.5%	Touboul 等[9]
单发肌瘤	31.3%	Taskin 等[10]
	4.5%	Mazzon 等[11]
	1.5%	Yang 等[12]
多发性肌瘤	45.5%	Taskin 等[10]
	3.2%	Mazzon 等[11]
黏膜下肌瘤	78%	Yang 等[12]
宫腔镜下息肉切除术	3.6%	Taskin 等[10]
	0%	Yang 等[8]
宫腔镜下子宫纵隔切除术	88%	Yang 等[8]
	25%	Guida 等[13]
	5.3%	Tonguc 等[14]
	6.5%	Roy 等[15]
	6.7%	Taskin 等[10]
宫腔镜下粘连松解术	76%	Yang 等[8]
产科手术		
早期 SAB D&C	6.4%	Adoni 等[16]
晚期 SAB D&C	30.9%	Adoni 等[16]
稽留流产	35%	Schenker 和 Margalioth[17]
产后 D&C（任何时候）	3.7%	Bergman[18]
产后 D&C（第 2～4 周）	23.4%	Eriksen 和 Kaestel[19]
妊娠物残留	40%	Westendorp 等[20]

括产后出血、自然流产或稽留流产及妊娠物残留[21]。在产褥期，手术时机是一个明显的危险因素。与孕早期相比，晚期自然流产刮宫术后粘连更为常见[16]。晚期产后出血（产后 2～4 周）术后粘连比早期更为常见[19]。宫腔操作后粘连形成的风险随着重复操作而增加[22]。

与妊娠无关的妇科疾病手术后也可能并发粘连[10, 23]。宫腔镜手术后粘连形成率因手术而异，息肉切除术和纵隔成形术与肌瘤切除术和粘连松解术相比粘连发生率总体较低（表 25-1）。有人提出，子宫内膜愈合情况根据不同的治疗原理而不同[8]。

宫腔镜下子宫肌瘤切除术后易发生粘连的危险因素很多。肌瘤相对的分布是一个危险因素[12]。虽然肌瘤的大小尚未被证明直接影响粘连的风险[11]，但直径＞3.5cm 与生育率降低有关[9]。有人认为，与单个病变相比，移除许多肌瘤会使粘连的风险增加[10, 12]，也有人对此表示质疑[11]。术前 GnRH 治疗和肌壁内受累程度尚未被认为是危险因素[11]。

子宫内膜损伤可能因手术技术的差异而不同，并在子宫肌瘤切除术后易形成粘连。单极电刀可能比双极电刀更有害。完全避免肌层水平的能量操作（即冷循环技术）可能会进一步降低风险[9, 11, 24]。

在某些情况下，感染会增加风险。器械操作对发生产褥感染的作用是有争议的，没有明显增加粘连的风险[25]。在发展中国家，由于结核感染引起的慢性子宫内膜炎是宫腔粘连的一个原因[26]。

不知道为什么某些女性在特定的手术后会出现宫腔粘连，而其他女性则不会。个体因素已经被假定[23]。

五、预防

关于有效预防粘连措施的数据有限。在产褥期，避免使用器械治疗自然流产被认为可以降低粘连风险[27]。在妇科，一些术后措施，如 Foley 导管，雌激素或宫内节育器，屏障凝胶是常用的。然而，宫腔镜下子宫肌瘤切除术后这些做法的有效性存在争议[28]。

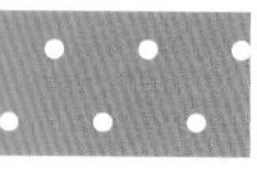

（一）手术方法

宫腔镜下子宫肌瘤切除术有多种方法。电切被认为是安全有效的切除宫腔内（G_0）肌瘤的金标准。然而，没有一个单一的优越的方法来治疗具有壁内成分（G_1、G_2）的肌瘤[24]。与单极技术相比，带电切镜的双极电刀被认为可以减少粘连的形成，这是由于它减少了热扩散[9]。使用“冷循环”技术，即在没有能量的情况下直接去除壁内成分，可以进一步降低粘连的发生率[11]。

使用诸如 MyoSure（Hologic，Marlborough，MA）等粉碎器的新技术是安全有效的[29]。目前还没有直接比较电切术和粉碎术后粘连风险的报道。

关于处理肌壁内肌瘤手术方法的资料非常有限。在开腹手术和腹腔镜手术的非随机干预试验中，Asgari 等报道两组术后 3 个月宫腔粘连的发生率相同（分别为 19% 和 21%）[30]。在这项试验中，根据肌瘤的类型或位置，没有发现风险的差异。然而，最大肌瘤的大小和位置被确定为危险因素，在切除位于子宫侧面的肌瘤后粘连的发生率最高。虽然当瘤腔被打开时粘连的发生率较高，但这并不显著[30]。一项开放性子宫肌瘤切除术的前瞻性研究报道术后宫腔粘连的发生率为 50%。切除的肌瘤数量是一个重要的危险因素，但进入瘤腔却不是[31]。在包括腹腔镜子宫肌瘤切除术在内的前瞻性研究中，子宫内膜腔被打开也未被确定为危险因素，这种情况下粘连的发生率为 22%[32]。虽然机器人辅助腹腔镜子宫肌瘤切除术被认为是安全有效的[33]，但尚没有关于这种方法后宫腔粘连发生率的数据。这些报道局限于小样本和单中心的研究，尚不足以得出结论性的结果。

（二）机械方法

建议在宫腔镜术后插入支架机械扩张宫腔以减少粘连的形成。有研究支持宫腔镜粘连松解术后使用球囊（如 5cc 球囊膀胱导管或 Malecot 导管）。一项对 107 例 Asherman 综合征患者进行的回顾性队列研究显示，与对照组相比，使用宫内球囊患者行宫腔镜二次检查发现粘连性疾病显著减少。球囊比宫内节育器（intrauterine device，IUD）和凝胶更有效[34]。儿童 Foley 导管的辅助使用在恢复正常月经和随后的受孕方面也同样比环式宫内节育器更有效[35]。一般来说，术后留置 Foley 导管 7～10 天，同时服用预防性抗生素（多西环素，100mg，口服，每日 2 次）。

关于放置 IUD 效用的研究数据各不相同。IUD 的效果可能因类型不同而不同。含铜 IUD 被认为具有有害的炎症反应。T 形 IUD 作为物理屏障不能提供足够的表面积。较大的环式 IUD（如 Lippes 环）并非在所有国家都可提供[36]。在两项观察研究中，Lippes 环[35] 和铜环 IUD[34] 不如宫内球囊系统。然而，在中国 201 例 Asherman 综合征患者的随机对照试验中，使用心形球囊和宫内节育器预防粘连复发的效果相似[37]。宫内节育器通常在放置 3 个月后取出。

（三）激素方法

术后雌激素或联合雌激素 / 孕激素被认为可以通过上皮的修复而促进子宫内膜的生长，从而防止术后粘连的形成。对 Asherman 病例的回顾性研究发现，疾病的严重程度与刮宫时的低雌激素状态有关[38]。雌激素常用于宫腔操作后。然而，没有明确的证据支持这种做法。

一些研究者已经发现宫腔镜子宫成形术后雌激素的效用。一项对 46 名术后接受雌激素和孕激素联合治疗的患者进行的前瞻性研究发现，宫腔镜下子宫纵隔切开术后激素治疗对恢复正常子宫轮廓没有益处[39]。在 2009 年的一项试验中，100 名纵隔切除术后的土耳其女性被随机分为 4 组：①组 – 雌激素 + 孕酮（2mg 戊酸雌二醇片和 0.5mg 左炔诺孕酮片）；②组 – 含铜 IUD；③组 – 激素 +IUD；④组 – 无治疗（对照组）。在 2 个月的随

访中，雌激素 + 孕酮组均未出现粘连，而雌激素 + IUD 组为 12%，单纯 IUD 组为 10.5%，对照组为 5.3%。这些差异并不显著[14]。2014 年的一项前瞻性试验，将 90 名宫腔镜下子宫纵隔切除术后的印度女性进行了随机分组，试验组每日服用雌激素（戊酸雌二醇片，2mg，口服）30 天，对照组（叶酸，5mg，口服）30 天，结果显示，随访 2 个月的宫腔镜检查，对照组有 6.9% 的患者出现粘连，而雌激素组没有，差异也不显著[40]。

尚没有研究比较激素的剂量、给药途径或组合[4]。汇总分析报道了不同的结论。2014 年对 26 项研究的系统性回顾表明，术后雌激素联合辅助措施（如 Foley 导管、IUD）有利于月经和生育结局。然而，研究之间的异质性排除了 Meta 分析[41]。另一方面，2015 年 Cochrane 回顾[36]和 2016 年 NIH Meta 分析[42]均未发现宫腔镜术后应用雌激素减少粘连形成的证据。

（四）屏障凝胶

使用可降解的生物外科凝胶屏障是防止术后粘连的一种新兴策略。与球囊一样，凝胶屏障是基于愈合过程中相邻伤口表面的机械分离原理[43]。许多凝胶是透明质酸的衍生物，透明质酸是一种具有黏弹性的水溶性多糖。

一项对 54 名法国女性进行的临床对照试验中，在宫腔镜术后使用透明质酸衍生物自交联多糖（auto-crosslinked polysaccharide，ACP）凝胶，没有发现术后粘连率存在差异[44]。

新的研究支持使用屏障凝胶。一项对 143 名宫腔镜子宫肌瘤切除术后的意大利患者进行的研究，将患者随机分为使用 ACP 凝胶与不使用凝胶组，发现粘连发生率（33.3% vs.16%）以及严重程度均显著降低[13]。另一项对 110 名接受宫腔镜手术的女性进行的调查发现，使用聚氧乙烯 – 羧甲基纤维素钠凝胶（中间涂层）可减少新生粘连的形成（6% vs. 22%）[45]。2014 年对 5 项随机试验（包括 372 名女性）进行的系统性回顾和 Meta 分析发现，宫腔镜术后 1～3 个月宫腔镜二探时粘连减少（RR 0.65%，95%CI 0.45～0.93，P=0.02），需要治疗的人数为 9 人。当粘连确实发生时，他们往往是轻微的。然而，这些证据的水平被认为是非常低质量的[46]。

2016 年的一项 Meta 分析显示，透明质酸凝胶和聚氧乙烯 – 羧甲基纤维素钠凝胶均能显著减少宫腔粘连，尽管所有阳性数据均来自一个研究组[42]。目前还没有关于放置凝胶后妊娠结局的数据。

六、管理

目前还没有关于宫腔粘连治疗的随机试验。治疗是基于小样本研究和专家意见。历史上，曾实施过扩张刮除术，但现在不再推荐。目前的治疗策略包括宫腔镜下粘连松解术，然后采用机械治疗（Foley 球囊、IUD）和（或）雌激素治疗以防止粘连复发。治疗仅适用于有症状的女性或希望怀孕的女性[47]。

宫腔镜下粘连松解术的目的是恢复正常的宫腔轮廓和子宫内膜功能。必须注意避免在严重疾病患者的宫颈扩张过程中产生假通道。降低这种风险的策略包括术中超声引导和使用精细的（3～7m）宫腔镜直视下穿过宫颈管。在手术过程中保持方向对避免无意中损伤子宫肌层很重要。实现这一点需要的技术包括仔细注意保持方向，识别如输卵管开口和宫颈内口等标志物，以及使用超声或腹腔镜监视[48]。荧光镜引导已成功应用于严重病例[49]。

大多数学者喜欢用宫腔镜剪刀进行锐性切开。这样避免了潜在的热损伤，但这可能是再次形成粘连的一个危险因素[50]。在粘连带与子宫内膜的连接处剪开，并切除粘连带。这与纵隔切除术形成对比，纵隔切除术是在纵隔中央切开。钝性分离和双极能量电刀也有所报道[51]。

各种技术可用于解决严重宫腔粘连的疾病。

在超声或腹腔镜引导下，从中心开始切开并向侧面移动可提高安全性。在宫腔镜检查不能进入宫腔的情况下，可以通过剖腹或腹腔镜进行子宫切开术，尽管这在当前并不常见[47]。

宫腔粘连的总体复发率很高，为33%～66%[47]。各种方法已经被尝试来降低这种风险。专家意见建议术后宫腔内放置膀胱导管（如Malecot导管或带5cc球囊的8号儿童型Foley），并进行雌激素治疗，以提供机械支架和刺激子宫内膜生长。球囊通常放置7～10天，同时预防性使用抗生素，如多西环素。激素疗法有很多。一般用法包括2.5mg结合雌激素或2mg雌二醇，口服，每天2次，持续30天，加上醋酸甲羟孕酮10mg或醋酸炔诺酮，2.5mg，口服，每天1次，在最后10天，以引起停药出血。

后续的宫腔镜检查可能有助于阻止粘连的再次形成。据报道，早期干预可直接去除薄膜状粘连，效果良好[52, 53]。与传统的2个月随访相比，间隔较短的宫腔镜检查（即首次锐性分离后1周）具有更好的结果[52]。同样地，据报道，在宫腔镜下切除多个邻近的黏膜下肌瘤后，增加1～2周的宫腔镜随访后，粘连形成从78%减少到0%[12]。

参考文献

[1] Chen Y, Chang Y, Yao S. Role of angiogenesis in endometrial repair of patients with severe intrauterine adhesion. *Int J Clin Exp Pathols*. 2013;6(7):1343–50.

[2] Asherman JG. Amenorrhoea traumatica (atretica). *J Obstet Gynaecol British Empire*. 1948;55(1):23–30.

[3] Asherman JG. Traumatic intra–uterine adhesions. *J Obstet Gynaecol British Empire*. 1950;57(6):892–6.

[4] Deans R and Abbott J. Review of intrauterine adhesions. *J Minimally Invasive Gynecol*. 2010;17(5):555–69.

[5] The American Fertility Society classifications of adnexal adhesions, distal tubal occlusion, tubal occlusion secondary to tubal ligation, tubal pregnancies, Müllerian anomalies and intrauterine adhesions. *Fertil Steril*. 1988;49(6):944–55.

[6] Nawroth F, Foth D, and Schmidt T. Minihysteroscopy as routine diagnostic procedure in women with primary infertility. *J Am Assoc Gynecologic Laparoscopists*. 2003;10(3):396–8.

[7] Jones WE. Traumatic intrauterine adhesions. A report of 8 cases with emphasis on therapy. *Am J Obstet Gynecol*. 1964;89:304–13.

[8] Yang JH, Chen MJ, Chen CD, Chen SU, Ho HN, and Yang YS. Optimal waiting period for subsequent fertility treatment after various hysteroscopic surgeries. *Fertil Steril*. 2013;99(7):2092–6.e3.

[9] Touboul C, Fernandez H, Deffieux X, Berry R, Frydman R, and Gervaise A. Uterine synechiae after bipolar hysteroscopic resection of submucosal myomas in patients with infertility. *Fertil Steril*. 2009;92(5):1690–3.

[10] Taskin O, Sadik S, Onoglu A et al. Role of endometrial suppression on the frequency of intrauterine adhesions after resectoscopic surgery. *J Am Assoc Gynecologic Laparoscopists*. 2000;7(3):351–4.

[11] Mazzon I, Favilli A, Cocco P et al. Does cold loop hysteroscopic myomectomy reduce intrauterine adhesions? A retro–spective study. *Fertil Steril*. 2014;101(1):294–8.e3.

[12] Yang JH, Chen MJ, Wu MY, Chao KH, Ho HN, and Yang YS. Office hysteroscopic early lysis of intrauterine adhesion after transcervical resection of multiple apposing submucous myomas. *Fertil Steril*. 2008;89(5):1254–9.

[13] Guida M, Acunzo G, Di Spiezio Sardo A et al. Effectiveness of auto–crosslinked hyaluronic acid gel in the prevention of intrauterine adhesions after hysteroscopic surgery: A prospective, randomized, controlled study. *Human Reprod (Oxford, England)*. 2004;19(6):1461–4.

[14] Tonguc EA, Var T, Yilmaz N, and Batioglu S. Intrauterine device or estrogen treatment after hysteroscopic uterine septum resection. *Int J Gynecol Obstet*. 2010;109(3):226–9.

[15] Roy KK, Singla S, Baruah J, Kumar S, Sharma JB, and Karmakar D. Reproductive outcome following hysteroscopic septal resection in patients with infertility and recurrent abortions. *Arch Gynecol Obstet*. 2011;283(2):273–9.

[16] Adoni A, Palti Z, Milwidsky A, and Dolberg M. The incidence of intrauterine adhesions following spontaneous abortion. *Int J Fertility*. 1982;27(2):117–8.

[17] Schenker JG and Margalioth EJ. Intrauterine adhesions: An updated appraisal. *Fertil Steril*. 1982;37(5):593–610.

[18] Bergman P. Traumatic intra–uterine lesions. *Acta Obstetricia et Gynecologica Scandinavica Supplement*. 1961;40(Suppl 4):1–39.

[19] Eriksen J and Kaestel C. The incidence of uterine atresia after post–partum curettage. A follow–up examination of 141 patients. *Danish Med Bull*. 1960;7:50–1.

[20] Westendorp IC, Ankum WM, Mol BW, and Vonk J. Prevalence of Asherman's syndrome after secondary removal of placental remnants or a repeat curettage for incomplete abortion. *Human Reprod (Oxford, England)*. 1998;13(12):3347–50.

[21] Schenker JG. Etiology of and therapeutic approach to synechia uteri. *Eur J Obstet Gynecol Reprod Biol*. 1996;65(1):109–13.

[22] Hooker AB, Lemmers M, Thurkow AL et al. Systematic review and meta–analysis of intrauterine adhesions after miscarriage: Prevalence, risk factors and long–term reproductive outcome. *Human Reprod Update*. 2014;20(2):262–78.

[23] Al–Inany H. Intrauterine adhesions. An update. *Acta Obstet Gynecol Scand*. 2001;80(11):986–93.

[24] Di Spiezio Sardo A, Mazzon I, Bramante S et al. Hysteroscopic myomectomy: A comprehensive review of surgical techniques. *Human Reprod Update*. 2008;14(2):101–19.

[25] Polishuk WZ, Anteby SO, and Weinstein D. Puerperal endometritis and intrauterine adhesions. *Int Surg*. 1975;60(8): 418–20.

[26] Sharma JB, Roy KK, Pushparaj M et al. Genital tuberculosis: An important cause of Asherman's syndrome in India. *Arch Gynecol Obstet*. 2008;277(1):37–41.

[27] Tam WH, Lau WC, Cheung LP, Yuen PM, and Chung TK. Intrauterine adhesions after conservative and surgical management of spontaneous abortion. *J Am Assoc Gynecologic Laparoscopists*. 2002;9(2):182–5.

[28] Carranza–Mamane B, Havelock J, Hemmings R et al. The management of uterine fibroids in women with otherwise unexplained infertility. *J Obstet Gynaecol Canada*. 2015; 37(3): 277–85.

[29] Lee MM and Matsuzono T. Hysteroscopic intrauterine mor–

cellation of submucosal fibroids: Preliminary results in Hong Kong and comparisons with conventional hysteroscopic monopolar loop resection. *Hong Kong Med J=Xianggang yi xue za zhi/Hong Kong Acad Med*. 2016;22(1):56–61.

[30] Asgari Z, Hafizi L, Hosseini R, Javaheri A, and Rastad H. Intrauterine synechiae after myomectomy; laparotomy versus laparoscopy: Non-randomized interventional trial. *Iranian J Reprod Med*. 2015;13(3):161–8.

[31] Conforti A, Krishnamurthy GB, Dragamestianos C et al. Intrauterine adhesions after open myomectomy: An audit. *Eur J Obstet Gynecol Reprod Biol*. 2014;179:42–5.

[32] Bhandari S, Ganguly I, Agarwal P, Singh A, and Gupta N. Effect of myomectomy on endometrial cavity: A prospective study of 51 cases. *J Human Reprod Sci*. 2016;9(2):107–11.

[33] Cheng HY, Chen YJ, Wang PH et al. Robotic-assisted laparo-scopic complex myomectomy: A single medical center's experience. *Taiwanese J Obstet Gynecol*. 2015;54(1):39–42.

[34] Lin X, Wei M, Li TC et al. A comparison of intrauterine balloon, intrauterine contraceptive device and hyaluronic acid gel in the prevention of adhesion reformation following hysteroscopic surgery for Asherman syndrome: A cohort study. *Eur J Obstet Gynecol Reprod Biol*. 2013;170(2):512–6.

[35] Orhue AA, Aziken ME, and Igbefoh JO. A comparison of two adjunctive treatments for intrauterine adhesions following lysis. *Int J Gynaecol Obstet: Off Organ Int Fed Gynaecol Obstet*. 2003;82(1):49–56.

[36] Bosteels J, Weyers S, Kasius J, Broekmans FJ, Mol BW, and D'Hooghe TM. Anti-adhesion therapy following operative hysteroscopy for treatment of female subfertility. *Cochrane Database Syst Rev*. 2015(11):Cd011110.

[37] Lin XN, Zhou F, Wei ML et al. Randomized, controlled trial comparing the efficacy of intrauterine balloon and intra-uterine contraceptive device in the prevention of adhesion reformation after hysteroscopic adhesiolysis. *Fertil Steril*. 2015;104(1):235–40.

[38] Buttram VC, Jr and Turati G. Uterine synechiae: Variations in severity and some conditions which may be conducive to severe adhesions. *Int J Fertility*. 1977;22(2):98–103.

[39] Dabirashrafi H, Mohammad K, Moghadami-Tabrizi N, Zandinejad K, and Moghadami-Tabrizi M. Is estrogen necessary after hysteroscopic incision of the uterine septum? *J Am Assoc Gynecologic Laparoscopists*. 1996;3(4):623–5.

[40] Roy KK, Negi N, Subbaiah M, Kumar S, Sharma JB, and Singh N. Effectiveness of estrogen in the prevention of intrauterine adhesions after hysteroscopic septal resection: A prospective, randomized study. *J Obstet Gynaecol Res*. 2014; 40(4):1085–8.

[41] Johary J, Xue M, Zhu X, Xu D, and Velu PP. Efficacy of estrogen therapy in patients with intrauterine adhesions: Systematic review. *J Minimally Invasive Gynecol*. 2014;21(1):44–54.

[42] Healy MW, Schexnayder B, Connell MT et al. Intrauterine adhesion prevention after hysteroscopy: A systematic review and meta-analysis. *Am J Obstet Gynecol*. 2016 Sep;215(3):267–75.e7.

[43] Renier D, Bellato P, Bellini D, Pavesio A, Pressato D, and Borrione A. Pharmacokinetic behaviour of ACP gel, an autocrosslinked hyaluronan derivative, after intraperitoneal administration. *Biomaterials*. 2005;26(26):5368–74.

[44] Ducarme G, Davitian C, Zarrouk S, Uzan M, and Poncelet C. Interest of auto-cross-linked hyaluronic acid gel in the prevention of intrauterine adhesions after hysteroscopic surgery: A case-control study. *J de Gynecologie, Obstetrique et Biologie de la Reprod*. 2006;35(7):691–5.

[45] Di Spiezio Sardo A, Spinelli M, Bramante S et al. Efficacy of a polyethylene oxide-sodium carboxymethylcellulose gel in pre-vention of intrauterine adhesions after hysteroscopic surgery. *J Minimally Invasive Gynecol*. 2011;18(4):462–9.

[46] Bosteels J, Weyers S, Mol BW, and D'Hooghe T. Anti-adhesion barrier gels following operative hysteroscopy for treating female infertility: A systematic review and meta-analysis. *Gynecol Surg*. 2014;11:113–27.

[47] AAGL practice report: Practice guidelines for management of intrauterine synechiae. *J Minimally Invasive Gynecol*. 2010;17(1): 1–7.

[48] Berman JM. Intrauterine adhesions. *Semin Reprod Med*. 2008; 26(4):349–55.

[49] Hanstede MM, van der Meij E, Goedemans L, and Emanuel MH. Results of centralized Asherman surgery, 2003–2013. *Fertil Steril*. 2015;104(6):1561–8.e1.

[50] March CM and Miller C. Hysteroscopic lysis of intrauterine adhesions. *Obs Gynecol News*. 2006;41:36–7.

[51] Fernandez H, Gervaise A, and de Tayrac R. Operative hyster-oscopy for infertility using normal saline solution and a coaxial bipolar electrode: A pilot study. *Human Reprod (Oxford, England)*. 2000;15(8):1773–5.

[52] Pabuccu R, Onalan G, Kaya C et al. Efficiency and preg-nancy outcome of serial intrauterine device-guided hysteroscopic adhesiolysis of intrauterine synechiae. *Fertil Steri.*. 2008;90(5): 1973–7.

[53] Robinson JK, Colimon LM, Isaacson KB. Postoperative adhe-siolysis therapy for intrauterine adhesions (Asherman's syndrome). *Fertil Steril*. 2008;90(2):409–14.

第 26 章　子宫瘢痕要多久才能愈合

How Long Does it Take Uterine Scar(s) to Heal

Hope Y. Yu　Gary N. Frishman　著
赵金钗　译　　张敬坤　李亚楠　校

一、子宫解剖学

子宫是位于膀胱和直肠之间的纤维肌肉中空器官，由称为子宫内膜的黏膜内层、称为肌层的厚肌壁和覆盖在外壁上的腹膜浆膜组成。子宫的供血来源于子宫动脉的上行支和卵巢动脉的内侧支或子宫支[1]。

二、愈合的生化过程

正常的愈合过程可分为三个阶段。第一阶段是炎症阶段，在损伤后持续 72h。在肌肉损伤中，外周肌纤维收缩发生在损伤的前 2h 内。水肿和缺氧在最初的 24h 内导致细胞损伤和死亡，然后吞噬作用使细胞碎片和水肿区域消失。

第二阶段被称为纤维弹性或胶原形成阶段，在损伤后持续 48h～6 周。在这个阶段，肌肉再生和修复发生。成纤维细胞开始产生Ⅲ型胶原。新生毛细血管有助于营养物质输送到损伤部位，胶原开始交联。在这个阶段结束时，损伤区域边缘缩短，伤口开始挛缩。

正常愈合的最后阶段被称为重塑阶段，在损伤后持续 3 周～12 个月。在此期间，胶原纤维发生最终聚集、交联和缩短，以促进形成一个牢固的瘢痕[2]。然而，异物（如缝线、网片材料等）和充足的血液供应（可能因缝线或热辐射损伤而减少）都可能影响愈合。

三、子宫愈合评估

目前还没有评估子宫愈合的标准化方法。然而，一些方法，包括超声、Doppler 研究和磁共振成像，已被用于评估愈合和瘢痕形成。Baranov 等发现，经阴道超声是评估子宫瘢痕的有效工具，特别是通过比较切口处与周围组织的子宫肌层厚度来量化子宫缺损的严重程度[3]。使用多普勒评估愈合时阻力指数变化的观察性研究报告了令人困惑的结果。Chang 等在腹腔镜子宫肌瘤切除术后 7 天内发现子宫动脉阻力指数下降[4]。另一方面，Tinelli 等显示接受腹腔镜子宫肌瘤切除术的女性在术后 7 天内阻力指数增加，随后阻力指数也下降[2]。MRI 作为子宫瘢痕评估的一种方法与经阴道超声进行了比较。Singh 等分别使用这两种方法来测量患者择期重复剖宫产当天的瘢痕厚度。他们发现 MRI 是一种成本更高的检查方式，超声与手术时用卡尺测量的实际瘢痕厚度有更好的相关系数[6]。

（一）息肉切除术

息肉切除术是一种常见的子宫内膜手术，用于不孕症和异常子宫出血。Yang 等的一项研究多次应用宫腔镜检查评估息肉切除术后子宫内膜的

表 26–1　常见外科手术的相应愈合时间和建议

手　术	完全愈合率	建议生育治疗的等待时间
息肉切除术	1 个月时 86% （Yang 等，2013）	2 个月 （Yang 等，2013）
子宫纵隔成形术	1 个月时 50% （Yang 等，2013）	2 个月 （Yang 等，2013）然而没有足够的证据来支持具体的时间长度（ASRM 实践委员会指南）
宫腔粘连松解术	1 个月时 67% （Yang 等，2013）	3 个月 （Yang 等，2013）
子宫肌瘤切除术	2 个月时 80% （Yang 等，2008）	2 个月 （Yang 等，2013）
经腹肌瘤切除术	3 个月时 86% 6 个月时 100% （Tsuji 等，2006）	6 个月 （Tsuji 等，2006）
	1 个月时 93% 6 个月时 100% （Darwish 等，2005）	
剖宫产	3 个月时瘢痕成熟，6 个月时区域解剖恢复（Dicle 等，1997）	18 个月的概念期 （Shipp 等，2001）

注：没有长期的数据，甚至没有妊娠结局，大多数研究是以子宫瘢痕或没有宫腔粘连的测量值和其他超声特征作为其研究的终点

愈合情况，发现 86% 的患者术后 1 个月子宫内膜完全愈合[7]。与此相一致，Pereira 等报道，在息肉切除术后接受 IVF 的女性中，下一次月经后可以开始卵巢刺激，与较长时间相比，妊娠率相当[8]。

（二）子宫纵隔成形术

子宫纵隔是最常见的先天性子宫畸形。美国生殖医学学会（American Society for Reproductive Medicine，ASRM）子宫纵隔实践委员会指南公布了宫腔镜下子宫纵隔切开术可降低复发性流产患者的流产率和提高其活产率，属 C 级证据。就子宫愈合而言，现有证据表明，子宫腔在术后 2 个月愈合，尽管没有足够的证据支持术后明确需要多长时间女性才可以怀孕[9, 7, 11, 12]。

（三）粘连松解术

宫腔粘连（Intrauterine adhesions，IUA）仍然是现代妇科的一个挑战。Yang 等使用宫腔镜检查来评估宫腔镜下粘连松解术后的愈合情况。这是在宫腔镜手术后 10～14 天进行的。他们认为治愈需要 1～3 个月[24]。

（四）肌瘤切除术

肌瘤切除术是指从平滑肌瘤周围组织中切除平滑肌瘤。子宫切口的深度取决于平滑肌瘤的数量、位置和大小，并且会影响瘢痕的形成和愈合。Tsuji 等应用 MRI 评估了单发壁内肌瘤女性经腹肌瘤切除术后的子宫变化。他们发现子宫体积和长度在术后 6 周趋于稳定，通过分析结合带而评估的子宫肌层也是如此。以血肿或水肿形成作为终点，子宫内膜愈合通常在 12 周时完成。然而，14 例中有 2 例（14.2%）当时未完全愈合，这些病例在 6 个月内得到解决[14]。Darwish 等在经腹子宫肌瘤切除术后使用经阴道超声监测

发现了类似的结果，其报道了 7% 的患者术后 4 周时在子宫肌瘤切除术瘢痕处出现血肿，但所有 169 例女性在术后 3 个月时显示血肿都已完全消失 [15]。因此，应用超声等影像学检查来评估 12 周后的愈合状况是合理的，或者愈合很可能在 6 个月时完成。

（五）剖宫产

剖宫产切口作为全层子宫壁切口的一个例子。多项研究已报道用来评估子宫闭合的方法，以尽量减少未来妊娠子宫破裂的风险。目前，对于剖宫产术后子宫低横切口的子宫闭合方法，在使用一层或两层、是否与第一层锁住以及是否应包括或排除蜕膜等方面尚无一致意见 [16, 17, 18]。

在愈合时间方面，Dicle 等的一项研究应用 MRI 检查了剖宫产切口的愈合时间。他们发现结合带的解剖结构完全退化，6 个月后恢复 [19]。在剖宫产术后分娩试验（trial of labor after cesarean section，TOLAC）中，多项研究还评估了短的妊娠间期与子宫破裂风险的关系，这可以提供大量剖宫产切口愈合所需时间（见“愈合并发症”部分）。避免短期间隔妊娠是独立于其他的对母亲和胎儿的益处。

（六）愈合并发症

子宫手术后可能出现的愈合并发症包括宫腔粘连（IUA）、子宫外（腹部）粘连、子宫破裂、瘘管和剖宫产切口憩室导致的经后出血或分泌物。

宫腔粘连，也称为 Asherman 综合征，是指宫腔和（或）宫颈内出现粘连。临床表现包括闭经、月经过少、反复流产、不孕和胎盘异常。Conforti 等回顾了与 Asherman 综合征相关的危险因素，并确定流产后刮宫是导致 Asherman 综合征发生率最高的因素 [25]。经腹肌瘤切除术后宫腔粘连同样会引起不孕和疼痛问题。有许多防粘连剂，但没有一个公认的治疗标准，仔细的手术技术是强烈推荐的。

子宫破裂是剖宫产瘢痕最常见的并发症 [20, 21, 22]。然而，它也可以是其他手术所致，如子宫肌瘤切除术或子宫成形术。Parker 等分析了 19 例子宫破裂的病例报告，发现手术技术没有共性；然而，他们的分析结果表明，避免电外科手术和多层次闭合 [23]。也有研究评估了妊娠间期和子宫破裂风险之间的关系。Shipp 等的一项回顾性研究表明，在 TOLAC 期间，小于 18 个月的妊娠间隔与症状性子宫破裂的风险增加有关 [10]。

热损伤或缝合不当可能导致手术部位形成瘘管。与先前提到的子宫破裂风险相似，通过能量器械正确地使用和适当的手术技术，可以将这种不良后果降至最低。

剖宫产手术切口形成的剖宫产瘢痕憩室（cesarean scar defects，CSD）与其他主要产科并发症有关，如瘢痕部位妊娠和胎盘植入及许多妇科问题，包括经后点滴出血、痛经和盆腔痛 [13]。关于如何诊断 CSD，目前还没有共识，建议采用经阴道超声、宫腔超声造影术和宫腔镜技术（图 26–1）。有多种方法可以修复这些 CSD，包括宫腔镜、腹腔镜、经阴道和机器人辅助腹腔镜。在一项对 41 例继发性不孕和经后出血女性的前瞻性研究中，Gubbini 等采用宫腔镜治疗 CSD。虽然没有对照组，但 100% 的女性不规则出血已经消失，并且都在术后 24 个月内怀孕 [5]。

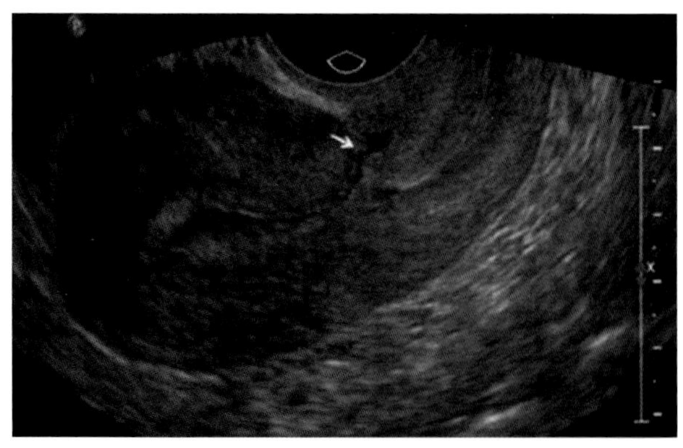

▲ 图 26–1　经阴道超声显示的剖宫产瘢痕憩室（箭）
引自 Tower and Frishman，2013

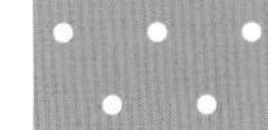

四、总结

影响子宫愈合的因素有很多，包括能量来源的类型、治疗组织的体积、治疗切口或病变的数量等。虽然没有明确的研究，但许多外科医生主张尽量减少电外科的使用，并注意仔细的手术技术。没有手术佐剂能改善子宫愈合（与出血、粘连形成等相反）。宫腔镜技术似乎比经腹方式愈合更快，这在临床上是有意义的，但是没有比较开腹和腹腔镜途径的数据。所有肌瘤切除术的研究都受到技术的变化、肌瘤数量、肌瘤位置以及其他变量的限制，从而限制了进行比较和得出明确结论的能力。

子宫瘢痕的影像学研究被认为是子宫愈合的监测指标，即使在这个研究领域，也没有标准化的评估量表或工具。瘢痕的厚度可以作为强度的替代物，但其他因素也可能起作用，血肿的形成和消退与强度的关系尚不清楚。然而，对于大多数宫腔镜手术，建议术后 1～2 个月尝试妊娠，对于经腹肌瘤切除术，建议术后 3～6 个月尝试妊娠，这是通过影像学检查发现子宫愈合可能需要的合理下限。

参考文献

[1] Hoffman B, Schorge J, Schaffer J, Halvorson L, Bradshaw K, Cunningham G. *Williams Gynecology*. 2nd ed. McGraw Hill; 2012.

[2] Tinelli A, Hurst BS, Mettler L, Tsin DA, Pellegrino M, Nicolardi G, Dell'Edera D, and Malvasi A. Ultrasound evaluation of uterine healing after laparoscopic intracapsular myomectomy: An observational study. *Human Reproduction*. 2012 September 1;27(9):2664–70.

[3] Baranov A, Gunnarsson G, Salvesen KÅ, Isberg PE, and Vikhareva O. Assessment of Cesarean hysterotomy scar in non–pregnant women: Reliability of transvaginal sonography with and without contrast enhancement. *Ultrasound Obstet Gynecol*. 2016 April;47(4):499–505.

[4] Chang WC, Chang DY, Huang SC, Shih JC, Hsu WC, Chen SY, and Sheu BC. Use of three–dimensional ultrasonography in the evaluation of uterine perfusion and healing after laparoscopic myomectomy. *Fertil Steril*. 2009 Sep 30;92(3):1110–5.

[5] Gubbini G, Centini G, Nascetti D, Marra E, Moncini I, Bruni L, Petraglia F, and Florio P. Surgical hysteroscopic treatment of cesarean–induced isthmocele in restoring fertility: Prospective study. *J Minim Invasive Gynecol*. 2011 April 30;18(2):234–7.

[6] Singh N, Tripathi R, Mala YM, Dixit R, Tyagi S, and Batra A. Comparison of scar thickness measurements using transvaginal sonography and MRI in cases of pregnancy with previous caesarean section. Do they correlate with actual scar thickness? *J Obstet Gynaecol*. 2013 November 1;33(8):810–3.

[7] Yang JH, Chen MJ, Chen CD, Chen SU, Ho HN, and Yang YS. Optimal waiting period for subsequent fertility treatment after various hysteroscopic surgeries. *Fertil Steril*. 2013 June 30;99(7):2092–6

[8] Pereira N, Amrane S, Estes JL, Lekovich JP, Elias RT, Chung PH, and Rosenwaks Z. Does the time interval between hysteroscopic polypectomy and start of *in vitro* fertilization affect outcomes?. *Fertil Steril*. 2016 February 29;105(2):539–44.

[9] Practice Committee of the American Society for Reproductive Medicine. *Uterine septum: a guideline. Fertility and sterility*. 2016 May 25.

[10] Shipp TD, Zelop CM, Repke JT, Cohen A, and Lieberman E. Interdelivery interval and risk of symptomatic uterine rupture. *Obstet Gynecol*. 2001 February 28;97(2):175–7.

[11] Candiani GB, Vercellini P, Fedele L, Carinelli SG, Merlo D, and Arcaini L. Repair of the uterine cavity after hysteroscopic septal incision. *Fertil Steril*. 1990 December 31;54(6):991–4.

[12] Berkkanoglu M, Isikoglu M, Arici F, and Ozgur K. What is the best time to perform intracytoplasmic sperm injection/embryo transfer cycle after hysteroscopic surgery for an incomplete uterine septum? *Fertil Steril*. 2008 December 31;90(6):2112–5.

[13] Tower AM and Frishman GN. Cesarean scar defects: An underrecognized cause of abnormal uterine bleeding and other gynecologic complications. *J Minim Invasive Gynecol*. 2013 October 31;20(5):562–72.

[14] Tsuji S, Takahashi K, Imaoka I, Sugimura K, Miyazaki K, and Noda Y. MRI evaluation of the uterine structure after myomectomy. *Gynecol Obstet Investig*. 2006 February 17;61(2):106–10.

[15] Darwish AM, Nasr AM, and El-Nashar DA. Evaluation of postmyomectomy uterine scar. *J Clin Ultrasound*. 2005 May 1;33(4):181–6.

[16] Brocklehurst P, Quigley M, Ayers S, and Juszczak E. Caesarean section surgical techniques: A randomised factorial trial (CAESAR). *BJOG*. 2010;117(11):1366–76.

[17] Bujold E, Goyet M, Marcoux S et al. The role of uterine closure in the risk of uterine rupture *Obstet Gynecol*. 2010 July 1;116(1):43–50.

[18] Roberge S, Demers S, Girard M, Vikhareva O, Markey S, Chaillet N, Moore L, Paris G, and Bujold E. Impact of uterine closure on residual myometrial thickness after cesarean: A randomized controlled trial. *Am J Obstet Gynecol*. 2016 April 30;214(4):507–e1.

[19] Dicle O, Küçükler C, Pirnar T, Erata Y, and Posaci C. Magnetic resonance imaging evaluation of incision healing after cesarean sections. *Eur Radiol*. 1997 January 1;7(1):31–4.

[20] Ofili–Yebovi D, Ben–Nagi J, Sawyer E, Yazbek J, Lee C, Gonzalez J, and Jurkovic D. Deficient lower–segment Cesarean section scars: Prevalence and risk factors. *Ultrasound Obstet Gynecol*. 2008 January 1;31(1):72–7.

[21] Roberge S, Boutin A, Chaillet N, Moore L, Jastrow N, Demers S, and Bujold E. Systematic review of cesarean scar assessment in the nonpregnant state: Imaging techniques and uterine scar defect. *Am J Perinatol*. 2012 June;29(06):465–72.

[22] Vikhareva Osser O, Jokubkiene L, and Valentin L. High prevalence of defects in Cesarean section scars at transvaginal ultrasound examination. *Ultrasound Obstet Gynecol*. 2009 July 1;34(1):90–7.

[23] Parker WH, Einarsson J, Istre O, and Dubuisson JB. Risk factors for uterine rupture after laparoscopic myomectomy. *J Minim Invasive Gynecol*. 2010 October 31;17(5):551–4.

[24] Yang JH, Chen MJ, Wu MY, Chao KH, Ho HN, Yang YS. Office hysteroscopic early lysis of intrauterine adhesion after transcervical resection of multiple apposing submucous myomas. *Fertil Steril*. 2008;89(5):1254–9. doi:10.1016/j.fertnstert.2007.05.027

[25] Conforti A, Alviggi C, Mollo A, De Placido G, Magos A. The management of Asherman syndrome: A review of literature. *Reprod Biol Endocrinol*. 2013;11:118. doi:10.1186/1477-7827-11-118

第 27 章　何时推荐剖宫产

When to Recommend a Cesarean Section

Matthew S. Smith　Joan M. Mastrobattista　著
赵金钗　译　　张敬坤　李亚楠　校

一、关键术语

剖宫产：通过腹部切口分娩胎儿，不包括腹腔或异位妊娠[1]。

剖宫产后阴道分娩（vaginal birth after cesarean delivery，VBAC）：一次或多次剖宫产后阴道分娩[1]。

剖宫产后试产（trial of labor after previous cesarean delivery，TOLAC）：一次或多次剖宫产后分娩[1]。

子宫裂开：重复剖宫产时发现的子宫瘢痕无症状破裂（瘢痕分离、浆膜完整）或阴道分娩后探查发现的瘢痕分离[2,3]。

子宫破裂：子宫瘢痕的症状性破裂，伴子宫壁的穿透性破裂[2,3]。

非剖宫产子宫手术/手术瘢痕：手术/分娩前子宫肌层的损伤和愈合，剖宫产除外[1]。

美国剖宫产（cesarean delivery，CD）率从20世纪70年代初的5%急剧上升到今天的水平是令人担忧的。这可能部分归因于电子胎儿监护的引入、臀位阴道分娩和阴道分娩的减少，及选择TOLAC的女性和提供TOLAC从业者的减少[4]。2015年发布的最新国家人口动态统计报告指出，在美国登记出生的3988076名新生儿中，CD率下降至32.2%[5]，而这几乎代表了1/3的女性。

对CD的描述可以追溯到1790年，当时法国产科医生Baudelocque将该手术定义为“为孩子开启的某种手术方式，而不是天生注定的手术”[6]。初次CD是指既往没有CD病史的女性通过腹部切口分娩一个或多个胎儿，这一定义不适用于异位妊娠或腹腔妊娠[1]。做出初次CD的决定是非常重要的，因为初始手术的后果包括出血、感染、静脉血栓栓塞、死亡率和重复CD，未来妊娠可能合并前置胎盘、瘢痕异位和胎盘植入等一系列问题[7]。在本章中，我们将通过结合个人实践的体会以及分娩过程中不同方法的实用性，对CD的母体和胎儿适应证进行评价。

二、产科和孕产妇指征

CD的产科、母体和胎儿适应证之间存在重叠[8]。Zhang和他的同事为安全分娩联合会收集了2002—2008年间美国19家医院228 668份电子病历的分娩数据，目的是描述当时CD的实践情况[9]。如今CD率的增加部分反映了TOLAC的减少，产妇要求剖宫产的增加，经验较少的医生不愿意进行阴道手术分娩和胎头外倒转术，以及当前的医疗法律环境。该联合会中心列出既往子宫瘢痕史（45.1%）是产前CD最常见的适应证，其次是（非选择性）胎儿畸形（17.1%）。最常见的产时指征是进展失败/头盆不称（47.1%），

其次是不容乐观的胎监/胎儿窘迫（27.3%）[9]。作者得出结论，在美国降低 CD 率的重要策略包括减少初次 CD，增加 VBAC 和避免未经主动分娩即对难产女性进行 CD（宫颈 6cm），尤其是未产妇[9]。美国 CD 率的持续上升（＞1/3 的妊娠）迫使我们的学会（NICHD、ACOG、SMFM）在 2012 年 2 月召开的研讨会上提出了预防第一次 CD 的概念[10]。这次会议确定了有助于减少初次 CD 的具体领域。在此发布后，ACOG 和 SMFM 于 2014 年联合制定了一份产科护理共识文件，重点阐述了 NICHD 会议的要点，该文件列出了初次 CD 安全预防的推荐方法（表 27-1）[11]。

三、剖宫产的特殊孕产妇/产科指征

表 27-2 列出了 CD 的产科、孕产妇和胎儿适应证。在患有恶性高血压疾病的女性中，包括严重的先兆子痫或 HELLP 综合征，远远不到分娩期或胎龄＜28 周的女性可能需要 CD。难产是 CD 的一个常见指征，但通常是主观诊断，可能会因人而异[8]。胎儿畸形是初次 CD 的另一个指征。在前几年，更多学者提议阴道臀位分娩；然而，这种情况现在已经难以见到了。多胎妊娠常因非头位双胎、非头位二次双胎和高位多胎而需要 CD。双胎输血或胎盘共享不均的单绒毛膜双胎、单羊膜双胎和连体双胎经常需要 CD 治疗[12]。在一些巨大胎儿病例中，CD 可能是必要的。对于分娩时子宫破裂的高危女性，推荐 CD，其包括既往经典或 T 形切口，既往子宫破裂史或广泛的宫底手术史[4]。

CD 的其他产科或分娩相关指征包括前置胎盘、胎盘植入、前置血管和脐带脱垂。如果有证据显示有危及生命的出血或胎心率（Ⅲ类）监

表 27-1　初次剖宫产安全预防的推荐规范

推荐规范	推荐等级
第一产程	
潜伏期延长（如未产妇＞20h，经产妇＞14h）不应作为 CD 的指征	1B 强烈推荐，中等质量证据
第一产程缓慢但有进展的产程不应作为 CD 的指征	1B 强烈推荐，中等质量证据
宫颈扩张 6cm 应该被认为是大多数女性产程活跃期的阈值。因此，在达到 6cm 的扩张之前，不应采用活跃期进展的标准	1B 强烈推荐，中等质量证据
第一产程中活动期停滞，宫颈扩张大于 6cm 且胎膜破裂，子宫收缩正常 4h 无进展，或子宫收缩差和宫颈无变化应用缩宫素后至少 6h 无进展，需行 CD	1B 强烈推荐，中等质量证据
第二产程	
第二产程中超过多长时间女性应接受手术分娩，这一特定的绝对最长时间尚未确定	1C 强烈推荐，低质量证据
在诊断第二产程停滞前，如果母婴条件允许，可遵循以下情况 • 经产女性推后至少 2h（1B） • 未产妇推后至少 3h（1B） 在个体化的基础上（如使用硬膜外镇痛或胎位不正），只要有进展记录，更长的持续时间可能是合适的（1B）	1B 强烈推荐，中等质量证据

（续表）

推荐规范	推荐等级
在第二产程中，由经验丰富且训练有素的医师进行的阴道手术分娩应被视为 CD 的安全、可接受的替代方法。应该鼓励对与阴道手术分娩相关的实用技能进行培训和持续改进	1B 强烈推荐，中等质量证据
在第二产程胎位不正的情况下，人工旋转胎儿枕骨是一种合理的干预措施，在转为阴道手术分娩或 CD 前应加以考虑。为了安全地防止 CD 发生在胎位不正的情况下，在第二产程中评估胎位是非常重要的，特别是在胎儿下降异常的情况下	1B 强烈推荐，中等质量证据
胎心率监测	
羊膜腔灌注术用于反复变异型胎心率减速可安全地降低 CD 的发生率	1A 强烈推荐，高等质量证据
当存在异常或不确定（以前是不乐观的）胎心模式（如最小变异性）时，头皮刺激可作为评估胎儿酸碱状态的一种手段，在这种情况下也是 CD 的安全替代方法	1C 强烈推荐，低质量证据
引产	
妊娠 41 0/7 周前，一般应根据母婴医学指征进行引产。应在妊娠 41 0/7 周及以后进行引产，以降低 CD 的风险和围产期发病率和死亡率的风险	1A 强烈推荐，高等质量证据
宫颈不满意的女性引产时应采用宫颈成熟法	1B 强烈推荐，中等质量证据
如果母婴条件允许，可以通过延长潜伏期持续时间（24h 或更长时间）并要求在胎膜破裂后至少 12～18h 应用缩宫素来避免潜伏期引产失败的 CD	1B 强烈推荐，中等质量证据
胎先露异常	
应在妊娠 36 0/7 周时开始评估和记录胎先露，以便有机会进行胎头外倒转术。	1C 强烈推荐，低质量证据
疑似巨大胎儿	
为避免潜在的分娩创伤而选择 CD 应受到限制，无糖尿病女性的估计胎儿体重应至少 5000g，糖尿病女性至少 4500g，才考虑 CD。出生体重在 5000g 或以上的情况很少见，且应告知患者，估计胎儿体重，尤其是妊娠晚期，是不准确的	2C 弱推荐，低质量证据
孕产妇体重增加过多	
应向女性提供有关 IOM 孕产妇体重指南的咨询，以避免体重过度增加。	1B 强烈推荐，中等质量证据
双胎妊娠	
对于双胎妊娠中第一个出生的胎儿为头先露的女性，其围产期结局没有通过 CD 而得到改善。因此，头 / 头先露双胎或头 / 非头先露双胎的女性应建议尝试阴道分娩	1B 强烈推荐，中等质量证据
其他	
个人、组织和管理机构应努力确保开展研究，以提供更好的知识基础，指导有关 CD 的决策，并鼓励做出政策改变，安全地降低初次 CD 的比率	1C 强烈推荐，低质量证据

引自 Caughey AB et al. ACOG/SMFM. *Am J Obstet Gynecol.* 2014；210：179–93.
CD. 剖宫产；IOM. 医学研究所

表 27-2　产科、产妇和胎儿剖宫产指征

产科指征	母体适应证	胎儿指征
• 难产（CPD/FTP）、巨大儿 • 胎位不正 • 多胎妊娠：双胎还是高位多胎 • 胎心率监测不乐观 • 脐带脱垂	• 心脏疾病 • 主动脉根部扩张＞ 4cm 的 Marfan 氏病 • Crohn 氏 / 炎症性肠病 • 未修复脑动脉瘤 • 活动性生殖器 HSV	• 开放性神经管缺损 • 脑积水或巨头 • 骶尾部畸胎瘤 • 颈前肿块 • 胎儿心律失常：先天性心脏传导阻滞、SVT
• 前置血管或脐带先露 • 前置胎盘 • 胎盘植入 • 胎盘早剥伴出血或 FHR 监测不乐观	• VL ＞ 1000Copies/ml 或未知 VL 的 HIV • HPV 伴阻塞性湿疣 • 浸润性宫颈癌 • 既往 OASIS • 既往透壁的子宫肌瘤切除术 • 阻塞性肌瘤 • 移位的骨盆骨折 • 经腹环扎术 • 孕产妇要求 CD	

引自 Landon MB and Grobman WA. Cesarean delivery. In：Gabbe SG，Niebyl JR，Simpson JL et al.（eds）. Obstetrics：Normal and Problem Pregnancies，7th Ed. Philadelphia，PA：Elsevier，2017；Tita ATN. *Semin Perinatol.* 2012；36：324–7；Simpson LL. Semin Perinatol. 2012；36：328–35；Waldman R. Obstet Gynecol. 2019；Anteby EY and Yagel S. *Eur J Obstet Gynecol Reprod Biol.* 2003；106（1）：5–9.

CD. 剖宫产；CPD. 头盆不称；FHR. 胎心率；FTP. 无进展；HIV. 人类免疫缺陷病毒；HPV. 人乳头瘤病毒；HSV. 单纯疱疹病毒；OASIS. 产科肛门括约肌损伤；SVT. 室上性心动过速；VL. 病毒载量

测不稳定，建议在怀疑胎盘早剥的情况下推荐 CD [13]。某些与妊娠有关的孕产妇医疗情况是 CD 的额外指标。对于病毒载量未知或病毒载量＞ 1000 拷贝 /ml 的 HIV 阳性女性以及患有活动性生殖器疱疹或疱疹前驱症状的女性，推荐 CD [8]。同样，CD 也可考虑用于曾经有产科肛门括约肌损伤（obstetric anal sphincter injuries，OASIS），并延伸至或穿过肛门括约肌复合体的修复后的女性 [13]。患有浸润性宫颈癌、有出血风险的梗阻性尖锐湿疣、大肌瘤和移位性骨盆骨折的女性可能需要 CD [8]。患有严重心脏病、马方综合征合并主动脉根部扩张、炎症性肠病合并瘘管形成风险和未修复脑动脉瘤的女性也可考虑 CD。

四、子宫肌瘤切除术后子宫破裂

对于正在进行试产的女性来说，传统切口后发生子宫破裂的风险从高达 12% 到低至 1%[15–17]。日本一项为期 5 年的全国性调查发现，子宫破裂 152 例，其总发生率为 0.015%，其中与子宫肌瘤切除术有关的子宫破裂发生在孕 32 周左右，而既往有剖宫产史的发生在孕 37 周左右 [18]。

传统剖宫产术后子宫破裂的病例，与低位横切口剖宫产不同，往往在分娩前破裂，没有任何预警迹象，这导致了计划在 36～37 周重复剖宫产的做法，尽管缺乏数据资料 [19]。

既往有子宫肌瘤切除术的病例并不少见，在 MFMU 剖宫产登记处 2 年期间进行的 24739 次初次剖宫产中，222 例（0.9%）既往有子宫肌瘤切除术史，其分娩时的平均孕龄为 37.1 周 [19]。

开放式子宫肌瘤切除术后的总体子宫破裂率约为 1.7%，而腹腔镜手术的子宫破裂率为 0.49% [20]。这与报道的先前接受过低横切口剖宫产进行试产的女性的破裂风险相当。相比之下，

Kelly 及其同事对文献进行了回顾性总结，并发现先前接受过经腹肌瘤切除术的女性，她们被允许分娩并实现了阴道分娩，没有子宫破裂[21]。腹腔镜子宫肌瘤剔除术后多个病例系列报道分娩前无子宫破裂；然而，先前的回顾总结显示 19 例子宫破裂发生在分娩前，15 例发生在 36 周前[22]。

加拿大的一项研究调查了 2012—2013 年间 49 名执业产科医生。如果有经腹子宫肌瘤切除术史，27% 的产科医生会允许阴道分娩，而如果有腹腔镜子宫肌瘤切除术史，这一比例为 76%。如果有穿透宫腔，百分比分别下降到 14% 和 71%，尽管没有证据表明穿透宫腔与子宫破裂风险增加有关[23]。最近对文献的系统性回顾确定了 23 项研究，其中至少有 5 例报道了先前子宫肌瘤切除术后的妊娠结局。子宫破裂的总发生率为 0.6%（11/1825）。23 项研究中有 11 项报告了试产的结果，其中 0.47%（2/426）的女性在分娩期间子宫破裂，1.52%（5/330）的女性在分娩前子宫破裂。在这 7 例子宫破裂的女性中，有 5 例发生在 36 周前[24]。

最近一项回顾性队列研究评估了在意大利 3 所大学医院的 12 年间进行腹腔镜或经腹肌瘤切除术的所有女性。总体而言，共有 469 名女性被确认怀孕，其中 110 例在妊娠 24 周后分娩。90% 以上的女性接受了试产，成功地经阴道分娩，没有子宫破裂的报道[25]。

几乎所有关于肌瘤切除术后子宫破裂的研究都没有考虑到肌瘤的数量、肌瘤类型、剥离深度、穿透宫腔、剥离类型（烧灼与无烧灼）、单层与多层闭合、术后愈合评估（血肿与无血肿），以及既往子宫肌瘤切除术或其他子宫手术的次数。这些因素在设计的研究中都是至关重要的，因为它能足以解决何时和是否应在子宫肌瘤切除后行剖宫产的问题。在此之前，我们的建议如下。

1. 每一位进行子宫肌瘤切除术的手术医生都应该做好文件记录，根据子宫肌层剥离的量表明是否需要剖宫产，以帮助指导产科同事。

2. 穿透宫腔不是一个已被验证的剖宫产指征，然而子宫肌层剥离的量似乎是一个更重要的考虑因素。

3. 与腹腔镜子宫肌瘤切除术相比，经腹子宫肌瘤切除术常用于更广泛的子宫肌瘤负担，因此这些病例有更高的剖宫产风险似乎是合理的。

4. 宫腔镜下子宫肌瘤切除术后子宫破裂的风险是未知的，但它通常涉及较少的子宫肌层剥离。

5. 无论方法如何，子宫肌瘤切除术后子宫破裂的风险很低，与既往剖宫产的风险相当。因此，有些患者在充分咨询后可以考虑试产。

6. 任何子宫破裂似乎发生在 36 周之前，因此在处理这些孕妇时需要仔细观察和密切关注，尤其是计划在妊娠 36 周后剖宫产时。

关键点

- 提供者的目标应包括将初次 CD 安全预防的推荐规范纳入临床实践[11]。
- 没有公认指征的剖宫产被称为“无指征”剖宫产[10]。
- 应仅对有医学指征者进行引产；如果是非医学指征，孕龄应在 39 周或以上[10]。
- 在入院前患者和提供者应在门诊讨论他们的预期以及分娩的方式。
- 胎头外倒转术和阴道手术分娩是初次 CD 的替代方法，有经验的从业者应该考虑并提供这些方法。
- 某些产妇感染和胎儿畸形不适合阴道分娩。

参考文献

[1] American College of Obstetricians and Gynecologists (ACOG): reVITALize Obstetric Data Definitions. Available at https://www.acog.org/practice-management/health-it-and-clini-cal-informatics/revitalize-obstetrics-data-definitions (accessed August 13, 2016).

[2] *Vaginal Birth after Cesarean (VBAC)*. Rockville, MD: Agency for Health Care Research and Quality;2003 (AHRQ publication no. 03-E018).

[3] Landon MB and Grobman WA. Vaginal birth after cesarean delivery. In: Gabbe SG, Niebyl JR, Simpson JL et al. (eds). *Obstetrics: Normal and Problem Pregnancies*, 7th Ed. Philadelphia, PA: Elsevier, 2017.

[4] ACOG Practice Bulletin No. 205: Vaginal Birth After Cesarean Delivery. *Obstet Gynecol*. 2019 Feb; 133(2):e110-e127. PMID: 30681543.

[5] Hamilton BE, Martin JA, Osterman MJK et al. *Births: Final data for 2014. National Vital Statistics Reports*. December 23, 2015 (accessed July 24, 2016).

[6] Mastrobattista JM. Vaginal birth after cesarean delivery. *Obstet Gynecol Clin North Am*. June 1999;26(2): 295–304.

[7] Caughey AB. Safe prevention of primary cesarean delivery in the United States: Why and how? *Clin Obstet Gynecol*. 2015;58(2): 207–10.

[8] Tita ATN. When is primary cesarean appropriate: Maternal and obstetrical indications. *Semin Perinatol*. 2012;36:324–7.

[9] Zhang J, Troendle J, Reddy UM et al. Consortium on safe labor: Contemporary cesarean delivery practice in the United States. *Am J Obstet Gynecol*. 2010;203:326.e1–e10.

[10] Spong CY, Berghella V, Wenstrom KD et al. Preventing the first cesarean delivery: Summary of a joint Eunice Kennedy Shriver National Institute of Child Health and Human Development, Society for Maternal-Fetal Medicine, and American College of Obstetricians and Gynecologists Workshop. *Obstet Gynecol*. 2012;120:1181–93.

[11] Caughey AB, Cahill AG, Guise JM et al. American College of Obstetricians and Gynecologists; Society for Maternal-Fetal Medicine. Safe prevention of the primary cesarean delivery. *Am J Obstet Gynecol*. 2014 Mar;210:179–93.

[12] Simpson LL. When is primary cesarean appropriate: Fetal indications. *Semin Perinatol*. 2012;36:328–35.

[13] Waldman R. ACOG Practice Bulletin No. 198: Prevention and Management of Obstetric Lacerations at Vaginal Delivery. *Obstet Gynecol*. 2019. PMID: 30575652

[14] Anteby EY and Yagel S Route of delivery of fetuses with structural anomalies. *Eur J Obstet Gynecol Reprod Biol*. 2003;106(1):5–9.

[15] Rosen MG, Dickinson JC, Westhoff CL. Vaginal birth after cesarean: A meta-analysis of morbidity and mortality. *Obstet Gynecol*. 1991;77:465–470.

[16] Halperin ME, Moore DC, Hannah WJ. Classical versus low-segment transverse incision for preterm caesarean section: Maternal complications and outcome of subsequent pregnancies. *Br J Obstet Gynaecol*. 1988;95:990.

[17] Douglas RG. Pregnancy and labor following cesarean section. In: Reid DE, and Barton TC (eds). *Controversy in Obstetrics and Gynecology*. Philadelphia: W. B. Saunders, 1969, pp. 308–309.

[18] Makino S, Takeda S, Kondoh E, Kawai K, Takeda J, Matsubara S, Itakura A, Sago H, Tanigaki S, Tanaka M, Ikeda T, Kanayama N et al. National survey of uterine rupture in Japan: Annual report of Perinatology Committee, Japan Society of Obstetrics and Gynecology, 2018. *J Obstet Gynaecol Res*. 2019 Apr;45(4):763–765.

[19] Landon MB, Lynch CD. Optimal timing and mode of delivery after cesarean with previous classical incision or myomectomy: A review of the data. *Semin Perinatol*. 2011;35(5):257–261.

[20] Nahum GG and Pham KQ. Uterine rupture in pregnancy. http://emedicine.medscape.com/refarticle-srch/275854-overview. Accessed May 12, 2020.

[21] Kelly BA, Bright P, MacKenzie IZ. Does the surgical approach used for myomectomy influence the morbidity in subsequent pregnancy? *J Obstet Gynaecol*. 2008;28:77.

[22] Parker WH, Einarsson J, Istre O et al. Risk factors for uterine rupture after laparoscopic myomectomy. *J Minim Invasive Gynecol*. 2010;17:551.

[23] Weibel HS, Jarcevic R, Gagnon R, Tulandi T. Perspectives of obstetricians on labour and delivery after abdominal or laparoscopic myomectomy. *J Obstet Gynaecol Can*. 2014;36(2):128–32.

[24] Gambacorti-Passerini Z, Gimovsky AC, Locatelli A, Berghella V. Trial of labor after myomectomy and uterine rupture: A systematic review. *Acta Obstet Gynecol Scand*. 2016;95(7):724–34.

[25] Gambacorti-Passerini ZM, Penati C, Carli A, Accordino F, Ferrari L, Berghella V, Locatelli A. Vaginal birth after prior myomectomy. *Eur J Obstet Gynecol Reprod Biol*. 2018;231:198–203.

第 28 章　子宫动脉栓塞术

Uterine Artery Embolization

Gloria M. Salazar　Eric Paul Wehrenberg-Klee　著

张敬坤　译　　赵金钗　李亚楠　校

一、什么是子宫动脉栓塞术

子宫动脉栓塞术（uterine artery embolization，UAE）是一种经导管介入治疗子宫肌瘤的技术，对于特定的患者来说，它是子宫肌瘤剥除术或子宫切除术的另一种选择。一般而言，介入放射科医生使用透视技术，通过导管选择患者的双侧子宫动脉，并将栓塞珠粒注入子宫动脉远端，导致肌瘤缺血，从而使肌瘤缩小和患者症状减轻。通常必须对患者进行疼痛控制管理。UAE 在生活质量方面也有类似的改善，与手术相比，尽管需要进一步的再干预来实现症状缓解，但恢复时间显著缩短，并发症更少。对于希望保持生育能力的患者，UAE 没有得到很好的研究，因此不是首选的治疗方法。

二、哪些患者应接受子宫动脉栓塞治疗

对于不想生育且有明显的肌瘤引起的症状的患者来说，UAE 是手术的一个很好的替代选择。UAE 子宫肌瘤继发痛经的情况下研究得最好，在一项随机对照试验中两年的随访中，UAE 在生活质量方面的改善与子宫切除术类似[1]。对该研究人群的 10 年随访显示，2/3 接受 UAE 治疗的患者避免了子宫切除，UAE 和子宫切除术患者的生活质量评分相当[2]。另外一项随机对照试验比较了 UAE 和手术（子宫切除术和肌瘤切除术）的治疗效果，患者群体的主诉多为痛经，两组在 1 年时症状评分没有差异。UAE 患者住院时间较短（中位数 1d vs. 5d），恢复较快，并发症较少，但症状控制所需的再干预率较高（20%）[3]。在登记的单组、非随机研究中，UAE 的结果要好得多，二次子宫切除率不到 10%[4]。

UAE 对控制全身症状和疼痛的益处研究较少。随机对照试验无法充分比较 UAE 和手术在改善这些症状方面的效果。然而，一项回顾性研究包括大量有躯体症状的女性在内，生活质量都有显著改善[5]。

传统上，UAE 的使用仅限于直径相对较小的肌瘤，因为有报道称较大（＞ 8cm）的肌瘤效果有限且并发症发生率增加。然而，最近的两项研究显示，在总共 100 名患者中，大型（＞ 10cm）肌瘤 UAE 后的临床效果或并发症发生率没有差异[6, 7]。

UAE 也是子宫切除术治疗子宫腺肌病的另一种选择。试验结果表明，40%～82.5% 的患者出现坏死[8-10]。一项回顾性分析显示，接受 UAE 治疗的子宫腺肌病患者中，24% 的患者在 4 年内出现症状复发，随访影像上坏死＜ 34% 的患者预示着复发[11]。

三、哪些患者不应该接受子宫动脉栓塞

一般来说，UAE 不推荐用于有生育意愿的患者，尽管已有 UAE 后无并发症妊娠和正常分娩的报道[13]。但 UAE 总体生育率可能比子宫肌瘤摘除术低[12]，因此，如果希望生育的患者不适合子宫肌瘤剥除术，UAE 可能是一种合理的治疗选择。然而，UAE 可能对生育的影响必须告知患者。

妊娠或子宫活动性感染是 UAE 的禁忌证。UAE 对于带蒂浆膜下肌瘤（肌瘤茎直径比肿瘤直径至少窄 50%）的患者也是相对禁忌的，因为可能会有肌瘤从子宫中分离出来的风险[14]。出于类似的原因，子宫内膜界面与肿瘤直径比高的腔内成分的黏膜下肌瘤有更高的并发症风险，包括肌瘤分离，这种风险应该告知患者[15]。

UAE 不应作为子宫或卵巢恶性肿瘤的主要治疗手段，但可以作为降低手术出血风险的辅助手段或作为姑息手段。

四、子宫动脉栓塞前患者的检查

在考虑 UAE 的患者中，确认子宫肌瘤的诊断至关重要。最好的检查方法是盆腔 MRI 增强扫描，其在评价肌瘤的位置和特征、子宫血供、有无子宫腺肌症以及任何偶发病理病变方面优于超声[16]。使用钆对比剂可以评估肌瘤的生存能力，这在治疗计划中是至关重要的，因为活力差的肌瘤对 UAE 不太可能有反应（图 28-1）。在增强 MRI 中加入 3D-MRA（三维磁共振血管成像）序列也可以评估子宫和卵巢的血管供应，这有助于制订手术计划。

增强 MRI 对鉴别子宫平滑肌肉瘤与良性平滑肌瘤变性也有价值。最近的回顾性研究指出，当对比增强序列和弥散加权成像（diffusion-weighted imaging，DWI）结合使用时，鉴别两种病变的准确率高达 88%[17]。然而，在社区中不太可能实现

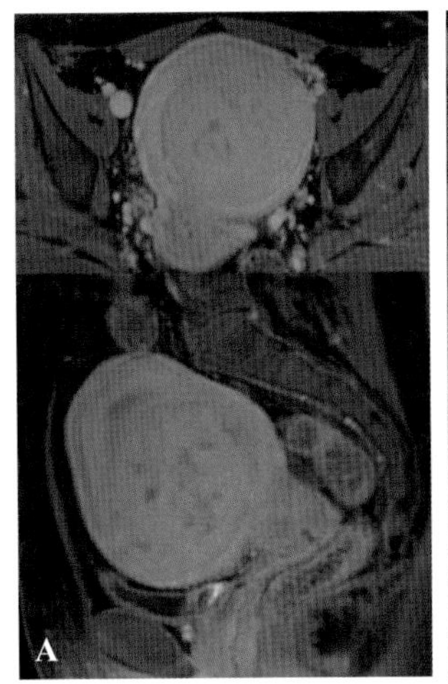

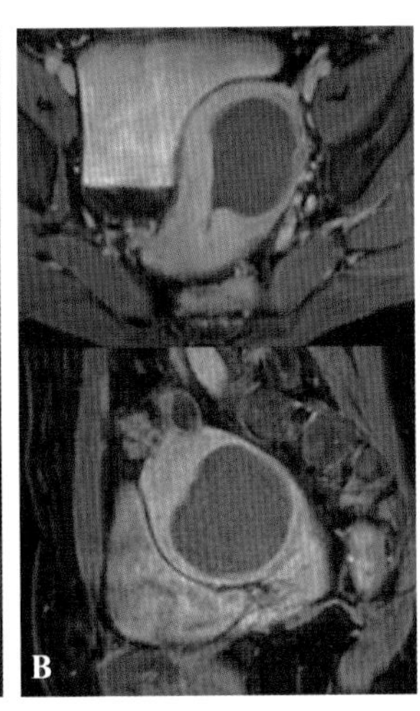

▲ **图 28-1　MRI 对活体肌瘤的评估**

A. 术前矢状位图像显示肌壁内巨大肌瘤伴有钆的增强；B. UAE 术后随访 MRI 矢状面图像显示组织坏死，肌瘤无残留增强，与良好的技术成功一致

这种程度的准确性，因为直到最近研究者们都认为区分这两种病变是相当有挑战性的[18]。对于影像上平滑肌肉瘤可能性高的患者，我们可以推荐活检作为第一个诊断步骤。没有证据表明子宫动脉栓塞会使子宫平滑肌肉瘤扩散，但在这种情况下，采用子宫动脉栓塞而不做手术会延迟诊断。

UAE 前患者检查的其他方面包括常规实验室评估和肾功能评估，以及最近的血常规。对于痛经患者，也可以考虑用激活的 PTT、PT 和 INR 来评估潜在的出血性疾病。有宫内节育器的患者最好在手术前将其取出以避免感染[19]，但在一项小型研究中，接受 UAE 治疗的宫内节育器患者没有明显的感染风险[20]。

五、术前准备

一些机构开始给患者使用硝苯地平等钙通道阻滞药，以减少继发于手术过程中导管操作时子宫动脉血管痉挛的风险。在手术当天，在常规的围术期评估后，患者可接受双氯芬酸栓剂来帮助控制疼痛，不同机构的使用情况有所不同。不同机构的抗生素预防性使用也各不相同。放置 Foley 导管是标准做法，因为患者在手术后可能

需要平躺数小时，这取决于动脉切开的位置和是否使用闭合装置。

六、简要程序

患者被带到透视套间，手术在适度镇静下进行。动脉通路通常通过股总动脉，尽管最近的研究表明使用左桡动脉入路也是可行的[21]，这能改善患者的体验，而无须在手术后平躺。根据操作者的偏好和肌瘤的体积，可以双侧或单侧进入（图 28–2）。通常选择子宫动脉作为髂内动脉前干的第二分支，用 4Fr 或 5Fr 导管插管。一旦选择了子宫动脉，就用微型导管穿过宫颈分支以避免阴道坏死，通常被认为子宫动脉的水平部分（图 28–3）。一旦达到合适的导管位置，就注射含有碘化对比剂的栓塞珠粒。注射是在持续的透视引导下进行的，以确保栓塞材料不会回流到宫颈分支。双侧子宫动脉被栓塞至停滞状态，根据栓塞材料的不同，准确地标记显示是否有足够的子宫肌瘤栓塞（图 28–4）。

5%～10% 的患者有从卵巢动脉到肌瘤的侧支血流。术前 MRI 可以在动脉造影前帮助识别这种血供。双侧子宫动脉栓塞后，可以做主动脉造影用于识别卵巢侧支，一旦肌瘤缺血，卵巢侧支往往增大。根据卵巢动脉和卵巢 – 肌瘤侧支供给的确切解剖，可以考虑栓塞治疗，但需要在手术前告知患者栓塞导致绝经的风险。一项注册的子宫肌瘤回顾性研究发现，UAE 后闭经的总体风险为 7%，几乎所有受影响的患者年龄都＞ 45 岁[22,23]（图 28–5）。

栓塞后，拔除导管，动脉切开术部位通过手动加压或闭合装置实现止血。

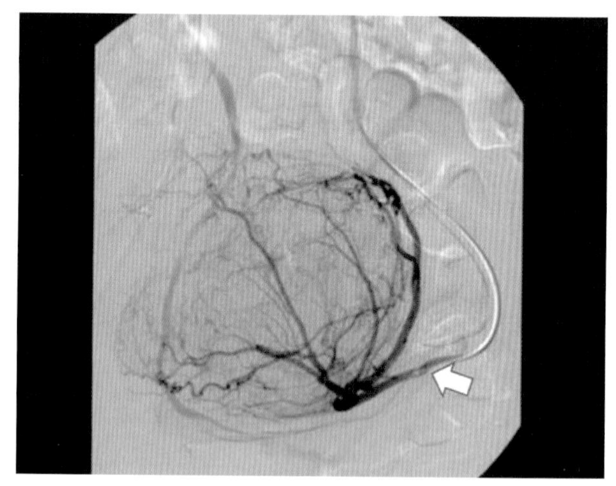

▲ 图 28–3　栓塞前经导管血管造影显示 3Fr 微导管位于 UA（箭）和肌瘤周围动脉丛的水平部分

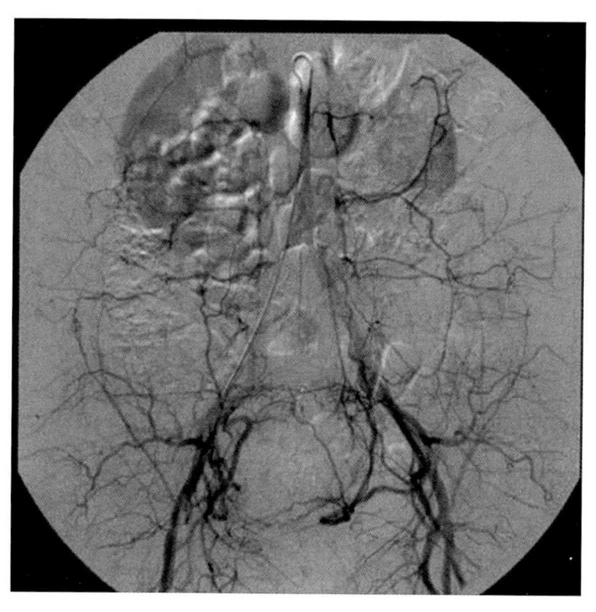

▲ 图 28–2　动脉造影显示肌瘤的双侧子宫动脉供应

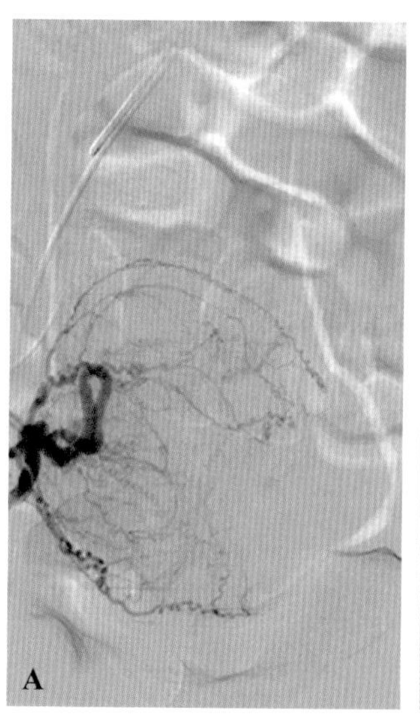

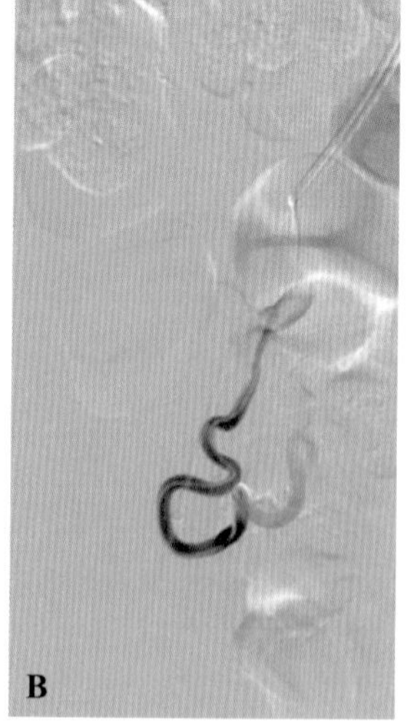

▲ 图 28–4　UAE 过程和终点

A. 栓塞前肌瘤周围血管；B. 栓塞后血管造影图像，显示技术上成功的手术和断流的肌瘤

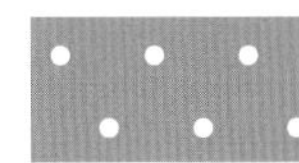

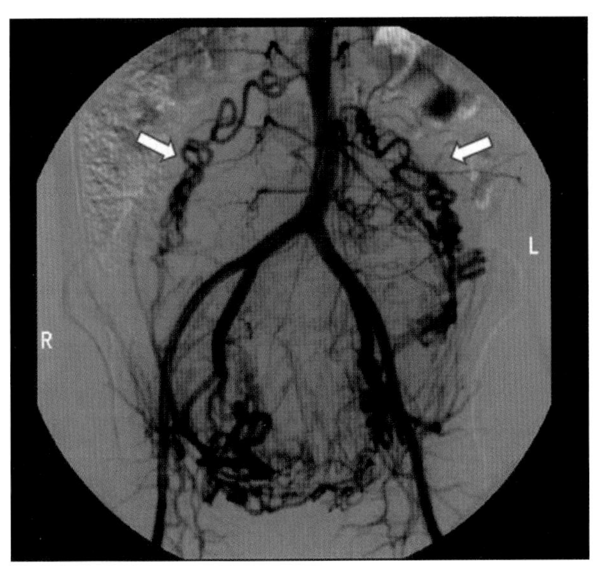

▲ 图 28-5 肌瘤的双侧卵巢动脉供应（箭）

七、术后

患者在手术过程中不会感到明显的不适，但在双侧子宫动脉栓塞完成后不久就开始抽筋了，并将在约 24h 内达到最强烈的程度。术后疼痛的特点是抽筋，通常用非甾体抗炎药和麻醉剂来缓解。我们的疼痛管理方案是在 UAE 后的前 12h，联合静脉注射酮咯酸和患者自控镇痛泵与氢吗啡酮。

在最初的 48～72h 内，子宫肌瘤周围血管丛栓塞后的组织坏死导致栓塞后综合征（post embolization syndrome，PES）影响高达 90% 的患者[24]。手术后，患者可能会经历约 1 周的 PES。这些症状包括低热、疲劳、恶心、呕吐和通常被描述为类似流感的疼痛。建议术后一周口服非甾体抗炎药，如布洛芬。

八、技术失败

技术失败被定义为无法将两条子宫动脉栓塞至停滞。最常见的原因是导管操作引起的子宫动脉血管痉挛。其他导致技术失败的原因包括不典型的血管解剖结构，无法进行充分的栓塞或卵巢动脉吻合。技术失败率在随机研究中高达 25%，在非对照研究中高达 10%[25]。

九、并发症

在 REST 试验中，UAE 术后的总并发症发生率为 36%[3]。到目前为止，在 UAE 之后的前几天，最常见的症状是 PES，如前所述，包括盆腔疼痛、低热、恶心、呕吐、食欲不振和疲惫。口服非甾体抗炎药可以帮助改善这些症状。

以下为其他最常见的不良事件。

子宫内膜炎：表现为盆腔疼痛伴水样阴道分泌物，发热和（或）白细胞增多，发生于手术后数天至数周，可能是由于感染性或非感染性原因引起。

细菌通过血液或阴道逆行定植栓塞的肌瘤组织引起的肌瘤感染：症状和体征包括腹部或盆腔疼痛、发热和（或）白细胞增多。

子宫感染：可能是由于全部或部分子宫坏死，也是表现为腹部或盆腔疼痛，阴道分泌物增多，发热和（或）白细胞增多。

子宫肌瘤排出，切断血供的肌瘤从子宫壁脱离，随后经阴道排出。这在蒂部狭窄的黏膜下肌瘤中最为常见。子宫肌瘤排出与子宫收缩、腹痛、发热、恶心、呕吐和阴道出血或分泌物增多有关。

这些不良事件最有可能发生在栓塞后的第一个月内。

十、随访

UAE 并没有切除肌瘤，而是切断了肌瘤的血供，肌瘤的缩小和症状的减轻是一个渐进的过程。患者可能在手术后 1 个月左右没有注意到任何症状的变化，预期肌瘤体积应该会在术后 6 个月内最大限度地缩小和症状缓解[1]。常规做法是在术后 1 个月时进行复查 MRI，并进行随访。在这次随访中，总体症状可能没有明显改变，但随访对于评估可能的并发症是有价值的。1个月的MRI评估残留肌瘤的强化，因为断流率可以预测治疗成功率[26]。此外，术后1个月的MRI也可评估罕见的子宫肉瘤漏诊病例。

我们计划在UAE术后6个月再进行一次随访和MRI检查。这时，栓塞术应该已经获得了最大的症状益处。如果栓塞成功，此时MRI将显示最大预期的肌瘤体积减少。此外，MRI可以显示由于侧支血管招募和（或）肥大而在1个月MRI上未显示的强化区域[27]。在这种情况下，可以进行重复栓塞以堵塞侧支血管。

参考文献

[1] Hehenkamp WJ, Volkers NA, Birnie E, Reekers JA, and Ankum WM. Symptomatic uterine fibroids: Treatment with uterine artery embolization or hysterectomy—results from the randomized clinical Embolisation versus Hysterectomy (EMMY) Trial. *Radiology*. 2008;246:823–32.

[2] de Bruijn AM, Ankum WM, Reekers JA et al. Uterine artery embolization vs. hysterectomy in the treatment of symptomatic uterine fibroids: 10–year outcomes from the randomized EMMY trial. *Am J Obstet Gynecol*. 2016;215(6):745.e1–e12.

[3] Edwards RD, Moss JG, Lumsden MA et al. Uterine–artery embolization versus surgery for symptomatic uterine fibroids. *N Engl J Med*. 2007;356:360–70.

[4] van der Kooij SM, Bipat S, Hehenkamp WJ, Ankum WM, and Reekers JA. Uterine artery embolization versus surgery in the treatment of symptomatic fibroids: A systematic review and metaanalysis. *Am J Obstet Gynecol*. 2011;205:317 e311–8.

[5] Scheurig–Muenkler C, Koesters C, Powerski MJ, Grieser C, Froeling V, and Kroencke TJ. Clinical long–term outcome after uterine artery embolization: Sustained symptom control and improvement of quality of life. *J Vasc Interv Radiol*. 2013;24:765–71.

[6] Berczi V, Valcseva E, Kozics D et al. Safety and effectiveness of UFE in fibroids larger than 10 cm. *Cardiovasc Intervent Radiol*. 2015;38:1152–6.

[7] Choi HJ, Jeon GS, Kim MD, Lee JT, and Yoon JH. Is uterine artery embolization for patients with large myomas safe and effective? A retrospective comparative study in 323 patients. *J Vasc Interv Radiol*. 2013;24:772–8.

[8] McLucas B and Perrella R. Adenomyosis: MRI of the uterus treated with uterine artery embolization. *AJR Am J Roentgenol*. 2004;182:1084–5; author reply 1085.

[9] Bratby MJ and Walker WJ. Uterine artery embolisation for symptomatic adenomyosis––mid–term results. *Eur J Radiol*. 2009;70:128–32.

[10] Kim MD, Kim YM, Kim HC et al. Uterine artery embolization for symptomatic adenomyosis: A new technical development of the 1–2–3 protocol and predictive factors of MR imaging affecting outcomes. *J Vasc Interv Radiol*. 2011;22:497–502.

[11] Bae SH, Kim MD, Kim GM et al. Uterine artery embolization for adenomyosis: Percentage of necrosis predicts midterm clinical recurrence. *J Vasc Interv Radiol*. 2015;26:1290–6 e1292.

[12] Mara M, Maskova J, Fucikova Z, Kuzel D, Belsan T, and Sosna O. Midterm clinical and first reproductive results of a randomized controlled trial comparing uterine fibroid embolization and myomectomy. *Cardiovasc Intervent Radiol*. 2008;31:73–85.

[13] Holub Z, Mara M, Kuzel D, Jabor A, Maskova J, and Eim J. Pregnancy outcomes after uterine artery occlusion: Prospective multicentric study. *Fertil Steril*. 2008; 90:1886–91.

[14] Goodwin SC, Bonilla SC, Sacks D et al. Reporting standards for uterine artery embolization for the treatment of uterine leiomyomata. *J Vasc Interv Radiol*. 2003;14:S467–76.

[15] Verma SK, Bergin D, Gonsalves CF, Mitchell DG, LevToaff AS, and Parker L. Submucosal fibroids becoming endocavitary following uterine artery embolization: Risk assessment by MRI. *AJR Am J Roentgenol*. 2008;190:1220–6.

[16] Spielmann AL, Keogh C, Forster BB, Martin ML, and Machan LS. Comparison of MRI and sonography in the preliminary evaluation for fibroid embolization. *AJR Am J Roentgenol*. 2006;187:1499–504.

[17] Lin G, Yang LY, Huang YT et al. Comparison of the diagnostic accuracy of contrast–enhanced MRI and diffusion–weighted MRI in the differentiation between uterine leiomyosarcoma/smooth muscle tumor with uncertain malignant potential and benign leiomyoma. *J Magn Reson Imaging*. 2016;43: 333–42.

[18] Kirby JM, Burrows D, Haider E, Maizlin Z, and Midia M. Utility of MRI before and after uterine fibroid embolization: Why to do it and what to look for. *Cardiovasc Intervent Radiol*. 2011;34:705–16.

[19] Andrews RT, Spies JB, Sacks D et al. Patient care and uterine artery embolization for leiomyomata. *J Vasc Interv Radiol*. 2009;20:S307–311.

[20] Smeets AJ, Nijenhuis RJ, Boekkooi PF, Vervest HA, van Rooij WJ, and Lohle PN. Is an intrauterine device a contraindication for uterine artery embolization? A study of 20 patients. *J Vasc Interv Radiol*. 2010;21:272–4.

[21] Resnick NJ, Kim E, Patel RS, Lookstein RA, Nowakowski FS, and Fischman AM. Uterine artery embolization using a transradial approach: Initial experience and technique. *J Vasc Interv Radiol*. 2014;25:443–7.

[22] Spies JB, Myers ER, Worthington–Kirsch R et al. The FIBROID Registry: Symptom and quality–of–life status 1 year after therapy. *Obstet Gynecol*. 2005;106:1309–18.

[23] Salazar GM, Gregory Walker T, Conway RF et al. Embolization of angiographically visible type I and II uteroovarian anastomoses during uterine artery embolization for fibroid tumors: Impact on symptom recurrence and permanent amenorrhea. *J Vasc Interv Radiol*. 2013;24:1347–52.

[24] Ganguli S, Faintuch S, Salazar GM, and Rabkin DJ. Postembolization syndrome: Changes in white blood cell counts immediately after uterine artery embolization. *J Vasc Interv Radiol*. 2008;19:443–5.

[25] Pron G, Bennett J, Common A et al. Technical results and effects of operator experience on uterine artery embolization for fibroids: The Ontario Uterine Fibroid Embolization Trial. *J Vasc Interv Radiol*. 2003;14:545–54.

[26] Kroencke TJ, Scheurig C, Poellinger A, Gronewold M, and Hamm B. Uterine artery embolization for leiomyomas: Percentage of infarction predicts clinical outcome. *Radiology*. 2010;255:834–41.

[27] Schwartz LB, Panageas E, Lange R, Rizzo J, Comite F, and McCarthy S. Female pelvis: Impact of MR imaging on treatment decisions and net cost analysis. *Radiology*. 1994;192:55–60.

第 29 章　磁共振引导聚焦超声（MRgFUS）

Magnetic Resonance-Guided Focused Ultrasound (MRgFUS)

Zubin Irani　著

张敬坤　译　　赵金钗　李亚楠　校

一、什么是 MRgFUS

磁共振引导聚焦超声（magnetic resonance-guided focused ultrasound，MRgFUS）是一种热消融技术，它使用程序内获得的 MR 影像来引导使用来自超声探头阵列的聚焦能量对肌瘤进行消融，该技术于 2004 年获得批准。在该过程中，初步成像确定了要消融的肌瘤。经过一段时间的手术计划后，使用覆盖在患者腹部的超声探头阵列对肌瘤进行系统消融。重复超声处理使治疗区达到 65～85℃，在治疗区内诱发凝固性坏死。在手术过程中，使用磁共振测温技术定期评估消融的充分性，从而无创评估肌瘤组织的温度。这项技术也已被批准用于骨转移瘤的消融，以及良性特发性震颤的消融。其他申请仍在研究中。

二、手术是如何进行的

目前有一家 FDA 批准的 MRgFUS 公司，INSIGHTEC（以色列，海法），市场上有两个 MRgFUS 系统（Exablate 2000，Exablate 2100）。这些系统可与 1.5 特斯拉和 3 特斯拉磁共振系统配合使用，但目前仅兼容通用电气磁共振成像系统（威斯康星州密尔沃基通用电气医疗保健公司）。该手术是作为门诊手术进行的，不需要住院。手术前不常规使用抗生素。为了治疗，患者将像在诊断性磁共振成像期间一样躺在磁共振成像台架上。一个多相控阵换能器与磁共振成像对接，并覆盖在患者的腹部。这种换能器在目标组织的聚焦区发射超声波能量，该区域被描述为软糖豆大小。目标区域的目标温度为 65～85℃。消融一个聚焦区大约需要 20s。在消融给定的病灶区域后，阵列被重新聚焦在邻近区域，直到整个肌瘤得到治疗。根据要治疗的肌瘤体积的不同，总的手术时间有很大的不同。在一项研究中，平均手术持续时间为 239min，手术时间在 99～396min 波动 [1]。随着手术经验的增加，手术时间显著减少。如果肠管在超声波束的路径上，可以采用诸如膀胱充盈的缓解策略来产生合适的超声波治疗窗口。许多操作者会将肌瘤的治疗分成两个疗程和（或）重复治疗。

三、哪些肌瘤适合 MRgFUS 治疗

在考虑 MRgFUS 之前，应该进行增强 MRI 检查以记录肌瘤的大小和位置。由于在消融过程中使用超声能量，在进行 MRgFUS 之前必须考虑几个独特的解剖学因素，合适的患者选择是影响手术结果的一个重要因素 [2, 3]。由于超声能量在穿过组织时迅速减少，从皮肤表面到肌瘤的深度是影响消融结果的一个重要因素。这不能＞ 12cm [1, 4]。Mindjuk 等在一项对 252 名女

性进行的单中心研究中，评估了与临床成功相关的因素[1]，发现术前低强化的肌瘤以及远离脊柱（＞3cm）的肌瘤可以实现更完全的消融。有浆膜下成分的肌瘤和距离皮肤较远的肌瘤消融不完全（$P < 0.001$），术后肌瘤的未消融部分每厘米减少1.5%。对所有接受治疗的肌瘤患者进行的MRgFUS解剖适宜性的单中心研究发现，169名患者中只有80名（47%）符合这项技术的治疗条件[5]，主要原因是肥胖和无法接近肌瘤。其他考虑因素包括覆盖的肠道，因为超声波能量不能通过空气传播，以及肌瘤靠近脊柱的位置，这限制了超声波治疗的能力，因为有损伤骶神经的风险[1]。

四、评估反应

在手术结束时，通过进行T_1加权钆对比增强成像序列来评估MRgFUS消融的技术是否成功。该成像序列用于评估无强化肌瘤体积与总肌瘤体积的比率，称为非灌注体积（nonperfused volume，NPV）。较高的NPV比率对应于较低的再治疗需求和治疗后较高的生活质量[6]。LeBlang等发现，治疗后立即发现的平均NPV比率为55%，相当于平均体积缩小了31%，这个结论与多种结果相似[7]。Stewart等对试验中登记的所有患者进行了24个月的随访。结果显示，与NPV＜20%的肌瘤相比，NPV＞20%的肌瘤患者的症状严重程度评分（symptom severity score，SSS）显著降低[8]。NPV可能会受到所用技术的影响；已有广泛的报道，在FDA批准的限制性较低的方案，获得了更高的NPV比率[6, 7, 9, 10]。

五、MRgFUS的效果如何

没有随机临床试验将MRgFUS治疗子宫肌瘤与替代治疗方案进行比较。然而，已经进行了单臂前瞻性和回顾性研究。值得注意的是早期的研究是在FDA的方案下进行的，该方案要求从治疗区域到浆膜和黏膜子宫边界之间的距离为1.5cm，并将任何单个肌瘤的治疗体积限制在100cm^3，总体积为150cm^3 [11]。这些限制导致，在批准的研究中，平均只有10%的肌瘤体积被消融，这与6个月和12个月时分别有71%和51%的女性SSS减少至少10%相关。在6个月和12个月时，SSS分别平均减少39%和36%[11]。随着FDA对消融标准的放宽，在最近的研究中，SSS的减少有所改善。例如，在一项对60名患者的回顾性回顾中，MRgFUS显示，在治疗12个月后，SSS从50±22改善到19±12（$P < 0.001$）[12]。随着MRgFUS技术的进一步完善，已经报道了更高的消融体积。一项使用新型MRgFUS装置的回顾性研究显示，72名患者自愿回答了SSS问卷，平均6.5个月时，SSS从62.5降至37.5（$P < 0.001$）[13]。最近对40名患者进行的另一项回顾性研究显示，6个月时平均SSS从62.2±16.4降至35.0±9.5[14]。

六、不良事件

所有研究报告的不良事件发生率都很低。在登记试验中，有5%的女性出现皮肤烧伤，只有一次因恶心入院，一次因后部肌瘤超声治疗继发坐骨神经麻痹[11]。在一项280例患者的队列研究中，轻微并发症的发生率为3.9%，主要并发症的发生率为1.1%，包括1例皮肤烧伤、1例肌瘤脱落和1例持续性神经病变[15]。

七、再干预率

一项回顾性研究发现，在138名接受MRgFUS的女性中，36个月的再干预率为19%，48个月的再干预率为23%[16]。这项研究与之前同一机构的一项回顾性研究形成了鲜明对比，该研究的样本量较小，随访时间较短，发现再干预

率为 44.7% [17]。在另一项单独的回顾性研究中，对 162 名女性的 5 年结果进行了调查，总体再干预率为 58.6%，NPV ＞ 50% 的患者的再干预率降至 50% [15]。

八、对生育力的影响

MRgFUS 未列入治疗希望生育的女性的子宫肌瘤的适应证，其对治疗后生育力的影响也没有与替代治疗方案进行比较。然而，在一项对 MRgFUS 临床试验中登记的所有患者的研究中，Rabinovici 等报道在接受 MRgFUS 治疗后，51 名女性中有 54 例怀孕 [18]。这些妊娠中有 41% 是活产。自然流产的发生率为 28%，选择性终止妊娠的发生率为 11%。11 名患者（20%）持续妊娠超过 20 周。

九、临床实践中的 MRgFUS

MRgFUS 有几个吸引人的方面，包括完全无创的方法，门诊手术和文献报道的最小不良事件。然而，这项技术还没有与其他肌瘤治疗方案进行比较，在大多数研究中与高再干预率相关，而且在美国只有几个中心可以做。由于缺乏保险覆盖，该技术的采用可能受到很大限制，因为该技术没有得到绝大多数付款人的补偿决定，因此，患者必须在很大程度上自费。报销前景的减弱反过来又限制了放射科医生的采用，他们的科室必须首先获得这种设备，在编写本报告时，该设备的成本相当于一台新的诊断性 MRI 扫描仪。为了推动该技术的进一步实施，需要报销环境的重大改变，这可能受到新的令人信服的临床数据的刺激，这些数据将由随机临床试验中的 MRgFUS 与替代治疗方案进行了比较获得。

参考文献

[1] Mindjuk I, Trumm CG, Herzog P, Stahl R, and Matzko M. MRI predictors of clinical success in MR-guided focused ultrasound (MRgFUS) treatments of uterine fibroids: Results from a single centre. *Eur Radiol*. 2015;25:1317–28.

[2] Machtinger R, Inbar Y, Cohen-Eylon S, Admon D, Alagem-Mizrachi A, and Rabinovici J. MR-guided focus ultrasound (MRgFUS) for symptomatic uterine fibroids: Predictors of treatment success. *Hum Reprod*. 2012;27:3425–31.

[3] Lenard ZM, McDannold NJ, Fennessy FM et al. Uterine leiomyomas: MR imaging-guided focused ultrasound surgery—imaging predictors of success. *Radiology*. 2008;249:187–94.

[4] Stewart EA, Gedroyc WM, Tempany CM et al. Focused ultrasound treatment of uterine fibroid tumors: Safety and feasibility of a noninvasive thermoablative technique. *Am J Obstet Gynecol*. 2003;189:48–54.

[5] Behera MA, Leong M, Johnson L, and Brown H. Eligibility and accessibility of magnetic resonance-guided focused ultra-sound (MRgFUS) for the treatment of uterine leiomyomas. *Fertil Steril*. 2010;94:1864–8.

[6] Fennessy FM, Tempany CM, McDannold NJ et al. Uterine leiomyomas: MR imaging-guided focused ultrasound surgery—results of different treatment protocols. *Radiology*. 2007;243:885–93.

[7] LeBlang SD, Hoctor K, and Steinberg FL. Leiomyoma shrink-age after MRI-guided focused ultrasound treatment: Report of 80 patients. *AJR Am J Roentgenol*. 2010;194:274–80.

[8] Stewart EA, Gostout B, Rabinovici J, Kim HS, Regan L, and Tempany CM. Sustained relief of leiomyoma symptoms by using focused ultrasound surgery. *Obstet Gynecol*. 2007;110:279–87.

[9] Hindley J, Gedroyc WM, Regan L et al. MRI guidance of focused ultrasound therapy of uterine fibroids: Early results. *AJR Am J Roentgenol*. 2004;183:1713–9.

[10] Morita Y, Takeuchi S, Hikida H, Ohashi H, and Ito N. Decreasing margins to the uterine serosa as a method for increasing the volume of fibroids ablated with magnetic resonance-guided focused ultrasound surgery. *Eur J Obstet Gynecol Reprod Biol*. 2009;146:92–5.

[11] Stewart EA, Rabinovici J, Tempany CM et al. Clinical outcomes of focused ultrasound surgery for the treatment of uterine fibroids. *Fertil Steril*. 2006;85:22–9.

[12] Yoon SW, Cha SH, Ji YG, Kim HC, Lee MH, and Cho JH. Magnetic resonance imaging-guided focused ultrasound surgery for symptomatic uterine fibroids: Estimation of treatment efficacy using thermal dose calculations. *Eur J Obstet Gynecol Reprod Biol*. 2013;169:304–8.

[13] Trumm CG, Stahl R, Clevert DA et al. Magnetic resonance imaging-guided focused ultrasound treatment of symptomatic uterine fibroids: Impact of technology advancement on ablation volumes in 115 patients. *Invest Radiol*. 2013; 48:359–65.

[14] Tung SL, Chou TY, Tseng HS, and Lee CM. A retrospective study of magnetic resonance-guided focused ultrasound ablation for uterine myoma in Taiwan. *Taiwan J Obstet Gynecol*. 2016;55:646–9.

[15] Quinn SD, Vedelago J, Gedroyc W, and Regan L. Safety and five-year re-intervention following magnetic resonance-guided focused ultrasound (MRgFUS) for uterine fibroids. *Eur J Obstet Gynecol Reprod Biol*. 2014;182:247–51.

[16] Gorny KR, Borah BJ, Brown DL, Woodrum DA, Stewart EA, and Hesley GK. Incidence of additional treatments in women treated with MR-guided focused US for symptomatic uterine fibroids: Review of 138 patients with an average follow-up of 2.8 years. *J Vasc Interv Radiol*. 2014;25:1506–12.

[17] Gorny KR, Borah BJ, Weaver AL et al. Clinical predictors of successful magnetic resonance-guided focused ultra-sound (MRgFUS) for uterine leiomyoma. *J Ther Ultrasound*. 2013;1:15.

[18] Rabinovici J, David M, Fukunishi H et al. Pregnancy outcome after magnetic resonance-guided focused ultrasound surgery (MRgFUS) for conservative treatment of uterine fibroids. *Fertil Steril*. 2010;93:199–209.

中国科学技术出版社·荣誉出品

【妇科手术技巧系列丛书】

中国工程院院士、北京大学第三医院院长——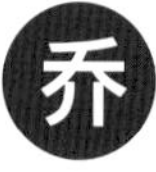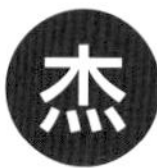领衔主译

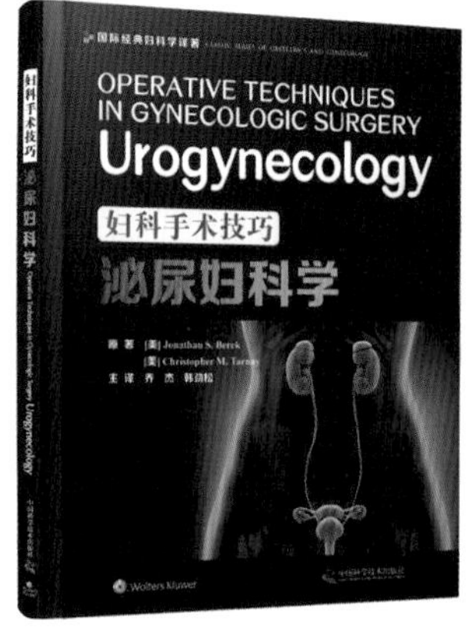

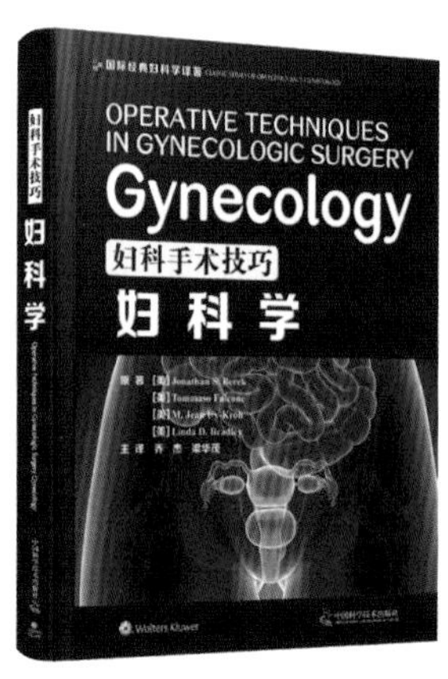

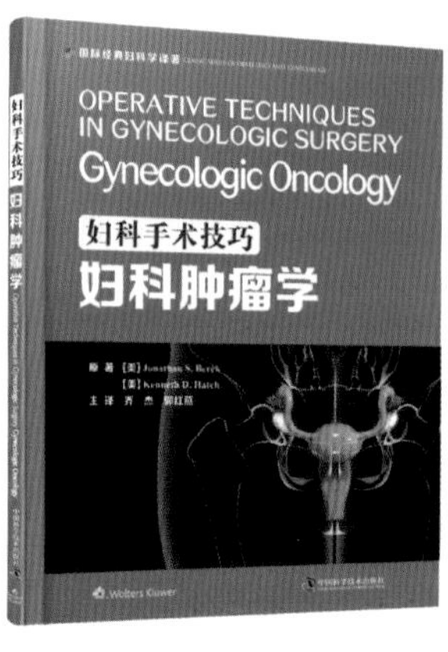

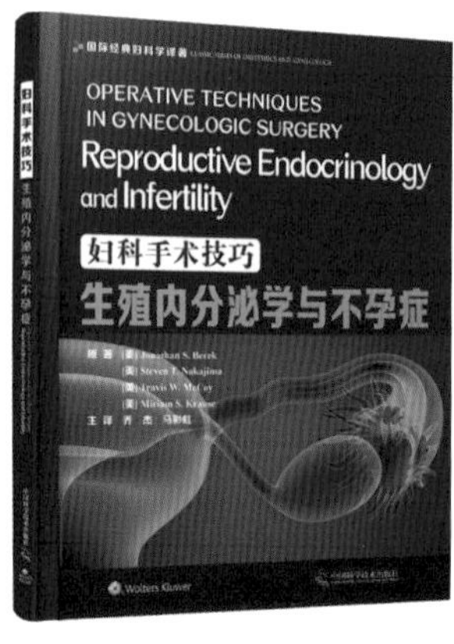

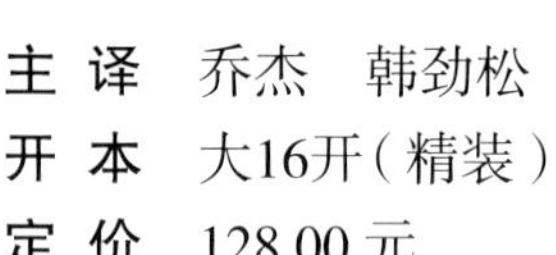

主 译	乔杰　韩劲松	主 译	乔杰　梁华茂	主 译	乔杰　郭红燕	主 译	乔杰　马彩虹
开 本	大16开（精装）	开 本	大16开（精装）	开 本	大16开（精装）	开 本	大16开（精装）
定 价	128.00 元	定 价	288.00 元	定 价	180.00 元	定 价	148.00 元

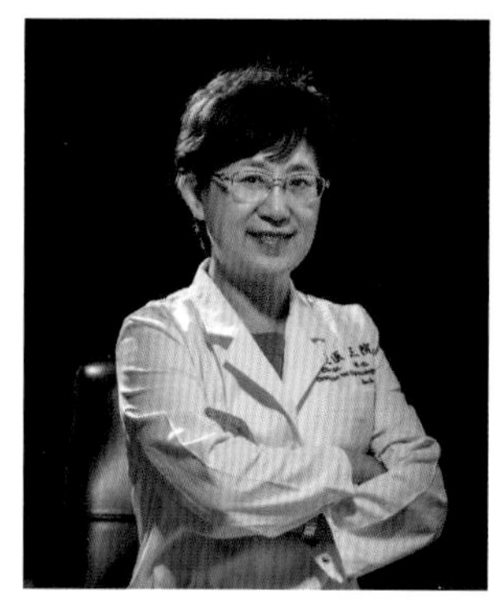

乔杰　中国工程院院士，美国人文与科学院外籍院士，北京大学医学部常务副主任，北京大学第三医院院长。国家妇产疾病临床医学研究中心主任，国家产科医疗质量管理和控制中心主任，中国女医师协会会长，健康中国行动推进委员会专家咨询委员会委员，中国医师协会生殖医学专业委员会主任委员，中华医学会妇产科学分会委员会副主任委员，*BMJ Quality & Safety*（中文版）、*Human Reproduction Update*（中文版）主编等。30 余年来一直从事妇产及生殖健康相关临床与基础研究工作，领导团队不断揭示常见生殖障碍疾病病因及诊疗策略、创新生育力保存综合体系，并从遗传学、表观遗传学角度对人类早期胚胎发育机制进行了深入研究。同时，开发新的胚胎基因诊断技术，为改善女性生育力、防治遗传性出生缺陷做出了贡献。获国家科技进步二等奖 3 项、省部级一等奖 3 项及何梁何利科学与技术进步奖等。主编我国首套生殖医学专业高等教育国家级规划教材《生殖工程学》《妇产科学》《生殖内分泌疾病诊断与治疗》等 19 种。目前已作为第一作者或责任作者在 *Lancet*、*Science*、*Cell*、*Nature*、*JAMA*、*Nature Medicine* 等国际顶尖知名期刊发表 SCI 论文 200 余篇。